权威·前沿·原创

皮书系列为
"十二五""十三五"国家重点图书出版规划项目

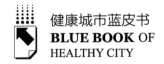

健康城市蓝皮书
BLUE BOOK OF
HEALTHY CITY

编委会主任／王彦峰　方来英　雷海潮

北京健康城市建设研究报告（2017）

ANNUAL REPORT ON HEALTHY CITY CONSTRUCTION
IN BEIJING (2017)

主　编／王鸿春　盛继洪
副主编／曹义恒 等

社会科学文献出版社
SOCIAL SCIENCES ACADEMIC PRESS（CHINA）

图书在版编目（CIP）数据

北京健康城市建设研究报告. 2017 / 王鸿春，盛继
洪主编. －－北京：社会科学文献出版社，2017.9
（健康城市蓝皮书）
ISBN 978 - 7 - 5201 - 1411 - 0

Ⅰ.①北…　Ⅱ.①王…②盛…　Ⅲ.①城市卫生 - 研
究报告 - 北京 - 2017　Ⅳ.①R126

中国版本图书馆 CIP 数据核字（2017）第 233182 号

健康城市蓝皮书
北京健康城市建设研究报告（2017）

主　　编 / 王鸿春　盛继洪
副 主 编 / 曹义恒 等

出 版 人 / 谢寿光
项目统筹 / 曹义恒
责任编辑 / 曹义恒

出　　版 / 社会科学文献出版社·社会政法分社（010）59367156
　　　　　　地址：北京市北三环中路甲 29 号院华龙大厦　邮编：100029
　　　　　　网址：www. ssap. com. cn
发　　行 / 市场营销中心（010）59367081　59367018
印　　装 / 三河市东方印刷有限公司

规　　格 / 开　本：787mm × 1092mm　1/16
　　　　　　印　张：24.75　字　数：371 千字
版　　次 / 2017 年 9 月第 1 版　2017 年 9 月第 1 次印刷
书　　号 / ISBN 978 - 7 - 5201 - 1411 - 0
定　　价 / 99.00 元

皮书序列号 / PSN B - 2015 - 460 - 1/2

《北京健康城市建设研究报告（2017）》
编辑委员会

组织编写单位

中国医药卫生事业发展基金会
北京市健康促进工作委员会
首都社会经济发展研究所
北京健康城市建设促进会
北京民力健康传播中心
北京健康城市建设研究中心

主要编撰者简介

王彦峰 中国医药卫生事业发展基金会理事长，中国城市报·中国健康城市研究院名誉院长，北京师范大学北京文化发展研究院兼职教授，曾长期在中央理论宣传等部门工作。编著有《世界动荡之源》《中国国情辞书》《中国健康城市建设研究》《中国健康城市建设实践之路》《健康是生产力》《北京健康城市建设研究》《北京健康城市建设研究报告（2015）》《北京健康城市建设研究报告（2016）》《中国健康城市建设研究报告（2016）》等。曾在发起和推动的"健康奥运、健康北京"全民健康活动中做出突出贡献，并在2008年底被北京市人民政府及北京奥组委授予"特殊功勋奖"；在2009年8月北京市启动的"健康北京人——全民健康促进十年行动规划"活动中，被聘为总顾问；2016年12月荣获第九届健康中国"年度十大人物"称号。自2005年中国医药卫生事业发展基金会成立以来，其提出的"健康是生产力"这一科学理念相继在国家重要期刊、报纸、网站上发表，引起了广泛的社会反响。

方来英 大学学历，高级工程师。现任北京市卫生计生委党委书记，北京市医院管理局党委书记，领导北京市卫生计生委、北京市医院管理局党务全面工作，负责干部保健方面工作。曾任北京市医药集团有限责任公司科技处处长兼市医药总公司科技咨询开发中心主任、信息研究所所长，北京市药品监督管理局安全监管处处长、副局长，北京市药品监督管理局党组书记、局长，北京市卫生局党委书记、局长，北京市卫生计生委主任。

雷海潮 博士研究生学历。现任北京市卫生计生委党委副书记、主任，领导市卫生计生委政务全面工作，负责首都医药卫生协调委员会办公室日常工作，协调医药卫生体制改革工作；负责发展规划、国际与港澳台合作交流、食品安全标准管理、直属单位发展建设协调等方面工作。分管发展规划处（首都医药卫生协调处）、食品安全标准处、国际合作处（港澳台办公室）。曾任山东省德州市人民医院医师，北京市疾病预防控制中心社会医学与卫生经济研究所副所长、主管医师、副主任医师、研究生导师，卫生部政策法规司副处长、处长，受聘任世界卫生组织卫生人力资源科学指导委员会委员和世界卫生组织西太平洋地区医学研究专家委员会委员，北京市卫生局副局长，北京市卫生计生委党委委员、副主任。

王鸿春　首都社会经济发展研究所原所长，现任中国城市报·中国健康城市研究院院长，北京健康城市建设促进会理事长，北京健康城市建设研究中心主任、首席专家，研究员、高级经济师，北京师范大学北京文化发展研究院兼职教授。近年来主持完成决策应用研究课题30余项，其中省部级项目7项，主编或合作主编决策研究图书19部。主持决策研究课题获市领导批示21项，"转变医疗模式政策研究"等课题获北京市第九届优秀调查研究成果一等奖等市级奖项共11项，承接世界卫生组织驻华代表处委托课题2项。著有《凝聚智慧——王鸿春主持决策研究成果文集》《有效决策》，并先后主编《人文奥运研究》《北京健康城市建设研究》《2012北京健康城市建设研究报告》《2013北京健康城市建设研究报告》《北京健康城市建设研究报告（2015）》《北京健康城市建设研究报告（2016）》《中国健康城市建设研究报告（2016）》等。

盛继洪　首都社会经济发展研究所所长、北京市决策学学会秘书长，中国城市报·中国健康城市研究院特约研究员，高级政工师，曾担任《2013北京健康城市建设研究报告》《首都安全战略研究》副主编，《首都全面深化改革政策研究》《中国健康城市建设研究报告（2016）》主编。长期在北京市委和区县从事决策应用研究工作，组织落实多项市、区级重点课题，获北京市调查研究成果奖二等奖 2 次、三等奖 1 次，参与组织起草北京市第十一次党代会报告，为市委市政府领导科学决策服务。

曹义恒 博士研究生学历，副编审。社会科学文献出版社社会政法分社总编辑，兼任政治学与公共管理编辑室主任。在《马克思主义与现实》、《经济社会体制比较》、《学习与探索》、《武汉理工大学学报》（社会科学版）等期刊上发表论文及译文 10 余篇，出版译著 2 部。

摘　要

　　个人健康是立身之本，人民健康是立国之基。2017 年初，习近平总书记在访问世界卫生组织时指出："当前，中国正在全面推进健康中国建设，全民健康是中国实现两个一百年奋斗目标的基础。"2017 年是实施《健康北京"十三五"规划》的重要之年，北京也已迎来健康城市快速发展的战略机遇期。

　　本书由总报告、健康环境篇、健康社会篇、健康服务篇、健康文化篇、健康产业篇、健康人群篇和附录八个部分组成。所有报告均基于北京市相关职能部门的权威数据，组织研创力量总结分析得出，具有很强的学术理论价值和实际工作意义，具有决策参考作用。

　　总报告从北京健康城市多年来的探索实践与发展历程入手，梳理和归纳了北京健康城市建设过程中的一些基本经验和做法，分析当前北京健康城市建设面临的问题与挑战。从提高认识、转变观念、提供有力保障、完善工作机制、坚持人才培养、发动全民参与等方面，阐明北京在健康城市建设中从实际情况出发采取的一些政策和措施。

　　健康环境篇对北京雾霾的社会经济影响因素进行实证分析，提出严格实行交通限号限行措施等政策建议；分析总结北京市水生态环境保护与管理现状及存在的问题，探讨新时期北京市水生态环境保护与发展的路径；对承担京津冀生态保障功能的生态涵养区协同发展状况进行研究，就目前京津冀生态涵养区协同发展中存在的问题进行分析，从多个角度提出了发展思路。

　　健康社会篇提出目前北京市就业仍有"质量问题"，应进一步完善政策，促进职工体面劳动、全面发展；对首都周边的承德、张家口和保定经济发展现状做出分析，针对首都周边地区与北京的协同发展滞后现状提出相关

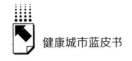
对策建议；客观分析山区农民在财产性收入、家庭经营收入和政策带动等方面增收的优势和潜力，提出了促进山区农民增收的建议。

健康服务篇论述了衰弱识别、预防和干预措施等，旨在增加社会对老年人衰弱问题的重视，为健康城市规划提供参考；从北京市东城区中医药发展具体情况出发，提出从三个角度破解难题，并通过不断搭建中医药发展创新平台，实现促进东城区健康服务业发展的目标；提出将健康管理与康复医学两种学科的理念和技术手段相融合的慢性病干预策略，并评价了这种策略的干预效果。

健康文化篇分析北京发展健康文化的优势与不足，提出推进北京健康文化建设的思考与建议；以北京电视台大型日播健康栏目《健康北京》为例进行案例研究，分析栏目特色，总结栏目意义；以真实病例展示临床中运用人文中医精神干预患者的社会、心理因素，产生正性的临床效应，启发探索慢病调理的适宜模式。

健康产业篇深入挖掘北京医药制造业发展规律和特点，旨在为提升医药产业健康可持续发展提供建议；以京东方健康园区为例，阐述如何打造以健康为核心、可持续发展的健康园区，以智慧的力量引领绿色未来，助力中国健康城市建设；以顺鑫控股为例，阐述食品安全可追溯体系在企业中的应用及体系建设中存在的问题，并为企业品牌创造提出合理化建议。

健康人群篇描述新中国成立以来北京市人群健康水平，分析健康发展趋势，为政府卫生与健康决策提供科学依据；明确目前北京市老年人的生活方式、体质现状，并探讨规律、提出相应的对策及建议；提出应充分利用森林这一基础资源推进森林疗养产业，有针对性地解决人群健康问题、促进健康城市建设。

关键词：健康城市　健康北京　城市病

目　录

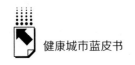
Ⅲ 健康社会篇

Ⅳ 健康服务篇

Ⅴ 健康文化篇

Ⅵ 健康产业篇

皮书数据库阅读使用指南

总 报 告

General Report

B.1

北京健康城市建设实践与发展对策

王彦峰　王鸿春　刘泽军　汤伟民　夏吴雪*

摘　要： 当前北京已迎来健康城市快速发展的战略机遇期。本文从北京健康城市多年来的探索实践与发展历程入手，梳理和归纳了北京健康城市建设过程中的一些经验和做法，分析当前北京健康城市建设面临的问题与挑战。本文从增强意识、转变

---

* 王彦峰，中国医药卫生事业发展基金会理事长、中国城市报·中国健康城市研究院名誉院长，北京师范大学北京文化发展研究院兼职教授，曾长期在中央理论宣传等部门工作，编著有《世界动荡之源》等；王鸿春，中国城市报·中国健康城市研究院院长，北京健康城市建设促进会理事长，北京健康城市建设研究中心主任、首席专家，研究员、高级经济师，北京师范大学北京文化发展研究院兼职教授，主要研究方向为健康城市、决策应用研究；刘泽军，主任医师、教授，北京市卫生和计划生育委员会委员（副局级），中国城市报·中国健康城市研究院特约研究员，从事健康城市建设、公共场所控烟、健康教育等公共卫生管理工作；汤伟民，北京市卫生计生委健康促进处（市爱卫办）副处长，长期负责全市健康教育和健康促进工作，参与制定《健康北京"十二五"发展建设规划》《北京市"十三五"时期健康北京发展建设规划》；夏吴雪，北京健康城市建设促进会宣传部副主任，主要研究方向为健康城市研究。

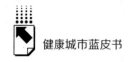

观念、提供保障、完善工作机制、坚持人才培养、发动全民
参与等方面，阐明北京在健康城市建设中从实际情况出发采
取的一些政策和措施。

关键词：　城市病　健康城市　健康北京　健康中国

2016年8月，习近平总书记在全国卫生与健康大会上指出："没有全民
健康，就没有全面小康。"这就将健康的重要性进一步凸显出来。未来三
年，我们的最大目标是全面建成小康社会，必须高度重视全民健康事业。要
把人民健康放在优先发展的战略地位，为实现"两个一百年"奋斗目标打
下坚实的健康基础。2016年10月，《"健康中国2030"规划纲要》在全国
正式印发实施，这是今后15年推进健康中国建设的宏伟蓝图和建设纲领。

建设健康城市，是对城市发展理念的重塑，是防治"城市病"的针对
性举措，既是新型城镇化的重要内容，也是推动城市可持续发展的必然要
求。北京是中华人民共和国的首都，建设健康中国的首善之区是贯彻习近平
总书记在全国卫生与健康大会上的重要讲话精神以及两次视察北京重要讲话
精神的实践行动，也是建设国际一流的和谐宜居之都的必由之路。

一　北京健康城市建设迎来快速发展机遇期

（一）建设健康城市是解决"城市问题"的根本出路

人类社会步入21世纪以后，城市化加速，城市人口快速膨胀，社会竞
争日益激烈，生活方式不断改变，人群心理疾病增加。住房紧张、环境污
染、交通拥堵等传统城市病问题不断深化，人类的生存面临前所未有的挑
战。健康城市作为城市建设的高级层次，涵盖了卫生城市、生态城市、文明
城市、平安城市等各种城市建设的特征。可以说，健康城市是卫生城市等的

升级版。从 20 世纪 80 年代世界卫生组织将"健康城市"概念传入中国以来，健康城市建设已经走过了 20 余年的历程，对健康城市理论和实践的探索，为 21 世纪应对城市化给人类健康带来的挑战找到了行动纲领。

建设健康城市，涉及政治、经济、文化、社会、自然环境和人的观念等各个方面，是一个有机结合的复杂过程，也是城市治理理念不断升级的过程，体现了以人类健康为中心的现代城市治理理念。十八大以来，中国共产党决定实施以人为核心的新型城镇化战略，并编制发布了《国家新型城镇化规划（2014～2020 年)》。2015 年，党的十八届五中全会将健康中国建设上升为国家战略。随后，中央发布了《"健康中国 2030"规划纲要》，明确各地要全面开展健康城市建设，这给健康北京建设带来了重大发展机遇。特别是全球卫生与健康体系正处于发展的重要时期，"健康融入所有政策"的理念越来越被广泛认同和接受。健康与各行各业加速融合，健康领域科技不断创新、新一代信息技术广泛应用，给卫生与健康事业提供了广阔空间和强劲动力。随着非首都功能的疏解，社会公共服务在京津冀和雄安新区建设范围内进一步优化布局，更加有利于京津冀地区健康城市协同发展。特别是习近平总书记两次视察北京的重要讲话精神，为改善城市健康环境，调整产业结构，有效解决大气污染、交通拥堵、水污染与水资源缺乏等影响健康的"城市病"创造更好的条件，为推进健康北京快速发展提供了重要机遇。

（二）北京健康城市建设的发展历程

中华人民共和国成立后，在经济发展相对落后的条件下，北京市始终把维护人民健康摆在突出重要位置，大力发展医药卫生事业，创建城乡三级医疗预防保健网，落实免疫规划，广泛开展群众性爱国卫生运动，城乡居民健康水平不断提高，卫生与健康服务保障体系不断完善。从发展历程上看，北京健康城市建设主要经历了三个阶段。

（1）试点阶段。1994 年，中国开始与世界卫生组织就健康城市项目展开合作，在北京市东城区、上海市嘉定区开展健康城市规划研究工作。1996 年，中国政府宣布北京市东城区、上海市嘉定区、重庆市渝中区和海

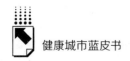

南省海口市为中国与世界卫生组织合作开展健康城市活动的第一批城市。
2003年，北京市石景山区、西城区和东城区率先获得"国家卫生区"称
号。① 2007年12月，全国爱卫会在上海召开会议，正式启动全国健康城市
（区、镇）试点工作，北京市的东城区和西城区成为第一批健康城市（区、
镇）试点。

（2）全面建设阶段。2008年北京第一次举办了奥运会。2006年5月，
以王彦峰为理事长的中国医药卫生事业发展基金会向北京市委市政府提出，
筹备奥运会应和健康城市建设相结合，两者是互相促进的，倡议在全市开展
"健康奥运、健康北京"全民参加的健康活动，得到市委市政府的大力支
持，被列为筹备奥运会的重要项目。2007年4月，全市召开了开展"健康
奥运、健康北京——全民健康促进活动"动员大会，北京市由此正式进入
全市范围的健康城市建设活动。

历时近两年的"健康奥运、健康北京——全民健康促进活动"，取得了
一系列丰硕成果。在健康教育方面，组织编印医药卫生知识读本1560万册，
免费发放给居民，动员全市报纸、广播、电视、网络等新闻媒体宣传健康知
识，转变了1700万市民的健康观念。在健康干预方面，发布了204号禁烟
令和公共场所禁烟规定，对252所医院、1600所学校、6.6万辆公共汽车禁
烟；帮助全市家庭限油限盐，政府发放限盐勺560万把、限油壶500万个；
为全市有户口的25~65岁妇女筛查乳腺癌和宫颈癌；在农村为农民查高血
压、糖尿病、白内障、精神病；为老人、儿童和中小学生免费接种流感疫
苗；开展"大步走"运动，增强人们的体质；加强传染防控，加强慢性病
人管理，实行"知己管理"，建立市民健康档案；整顿医疗资源，方便病
人看病，城区做到出行15分钟就能找到医疗机构；等等。在实践中还提
出了一些纲领性的行动口号，如"健康是生产力""健康北京""大卫生、
大健康""预防提前，优质医疗资源下沉""把举办大型国际活动同健康城

---

① 《全国爱卫会关于命名北京市石景山、西城、东城区为国家卫生区的决定》（全爱卫发
〔2003〕8号），2003年11月26日。

市相结合"等。这场全民健康促进活动，社会反响之大、影响程度之深，在北京健康促进史上是前所未有的，不仅为北京奥运会的成功举办创造了健康、安全的社会环境，而且转变了多数北京人的健康理念，深化了人们对健康城市建设的认识和理解，为下一步北京全面开展健康城市建设铺平了道路。

奥运会之后，为继承"健康奥运、健康北京"遗产，把北京建设成拥有一流"健康环境、健康人群、健康服务"的国际化大都市，2009年，北京市又启动了《健康北京人——全民健康促进十年行动规划（2009～2018年）》，要求用10年的时间开展"九大健康行动"，完成11项人群健康指标，用健康促进的策略应对慢性病的挑战，以全面提高市民健康水平。其中，健康知识普及行动为九大健康行动之首，要求到2018年居民基本健康知识知晓率达到85%以上。将健康促进工作纳入市委市政府对各区县的年度考核内容，给北京市健康传播工作提出了严峻任务和具体指标。2011年，北京市政府制定并颁布了《健康北京"十二五"发展建设规划》，开始健康城市建设实践，从健康水平、健康服务、健康环境三个方面入手，选取了35项主要指标，为北京人民绘制了未来五年的健康蓝图。以《健康北京人——全民健康促进十年行动规划（2009～2018年）》和《健康北京"十二五"发展建设规划》两个规划为起点，北京进入了全面建设健康城市的新阶段。

（3）快速发展阶段。2012年，国务院在《卫生事业发展"十二五"规划》中提出了"全面启动健康城镇建设活动"的要求，北京市在《健康北京"十二五"发展建设规划》的基础上，进一步明确提出了"积极推动'健康城市'建设，开展全民健身活动，提高人口质量和健康水平"的工作任务。2013年底，国务院副总理、全国爱卫会主任刘延东在主持召开新一届全国爱卫会第一次全体会议时提出，中国要全面启动健康城市建设，努力打造卫生城镇升级版。围绕这一目标，北京市各部门先后开展了健康北京绿化行动、健康北京控烟行动等，进一步推动了北京健康城市建设，并于2016年发布了第二个健康城市建设五年规划——《北京市"十三五"时期

健康北京发展建设规划》，围绕健康人群、健康服务和健康环境，明确之后
五年健康北京建设的指导思想、基本原则、发展目标、主要任务和保障措
施，体现了"将健康融入所有政策"的新理念。2017 年 3 月，为深入贯彻
落实全国卫生与健康大会精神和《"健康中国 2030"规划纲要》，进一步提
高人民健康水平，全面推进健康北京建设，北京市提出《关于促进卫生与
健康事业改革发展的意见》。与此同时，《"健康北京 2030"规划纲要》在
广泛征求各方意见的基础上也已出台。至此，北京健康城市建设迎来了快速
发展的战略机遇期。

二 北京健康城市建设具备快速发展的基础和条件

（一）转变观念是建设健康城市的基础

党的十八大以来，中国经济发展进入新常态，开始加快转变经济发展方
式，由此也开始了转变原有城市发展模式的探索和实践。国际社会公认，人
均国民生产总值超过 1 万美元是建设健康城市的起点。当前，北京的人均国
民生产总值已经突破了 1 万美元的节点。但是，北京在迈入中等富裕城市的
同时，也面临着传统城市化带来的一系列"城市病"蔓延的社会问题。为
应对城市化进程中产生的人口、资源、环境、交通等方面的问题，北京市将
健康城市建设纳入城市发展战略，这是城市治理理念的升级，是突破困境的
良策，是非常适宜和及时的。为改善人民群众健康水平，提升市民健康素
养，北京市推进健康城市建设，首先要解决好观念转变的问题。据 2012 年
8 月《中国心血管病报告 2011》预测，未来 10 年是中国慢性病的快速增长
期，40 岁以上人群的患病数将在未来 20 年内增长 2 ~ 3 倍。[1] 慢性病趋势进
一步加快，必然增大居民对卫生服务的需求，造成医疗费用快速增长，给政

---

[1] 王文等：《心血管病已成为我国重要的公共卫生问题——〈中国心血管病报告 2011〉概
要》，《中国循环杂志》2012 年第 6 期。

府、社会和家庭带来沉重负担。因此，各城市首先要转变观念，树立健康城市理念。

20多年来，北京市的健康城市建设经历了从"卫生城镇的摸索"、"健康城区的试点"到"健康城市的全面建设"几个阶段，其间每一次转变的前提都是观念的更新，在转变过程中又进一步深化了对这些观念的认识。健康城市建设基于实现城市可持续发展，为人类的健康福祉而努力。其产生的根本原因，在于传统城市化给人类健康带来了巨大挑战，并引发了一系列社会问题。20世纪70年代以后，慢性疾病、精神性疾病患病人数大大增加。数据表明，1990～2014年，心脑血管疾病、癌症、呼吸疾病等慢性非传染性疾病逐渐成为中国城市和农村居民死亡的主要原因（见图1、图2）。

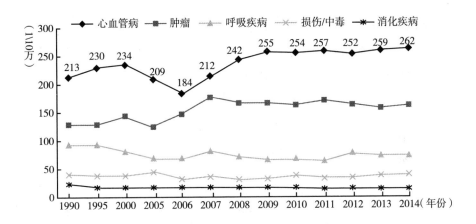

图1 1990～2014年中国城市居民主要疾病死亡率变化

资料来源：陈伟伟：《中国心血管病报告2015》，《中华医学信息导报》2016年第12期。

要建设健康城市，人类就必须转变传统的经济发展方式，不能再继续沿袭以攫取和依赖不可再生资源为主的经济增长方式和少数国家占有世界多数资源的发展模式。健康影响因素从生理因素向社会环境转变。健康城市理念倡导下的"新城市主义"，以矫正城市发展理念为导向，要求将公共健康理念融入城市规划，融入所有政策。

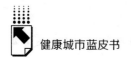

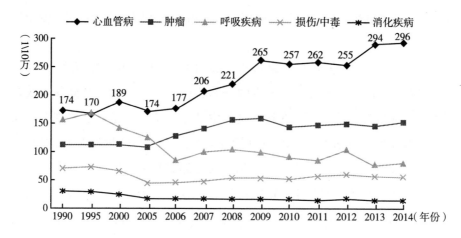

图 2 1990～2014 年中国农村居民主要疾病死亡率变化

资料来源：陈伟伟：《中国心血管病报告 2015》，《中华医学信息导报》2016 年第 12 期。

　　健康城市建设还要求公共卫生运动和公共卫生策略从重点疾病防治转向健康能力构建。全球卫生与健康体系正处于发展的重要时期，"健康融入所有政策"的理念越来越被广泛认同和接受。2015 年，全球 193 个国家的领导人在联合国开会通过了新的可持续发展计划，即《变革我们的世界——2030 年可持续发展议程》。如表 1 所示，该议程用涵盖人、地球、繁荣、和平和合作伙伴 5 大类，17 个可持续发展目标和 169 个子目标的全新路线图，替代了全球领导人 15 年前通过的 8 项千年发展目标。新的行动目标包括让所有人过上"健康的生活"，接受高质量的教育，用上洁净水、卫生设备及可靠的现代能源，并让城市变得更加安全。2016 年 11 月 21 日，在中国上海举办的第九届全球健康促进大会上，来自全球 100 多个城市的市长达成了《健康城市上海共识》，倡导健康城市治理遵循以下五个原则：第一，将健康作为所有政策的优先考虑；第二，改善社会、经济、环境等所有健康决定因素；第三，促进社区积极参与；第四，推动卫生和社会服务公平化；第五，开展城市生活、疾病负担和健康决定因素的监测与评估。充分认识到健康与城市发展相辅相成、密不可分，是该议程和可持续发展目标的核心。

表1 《变革我们的世界——2030年可持续发展议程》目标

目标	内容
1	在世界各地消除一切形式的贫穷
2	消除饥饿,实现粮食安全,改善营养和促进可持续农业
3	确保健康的生活方式,促进各年龄段所有人的福祉
4	确保包容性和公平的优质教育,促进全民享有终身学习机会
5	实现性别平等,增强所有妇女和女童的权能
6	确保为所有人提供可持续的水和环境
7	确保人人获得负担得起、可靠和可持续的现代能源
8	促进持久、包容性和可持续经济增长,促进实现充分和生产性就业及人人有体面工作
9	建设有复原力的基础设施,促进具有包容性的可持续产业化,并推动创新
10	减少国家内部和国家之间的不平等
11	建设具有包容性、安全、有复原力和可持续的城市和人类住区
12	确保可持续消费和生产模式
13	采取紧急行动,应对气候变化及其影响
14	保护和可持续利用海洋和海洋资源,促进可持续发展
15	保护、恢复和促进可持续利用陆地生态系统,可持续管理森林,防治荒漠化,制止和扭转土地退化现象,遏制生物多样性的丧失
16	促进有利于可持续发展的和平和包容性社会,为所有人提供诉诸司法的机会,在各级建立有效、问责和包容性机构
17	加强实施手段,重振可持续发展全球伙伴关系

资料来源:《变革我们的世界——2030年可持续发展议程》,外交部网站,http://www.fmprc.gov.cn/web/ziliao_674904/zt_674979/dnzt_674981/xzxzt/xpjdmgjxgsfw_684149/zl/t1331382.shtml,最后访问日期:2017年8月10日。

(二)北京的健康城市经验可供借鉴

2014年2月,习近平总书记在北京考察工作时明确了北京作为首都的全国政治中心、文化中心、国际交往中心和科技创新中心的城市战略定位,再次强调人文北京、科技北京、绿色北京的战略,强调要努力将北京建设成为国际一流的和谐宜居之都,再次确立了健康北京建设的战略目标。按照习近平总书记和党中央的要求,北京市坚持以人为本的城市管理理念,从健康

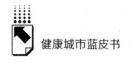

人群、健康服务、健康环境等方面入手，推动健康北京建设，形成了如下可供借鉴的北京经验。

1. 打造政府主导的健康北京工作格局

（1）建立健康北京工作机制。历届北京市委市政府主要领导始终将健康城市建设作为其重要职责。2007 年，启动"健康奥运、健康北京——全民健康活动"，提出"大卫生、大健康"的理念；2009 年，制定并发布《健康北京人——全民健康促进十年行动规划（2009～2018 年）》；2010 年，提出"北京要继承奥运健康遗产，努力建设健康北京"；2011 年，出台《健康北京"十二五"发展建设规划》；2012 年，北京市委在第 11 次党代会报告中提出要积极推动北京健康城市建设；2013 年，表示"在转型发展的关键时期，北京将把健康促进作为政府的重要职责，积极推动健康城市建设"；2017 年 6 月，北京市委书记蔡奇在市委常委会讨论"健康北京 2030规划纲要"时讲道："健康北京建设是落实中央卫生与健康大会精神具体体现，规划要落到实处、要有年度实施计划。"全市调整了由主管副市长任主任、59 个市级相关部门组成的爱国卫生运动委员会（健康促进工作委员会），统筹北京健康城市建设，各区也加强了相应工作机构，建立了"政府主导、部门协作、社会动员、群众参与"的健康北京工作机制。

（2）创造健康北京政策环境。北京市先后颁布了《食品安全条例》《大气污染防治条例》《控制吸烟条例》《居家养老服务条例》《院前医疗急救服务条例》等一系列法规，实施了《北京市关于进一步加强新时期爱国卫生工作的实施意见》《北京市关于促进健康服务业发展的实施意见》《关于进一步加强首都环境建设的工作措施》《北京市全民健身实施计划（2011～2015 年）》《北京市 2013～2017 年清洁空气行动计划》等一批与健康城市建设相关的政策和规划，有力地推动了健康北京建设。

（3）形成健康北京目标体系。通过制定《健康北京人——全民健康促进十年行动规划（2009～2018 年）》（指标实现情况见表 2）、《健康北京"十二五"发展建设规划》、《北京市"十三五"时期健康北京发展建设规划》（相关指标见表 3）和《健康北京 2030 规划纲要》，明确了 28 项健康北京指标，提出了 6 大健康行动，明确了"做健康北京人、创健康北京城"的目标体系。

表2 《健康北京人——全民健康促进十年行动规划（2009～2018 年）》
指标实现情况汇总

指标	基线 （2009 年）	中期 （2014 年）	目标 （2018 年）
健康知识知晓率(%)	73.7	74.8	85 以上
人均每日食盐量（克）	13.4	8.98	低于 10
人均每日油脂摄入量（克）	54.6	35.16	低于 35
吸烟率(%) 男性	57.7	43.2	50 以下
女性	4.6	2.4	4 以下
规律运动比例(%)	34.1	68.3	50 以上
市民刷牙率(%)	—	—	90 以上
中小学生肥胖率(%)	17.28	15.6	15 以下
孕产妇死亡率(1/10 万)	18.51	7.19	15 以下
新生儿死亡率(‰)	3.7	2.33	3 以下
高血压 知晓率(%)	49.1	49.5	80 以上
治疗率(%)	42.3	42.7	65 以上
控制率(%)	10.6	13.3	50 以上
体检合格率(%)	—	—	
人均期望寿命（岁）	80.27	81.81	81

资料来源：《健康北京人——全民健康促进十年行动规划（2009～2018 年）》；北京市人民政府：《北京市 2014 年度卫生与人群健康状况报告》，人民卫生出版社，2015。

表3 《北京市"十三五"时期健康北京发展建设规划》指标

序号	指标	目标	属性
1	人均期望寿命(岁)	≥82.4	预期性
2	5 岁以下儿童死亡率(‰)	≤5	预期性
3	孕产妇死亡率(1/10 万)	≤11	预期性
4	居民健康素养水平(%)	≥40	预期性
5	成人吸烟率(%)	≤20	预期性

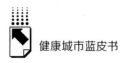
续表

序号	指标	目标	属性
6	四类慢性病过早死亡比例(%)	30 左右	预期性
7	中医馆社区建设覆盖率(%)	100	约束性
8	平均院前急救呼叫反应时间(分钟)	城区≤15 郊区≤20	约束性
9	居民电子健康档案规范化建档率(%)	≥80	预期性
10	药品抽验合格率(%)	>99	约束性
11	重点食品安全监测抽检合格率(%)	>98	约束性
12	人均体育场地面积(平方米)	≥2.25	约束性
13	国民体质监测合格率(%)	≥93	约束性
14	经常参加体育锻炼的人数(万人)	≥1000	预期性
15	每千名老年人拥有养老床位数(张)	40	预期性
16	城市市政供水合格率(%)	100	约束性
17	农村饮水卫生合格率(%)	≥90	约束性
18	全市污水处理率(%)	>95	约束性
19	细颗粒物(PM2.5)浓度下降(%)	达到国家要求	约束性
20	环境卫生指数	8.9	预期性
21	生活垃圾无害化处理率(%)	>99.8	约束性
22	二类以上公厕比例(%)	≥46	约束性
23	森林覆盖率(%)	44	约束性
24	人均公园绿地面积(平方米)	16	约束性
25	中心城绿色出行比例(%)	75	预期性
26	中心城路网拥堵指数	≤6.3	预期性
27	年万车交通事故死亡率(%)	1.62	约束性
28	新增劳动力平均受教育年限(年)	>15	预期性
29	城镇登记失业率(%)	<4	预期性
30	单位地区生产总值生产安全事故死亡率降低程度(%)	20	约束性

资料来源:《北京市"十三五"时期健康北京发展建设规划》。

(4) 实施健康北京信息发布制度。自 2010 年起,每年发布全市卫生与人群健康状况报告(相关数据见表 4、图 3)。自 2012 年起,建立全市卫生综合评价制度,每年对 16 个区县政府卫生工作进行综合评估,并向社会公布,展示全市在健康人群、健康服务、健康环境等方面的进展。

表4　2014～2015北京市常住人口和户籍居民期望寿命数据

指标	2014 年	2015 年	增长
常住人口(万人)	2151.6	2170.5	18.9
户籍居民期望寿命(岁)	81.81	81.95	0.14

资料来源：北京市人民政府：《北京市2015年度卫生与人群健康状况报告》，人民卫生出版社，2016。

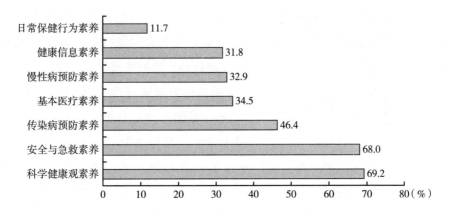

图3　2015年居民7类健康问题素养水平

资料来源：北京市人民政府：《北京市2015年度卫生与人群健康状况报告》，人民卫生出版社，2016。

（5）充分发挥社会组织和民间智库的推动作用。中国医药卫生事业发展基金会是北京健康城市建设的发起者和推动者，除参与历次健康城市建设重要活动外，还与北京健康城市建设促进会、北京健康城市建设研究中心、北京民力健康传播中心一起，致力于健康城市理论与实践的研究，近年来，出版了健康城市理论著作10部，完成了健康城市决策研究课题62个，为北京健康城市的发展建设提供了翔实的理论和实践依据。

2. 积极推动全民健康行动

（1）大力普及健康知识。健康知识普及行动受到了广大市民的热烈欢迎。北京市充分利用大众媒体进行健康知识的普及，电视台开办了《养生堂》《健康北京》《我是大医生》等一系列健康栏目；电台、报纸、杂志建

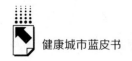

立了健康专栏；定期发布《北京市卫生与人群健康状况报告》；健康北京APP、微信公众号和微博等新媒体在人群中广泛传播；科普专家到社区、农村巡讲平均每年达到1.5万场以上，深受百姓欢迎；由1000余位专家编写的指导市民养成健康生活方式的"健康大百科"系列科普丛书曾获得北京图书大厦月销量冠军。全市形成了以科普专家为核心、主流媒体为先导的权威传播模式。

（2）积极推广健康行动。针对市民主要的健康问题，全市有的放矢地开展了"限盐、控油行动"和"健康北京人"九大健康行动（健康知识普及行动、合理膳食行动、健身行动、控烟行动、保护牙齿行动、保护视力行动、恶性肿瘤防治行动、知己健康行动和母婴健康行动），以及"健康城市，美丽北京——百家社区行"等活动，提出了"管住嘴，迈开腿"的全民健身行动口号。其中，在合理膳食行动中，截至2016年底，共创建健康示范食堂（餐厅）491个，推广健康的饮食习惯。通过"限盐、控油行动"，推广健康的饮食习惯，低钠盐销售量由2007年的362吨上升到2016年的14840吨，低盐已逐渐被市民认可和接受。特别是在控烟行动中，北京市从2015年6月1日起实施了史上最严的《北京市控制吸烟条例》，经过一年多的努力，全市公共场所室内吸烟现象明显下降，被检查单位违法行为的发现率从初期的23.1%下降到了6.7%，公共场所发现吸烟者比例由原来的11.3%下降到了3.8%，形成了社会共治的管理模式。为此，世界卫生组织授予北京"世界无烟日奖"，称北京控烟取得了令人鼓舞的成效。

（3）全面提升医疗卫生保障水平。截至2015年底，在覆盖全人群的传染病监测与报告体系中，法定传染病报告率和报告完整率达到了100%；游泳池水质和大型公共场所室内空气质量实现了实时监测预警；重点食品安全抽检合格率达到98.42%，药品抽检合格率达到99%；全市社区卫生服务中心街道（乡镇）覆盖率达到91.7%。健康服务业发展迅速，分级诊疗体系建设初见成效，已形成43个区域医联体，每千常住人口执业医师为4.4人，每千常住人口医疗机构实有床位为5.1张，实现了卫生资源总量持续增长，医疗服务供给量快速增加。

3. 稳步提高健康北京建设水平

（1）首都居民健康水平不断提升。经过多年努力，北京市的健康医疗水平在全国处于领先水平，到"十二五"时期末，健康北京工作已初见成效，全市居民主要健康指标持续改善，健康水平稳步提高。截至2016年底，全市居民具备健康素养比例达到28.0%，户籍居民平均期望寿命达到82.03岁（见图4），孕产妇死亡率为10.83/10万（见图5），婴儿死亡率降至2.21‰（见图6），甲乙类传染病报告发病率为138/10万（见图7）。北京市的这几项主要健康指标均已接近或达到发达国家平均水平。全市户籍人口出生率为10.9‰，人口自然增长率为4.3‰，优生优育服务持续改进。2016年，全市医疗机构总诊疗2.5亿人次，出院369.8万人次，同比分别增长6.1%和9.4%；全市各类传染病报告病例为12.2万例，报告发病率为561.9/10万，未发生重大突发公共卫生事件。同时，城市健康环境不断优化，生活垃圾无害化处理率达到99.8%；污水处理率达到87.9%；空气污染天数逐年下降；人均体育场地面积达到2.25平方米；全市林木绿化率达到59%，人均公共绿地面积达到16平方米；100%的街道、乡镇和行政村建有体育设施。特别是，普及健康知识、参与健康行动、提供健康保障、延长健康寿命的健康北京理念已深入人心。这些都为今后健康北京建设快速发展奠定了坚实的基础。

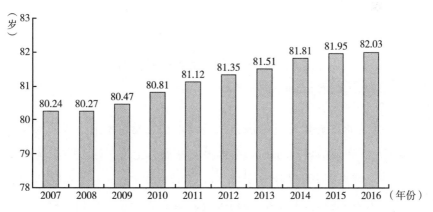

图4 2007～2016年全市户籍居民平均期望寿命情况

资料来源：北京市卫生和计划生育委员会。

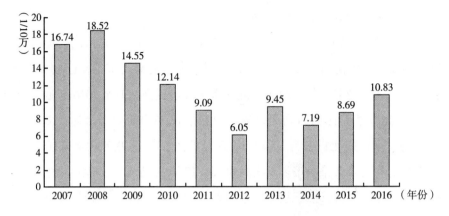

图5　2007~2016年全市孕产妇死亡情况

资料来源：北京市卫生和计划生育委员会。

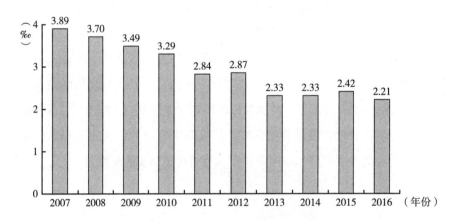

图6　2007~2016年全市婴儿死亡情况

资料来源：北京市卫生和计划生育委员会。

（2）卫生资源总量和健康服务量持续增长。北京市卫生资源人均占有量比较充足，在全国名列前茅。截至2016年底，全市医疗卫生机构由2012年的9974家增加到10637家（见图8），增长6.6%；卫生类人员由2012年的21.9万人增加到26.4万人（见图9），增长20.5%。全市医疗机构实有床位数由2012年的100167张增加到2016年的116963张（见图10），增长16.8%。

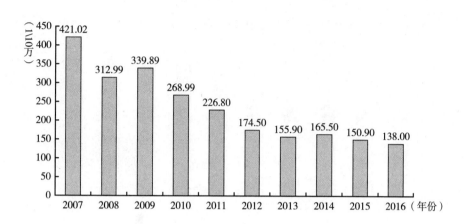

图 7　2007～2016 年全市甲乙类传染病报告发病率情况

资料来源：北京市卫生和计划生育委员会。

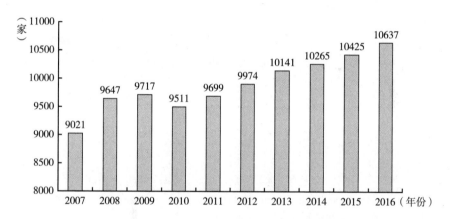

图 8　2007～2016 年全市医疗卫生机构数情况

资料来源：北京市卫生和计划生育委员会。

医疗服务能力和服务效率显著提高。据统计，北京市医疗机构总诊疗人次已经从 2012 年的近 2 亿人次增长到近 2.5 亿人次（见图 11），增长 26%，高于医生数、床位数增长速度；全市医疗机构总诊疗出院人数由 2012 年的 269.3 万人次增长到 369.8 万人次（见图 12），增长 37.3%；医疗机构平均住院日由 2012 年的 11.2 天减少至 9.6 天（见图 13）。

社会办医得到进一步发展。发布北京市社会办医指南，规范和统一全市

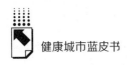
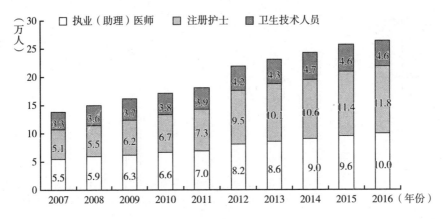

图9 2007～2016年全市卫生类人员情况

资料来源：北京市卫生和计划生育委员会。

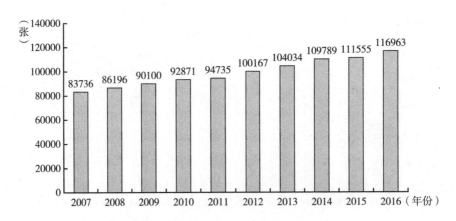

图10 2007～2016年全市医疗机构床位数

资料来源：北京市卫生和计划生育委员会。

社会办医审批标准，认真推进医师多地点执业。截至2017年4月1日，北京市医师多点执业累计达1.5万人次。在全国率先实施医师电子化注册，促进人才规范合理流动，优化社会办医发展环境。截至2016年底，北京市社会办医疗机构总计为4445家，占医疗机构总数的42.5%；床位数为25499张，占医疗机构床位总数的21.7%；诊疗量比"十一五"末期增长93.7%。在医疗服务领域扎实探索PPP实践方式，并在友谊医院、安贞医院进行了

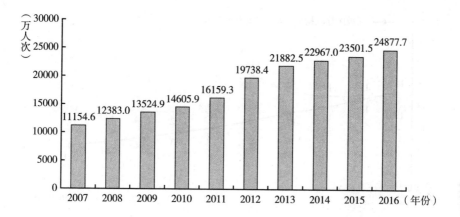

图11 2007～2016年全市医疗机构总诊疗人次

资料来源：北京市卫生和计划生育委员会。

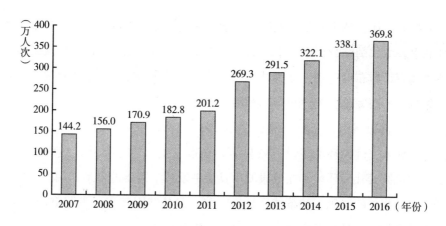

图12 2006～2016年全市医疗机构出院人数

资料来源：北京市卫生和计划生育委员会。

率先尝试。

（3）健康促进持续推进。经过多年的全民健康生活方式倡导和宣传，健康促进持续推进，市民的健康素养不断提升。市民的生活习惯正在发生改变，全市居民正在逐渐远离吸烟、过量饮酒、不运动等不良生活方式。健康促进活动正在逐步将健康的理念转化为行动，经过多年的健身知识普及和倡导，全民健身广泛开展，健身模式已经形成。全市各年龄层人群的健身意识

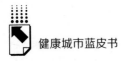

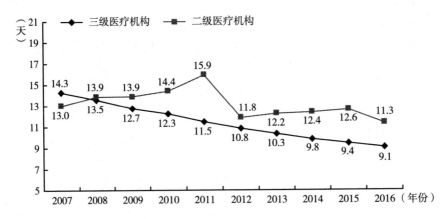

图13　2007～2016年全市医疗机构平均住院日情况

资料来源：北京市卫生和计划生育委员会。

不断提升，居民越来越意识到健身对健康的重要性。通过自我学习、专家指导和多种方式的结合，全市上下的健身格局日趋多元化。全市已形成了各级各类体育设施布局合理、互为补充、覆盖面广、普惠性的网络化格局。体育组织建设不断完善，"大群体"网络已经构建成型。

（4）健康城市各个方面的建设逐步深化。大气污染防治加强，绿色发展逐步深入，健康环境建设成效显著；全市卫生、体育类社会组织快速发展，构筑健康社会环境，在健康城市发展中发挥了重要的推动作用；与健康城市建设相关的法规、政策体系日趋完善，普及健康知识、参与健康行动、提供健康保障、延长健康寿命的健康北京理念已深入人心。

4. 积极推进健康细胞工程建设

在创建健康细胞工程的过程中，各地的健康社区培育了很多有特色的做法和成功经验。健康社区在某种程度上反映着一个地区的政治、经济、文化和生活水平。

按照中央的发展路线，北京市以制定实施健康策略、提供健康服务、营造健康环境为主要工作内容，在全市范围内开展健康社区和健康示范单位建设，还开展了健康促进示范村、健康促进医院、健康促进学校等健康促进项目建设，将健康促进和健康管理延伸至基层。石景山区、昌平区、东城区、怀柔区、西城区、门头沟已分批开展了建设全国健康促进区试点工作，其中，石景山区和昌平区目前已通过试点验收。截至2016年12月底，北京市健康促进项目建设已取得初步成效，各区累计创建健康示范社区（村）2486个，健康单位、健康医院、健康促进学校、健康食堂（餐厅）等健康促进场所2224个；建设全民健身步道257条、健康主题公园50个。其中西城区、海淀区、怀柔区、石景山区健康示范社区（村）等健康创建工作开展较为突出（见表5）。

表5　2016年北京市各区县健康社区（村）、健康场所汇总

区县	健康社区（村）（个）	健康促进场所（个）	健康主题公园（个）	健康步道（条）
东城区	151	214	1	5
西城区	218	331	1	20
石景山区	98	161	3	13
朝阳区	124	258	7	110
海淀区	342	237	3	18
丰台区	233	128	2	11
怀柔区	139	83	3	4
通州区	196	88	6	8
顺义区	136	80	5	15
大兴区	103	110	1	7
昌平区	157	175	4	20
房山区	119	126	2	6
门头沟区	115	56	2	5
平谷区	90	5	1	2
密云区	126	111	4	11
延庆区	107	56	3	1
燕山地区	32	5	2	1
合　计	2486	2224	50	257

资料来源：北京市爱国卫生运动委员会办公室。

在当前所取得成果的基础上，北京市将进一步加大健康促进项目建设力度。力争到2020年，北京市健康社区比例达到30%以上（见图14），健康促进学校比例达到87%以上。到2030年，健康城市理念在各领域广泛普

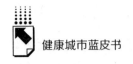

及，健康城区建设全面开展，北京市健康社区比例达到80%，机关企事业单位中创建健康单位的比例达到50%，健康村镇建设比例达到50%。

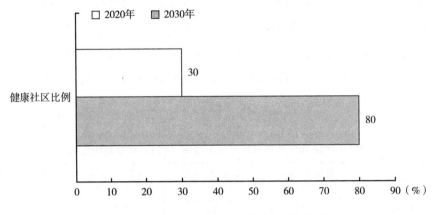

图14 2020年、2030年全市健康社区比例

资料来源：北京市卫生和计划生育委员会。

在建设健康社区的过程中，北京市坚持政府主导，社区卫生服务机构充分发挥作用，因地制宜、积极探索医养结合的形式，以北京市西城区等全国试点为基础，鼓励各区县在完成"规定动作"的同时，突出自身特点，因地制宜搞好"自选动作"，努力建成一批贴近需求、富有特色、群众认可的示范城区、示范社区、示范单位，构筑健康中国的微观基础。

三 北京健康城市建设的发展与挑战

《"健康中国2030"规划纲要》明确指出，"共建共享、全民健康"是建设健康中国的战略主题，共建共享是建设健康中国的基本路径，全民健康是建设健康中国的根本目的。国家卫生和计划生育委员会组织开展的第五次全国城乡居民健康素养调查结果显示，2015年中国居民健康素养水平为10.25%，较2012年、2013年、2014年分别增长了1.45个、0.77个和0.46个百分点（见图15），实现了《全民健康素养促进行动规划（2014～

2020 年)》中提出的"到 2015 年，全国居民健康素养水平提高到 10%"的工作目标。

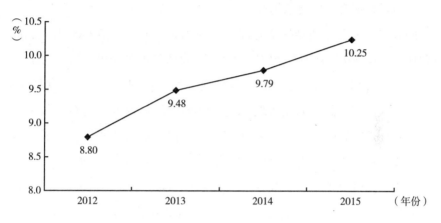

图15　2012～2015 年全国居民健康素养水平

资料来源：国家卫生和计划生育委员会。

在"十三五"时期，健康城市建设已经成为健康中国的重要组成部分，这给健康北京建设带来了重大发展机遇。[①] 特别是全球卫生与健康体系正处于发展的重要时期，"健康融入所有政策"的理念越来越被广泛认同和接受。随着非首都功能的持续疏解，社会公共服务在京津冀范围内进一步优化布局，更加有利于京津冀地区健康城市协同发展。这些都将为改善城市健康环境，调整产业结构，有效解决大气污染、交通拥堵、水污染与水资源缺乏等影响健康的"城市病"创造更好的条件。不过，从"十二五"时期北京健康城市发展进程中的不足之处来看，还有以下几个方面的问题值得重视。

（一）环境污染等城市病威胁仍然存在

当前经济社会快速发展，由于存在不合理膳食、缺乏锻炼等因素，大城市高血压、糖尿病等慢性病患者逐年增多，已经成为影响居民健康的首要问

---

① 蔡庆悦：《健康城市建设关乎中国未来——访北京健康城市建设促进会理事长王鸿春》，《前线》2017 年第 3 期。

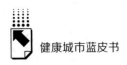

题。高强度的生活节奏给人们带来了很多亚健康问题，抑郁症等精神疾病患者也明显增多。许多不确定因素仍然存在，北京健康城市建设正面临多种健康影响因素叠加交织的复杂局面。

面对"十三五"规划提出的 2020 年全市常住人口总量 2300 万人、城六区常住人口比 2014 年下降 15%、地区生产总值和城乡居民人均收入比 2010 年翻一番的目标，北京市在大气污染治理、垃圾处理、水资源、食品安全、交通、市政市容、园林绿化等健康支持性环境的建设方面仍存在很多问题（2015 年的部分指标见表 6），严重影响了市民的健康水平，并已成为困扰北京城市发展的重要因素。卫生与健康事业对社会发展的重要作用尚未得到充分重视和体现，迫切需要全方位、多层次、高水平地推进健康北京建设，统筹解决关系人们健康的重大和长远问题，全面提高人民的健康水平，促进人民健康与经济社会和自然生态协调发展。

表 6 2015 年健康北京部分指标

编号	指标名称	单位	指标值
1	森林覆盖率	%	41.6
2	人均公园绿地面积	平方米	15.9
3	空气质量优良天数比例	%	51.0
4	空气中 PM2.5 年均浓度	微克/立方米	80.6
5	重要地表水功能区水质达标率	%	≥50
6	全市污水处理率	%	87
7	全市公厕达标率	%	89
8	生活垃圾无害化处理率	%	99.6
9	中心城绿色出行比例	%	70.7
10	重点食品安全监测抽检合格率	%	98.39
11	药品抽验合格率	%	98

资料来源：北京市卫生和计划生育委员会。

（二）群众健康需求与健康服务供给体系之间的矛盾逐渐凸显

随着人口结构变化、"全面两孩"政策实施和人口老龄化趋势加快，常住老年人口超过全市总人口的 15%，首都卫生健康服务的总量和结构将受到深刻影响。全市卫生与健康服务资源不足、结构不合理、分布不均匀、供给主体相对单一、基层服务能力薄弱等问题比较突出，医疗服务能力与居民医疗、健康服务需求存在较大差距，深层次体制机制障碍尚需破解。迫切需要从战略层面统筹解决这些关系健康北京建设的重大和长远问题，全面提高人民的健康水平，推动健康北京建设快速发展。

2015 年末，北京市常住人口为 2170.5 万人，比上年末增加 18.9 万人①，人口数量进一步增大。在当前经济发展新常态的背景下，医疗健康公共服务的提供相对于居民广泛而迫切的需求来说明显不足，与此相关的社会卫生费用支出、个人医疗负担的压力仍然较大。老龄化程度继续加深，养老和老年服务需求快速上升。慢性病尤其是恶性肿瘤和心脑血管病已成为制约全市居民生命质量提升的重要影响因素。同时，北京市基础卫生服务和专科医疗服务供给压力、居民医疗卫生资源和服务供给压力都在不断加大，进一步加剧了医疗资源的供需矛盾。

（三）健康服务资源空间布局和功能结构不尽合理

医疗卫生资源空间布局和功能结构不尽合理，潜在制约着居民健康水平和健康服务水平的进一步提升。京津冀三地医疗资源发展不均衡：北京作为首都，卫生与健康资源供给条件最好，医疗卫生服务总体能力水平高于河北、天津等周边地区，财政补贴降低了首都的公共卫生和医疗服务成本，群众健康需求最旺盛，吸引了大量外地患者集聚北京，这是推进健康北京发展建设中的实际情况。

三级医院过于集中。在全市 79 家三级医院中，有 60 家位于五环路以内，占 75.9%；首都功能核心区每千常住人口床位数明显高于其他功能区，远郊区、新城和大型居住区的医疗资源却十分匮乏，这也加剧了城市交通拥堵情况。基层医院的网底作用难以发挥，一方面大医院人满为患，另一方面

---

① 北京市人民政府：《北京市 2015 年度卫生与人群健康状况报告》，人民卫生出版社，2016。

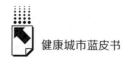

基层医院患者较少，全市医疗服务体系的整体效益难以得到发挥，甚至还可能进一步加剧中心城区交通拥堵的状况。

四 北京健康城市发展的对策建议

按照健康中国战略，北京市已制定《健康北京 2030 规划纲要》。这是一项惠及百姓健康、关乎城市发展的战略规划，对落实北京"全国政治中心、文化中心、国际交往中心、科技创新中心"城市战略定位、建设国际一流的和谐宜居之都，具有十分重要的意义。按照《健康北京 2030 规划纲要》要求，北京市将坚持健康优先，将健康融入所有政策；坚持政府主导，人民共建共享；坚持深化改革，实现创新发展；坚持公益性与公平性，推动均衡发展；坚持服务首都城市战略定位，促进京津冀协同发展。到 2020 年，城市基础设施水平全面提升，城乡环境条件持续改善，影响健康的主要因素得到积极治理，居民健康生活方式广泛普及，人均期望寿命稳步增长，全民健康水平明显提高，健康城市建设水平位居全国前列。到 2030 年，市民健康水平进一步提升，人均期望寿命、婴幼儿死亡率等主要健康指标稳定或达到国际先进水平，健康公平性明显提高，形成人人拥有健康环境、人人享受健康生活、人人享有基本医疗卫生服务的大健康格局，基本建成健康中国首善之区。

为实现上述目标，应从以下几个方面着手。

（一）深刻认识新形势下健康北京建设的重大意义

1. 准确认识健康北京在国家战略中的重要地位和作用

建设健康中国和健康城市是关系现代化建设全局的重大战略任务。健康是人民群众的共同追求，是以人民为中心的发展理念的基本要求，是党高度关注的重大问题。可以说，健康中国和健康城市建设已经成为一种崭新的治国理政思想和城市治理理念。习近平总书记指出："要把人民健康放在优先发展的战略地位。""人民健康既是民生问题，也是社会政治问题。"应该将健康中国和健康城市的理念，融入经济社会政策的所有领域，成为我们治国理政的重要内容之一。

北京是中华人民共和国的首都，拥有超过 1 万家医疗卫生机构、56 家三级甲等医院、众多国内临床医学著名专家，全国各地每年到京就诊的患者在 3000 万人次以上，医疗卫生资源最聚集、服务水平最高、服务对象最广。从资源力量看，从社会责任看，从政治和大局看，北京都理应在服务健康中国建设进程中勇于担当、积极作为。落实健康中国战略，必须以更高的站位、更宽的视野，认识和把握健康北京建设，立足现有优势，坚持首善标准，为健康中国建设做出应有的贡献。

2. 深刻理解健康北京是率先全面建成小康社会的重要内容

习近平总书记指出："没有全民健康，就没有全面小康。"健康中国和健康城市建设，关键是要树立大卫生、大健康的观念，把它们作为全面建成小康社会的一个系统工程来看待。过去，我们多是以治病为中心，只是被动应付，是生病后的治疗；现在，我们正在倡导以人民健康为中心的新理念，开始注重健康意识的培养、全民健康素养的提升，进而推动全民健身和全民健康深度融合，实现全民健康，最终达到全面小康。

中国到 2020 年要全面建成小康社会。要完成北京市率先全面建成小康社会的目标，时间非常紧迫。各级政府部门必须坚持不懈推动健康北京建设工作，加快推出更多有利举措，努力为人民群众提供全方位、全周期的卫生与健康服务，全面提高全体市民的健康水平，为率先全面建成小康社会提供坚实保障。

3. 始终牢记健康北京是建设国际一流和谐宜居之都的必然要求

习近平总书记两次视察北京重要讲话精神为首都北京的未来发展指明了前进方向，京津冀协同发展重大战略开启了现代化建设的新征程，北京发展由此进入了新阶段。要落实首都城市战略定位，建设国际一流的和谐宜居之都，核心是要实现人与城市的协调发展，让在北京生活的人拥有与国际大都市相匹配、相适应的健康体魄和文明素养。

为了应对群众健康服务需求日益增长、多重健康问题交织、医药卫生体

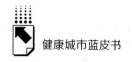
制改革进入深水区和攻坚期的复杂形势，推动健康北京建设，提升市民健康的质量和水平，政府部门应贯彻落实中央关于健康中国战略的决策部署，调动各个方面的积极性，探索形成更多好经验、好做法，努力全方位、全周期保障人民健康，不断增进市民群众健康福祉，积极营造和谐宜居的健康环境，实现城市更高水平、更可持续发展。

（二）将健康融入所有政策，为健康北京建设提供有力保障

习近平总书记在全国卫生与健康大会上强调，要树立"大健康"理念，把以治病为中心转变为以人民健康为中心。这就要求我们主动适应健康北京的新形势、新挑战，关注人们生命的全周期和健康的全过程。为全面贯彻全国卫生与健康大会精神，落实《中共北京市委北京市人民政府关于促进北京市卫生与健康事业改革发展的意见》《北京市"十三五"时期卫生计生事业发展规划》《北京市医疗卫生服务体系规划（2016～2020年)》，从推进全民健康促进行动、优化全周期健康服务、健全全民健康保障体系、建设和谐宜居的健康环境、发展多元化健康产业、推动京津冀健康协同发展六个方面，预计在2017年推进96项主要行动措施（涉及全市48个委办局和各区政府）。发布全市16个区县卫生发展综合绩效评价结果，调动区政府积极性，促进各区卫生事业均衡发展。

在《健康北京"十二五"发展建设规划》的基础上，加快健康北京建设步伐，首先应坚持"四个中心"城市战略定位和建设国际一流的和谐宜居之都的目标，坚持新形势下"以基层为重点，以改革创新为动力，预防为主，中西医并重，将健康融入所有政策，人民共建共享"的卫生与健康工作方针，全方位、全周期维护和保障人民健康，提高人民健康水平，促进城市建设与人民健康协调发展，为北京建设国际一流的和谐宜居之都提供有力保障。

1.推进全民健康促进行动

全民健康促进行动主要包括健康素养提升行动、全民健身普及行动、重大疾病防控行动、中医传承弘扬行动、心理健康促进行动和无烟环境推进行

动。要大力倡导"人人是自己健康第一责任人"的理念，明确全社会健康教育责任，强化个人健康意识，促进人们形成健康合理的生活方式。围绕举办2022年冬奥会，广泛普及群众冰雪运动，营造全社会积极支持和参与北京2022年冬奥会和冬残奥会的浓厚氛围。要以慢性病防控为重点，强化对高血压、糖尿病等常见慢性病的早期发现和健康管理，推动癌症、脑卒中、冠心病等慢性病的机会性筛查。以"三减三健"（减油、减盐、减糖，健康体重、健康骨骼、健康口腔）行动为核心，开展全民健康生活方式第二阶段行动，引导群众养成健康的生活方式。继续实施心理健康知心、明心、舒心和安心"四心工程"。

2. 优化全周期健康服务

从生命全周期角度优化孕产妇、婴幼儿、青少年、中青年和老年人不同阶段人群健康服务，加强计划生育服务管理，提高残疾人健康服务水平，构建全人群健康服务体系。构建涵盖婚前、孕前、孕期、新生儿各阶段的疾病筛查、监测和防治网络，推进优生优育全程服务。从幼儿园学前教育入手，加强学校、社会和家庭联动，以健康生活方式和习惯养成教育为核心，把健康生活方式的教育贯穿儿童和青少年成长全过程。依托工会三级服务体系搭建职工体育活动平台，落实员工定期体检、职业健康检查、控烟措施等制度，指导职工科学饮食和健身，养成良好的生活方式。积极推动医疗卫生和养老服务相结合，从保健、治疗到康复护理，为老年人提供一体化的健康养老服务，满足多层次、多样化的健康养老需求。

3. 健全全民健康保障体系

推动医疗卫生服务、医疗保险支付和医药供应保障"三医联动"，完善健康保障。结合北京实际不断优化医疗卫生资源配置，加强薄弱学科建设，发展康复护理、老年病等接续性医疗服务，健全基层医疗卫生服务网络。推进医疗卫生服务结构调整，增加有效供给，为居民提供更好质量、更有效率的健康服务。完善医疗保险制度、提高管理服务水平，形成多层次的医疗保险管理体系。深入实施下一阶段北京市医药分开改革，为百姓谋福利。

加强食品安全工作，研究制定首个京津冀食品安全地方标准。实施新的

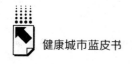

食品安全企业标准备案办法，建立连通上下游食品安全企业的标准管理信息平台。研发食品安全自动甄别智能对比信息系统，完善监测评估体系，开展食源性疾病专项监测和食品安全风险项目评估。

4. 建设和谐宜居的健康环境

首先要大力开展爱国卫生运动，健全长效管理机制，实现"十三五"期间国家卫生区全覆盖，启动健康城区、健康村镇建设，最终实现城乡建设与人的健康协调发展。不断强化城市环境污染综合治理，建设绿色园林环境，提升城乡市容环境。开展空气污染对人群健康影响的调查和监测工作，开展空气污染对人群健康影响的评估工作。在农村地区要全面推进美丽乡村建设，改善农村地区基础设施和环境面貌。

5. 发展多元化健康产业

支持多元化社会办医，优化多元办医格局，鼓励多种形式投资健康产业，鼓励社会力量举办产科、儿科等供给不足的专科医疗服务机构和社区卫生服务机构。发展健康体检和健康管理服务，支持体检机构向健康管理机构转变，加强医药产品技术的研发应用，推动健康产业创新和融合发展。

6. 推动京津冀健康协同发展

优化京津冀健康资源布局，不断加强京津冀公共卫生合作，推进医疗服务与保障体系衔接，完善京津冀健康协同发展保障机制。统筹规划非首都功能疏解、北京城市副中心建设和京津冀三地卫生与健康资源协调配置。形成与人口分布和居民医疗卫生服务需求变化相适应的京津冀卫生与健康资源布局。加强重大疾病联防联控，共建京津冀"疾病防控一体化"合作平台，开展爱国卫生区域合作，共同开展无烟环境和健康城市建设宣传。联合开展重大突发事件卫生应急处置工作，建立突发事件信息通报、协调联动、资源共享、联合培训演练和互相学习交流等制度。

（三）加强组织领导，坚持问题导向，完善健康北京工作机制

要高度重视健康北京建设工作，将其列入重要议事日程，建立健全稳定可持续的投入机制，推动"大健康"融入经济社会发展全局。加强组织领

导，强化责任担当，把保障人民健康作为实施经济社会政策的重要目标，全方位支持健康北京建设，研究制定推进健康北京建设的具体方案和措施，坚持问题导向，分阶段、分步骤组织实施。

完善健康北京工作机制。充分发挥北京市卫生和计划生育委员会、首都医药卫生协调委员会和北京市爱国卫生运动委员会等有关部门的职能作用，注重工会、共青团、妇联、残联以及各类民主党派和无党派人士的作用，加强部门协作，努力形成多层次、多元化的健康事务社会共治格局，共同推动健康北京建设。鼓励各区、各单位从大局出发，因地制宜，大胆探索创新，研究制定本部门、本领域与健康北京工作相配套、相衔接的具体方案措施。将健康北京建设工作纳入本市各级政府和各部门工作绩效考核内容，建立常态化、经常化的督查考核机制，强化激励和问责。要积极承担国家参与全球卫生健康治理的各项活动，扩大对外交流与合作。

（四）坚持科技创新和人才培养

大力推进科技创新。建立北京市卫生与健康科技战略专家咨询委员会、干细胞临床研究专家委员会和医学伦理委员会，加强环渤海卫生与健康智库建设，促进协同发展和科学决策。建设全市统一、互联互通、业务协同的全民健康信息平台，同步推进医疗卫生机构信息系统标准化，促进患者诊疗信息跨机构互认。

加强人才队伍建设。建立医教协同协调机制。加快住院医师规范化培训社会化进程，研究制定北京市专科医师规范化培训试点方案，进行"3 + X"试点。深入开展公共卫生医师、医院药师规范化培训，启动康复治疗师规范化培训。持续加强以全科医生为主的基层卫生人员培训，培养高层次社区全科人才。加大儿科、精神、助产、全科、康复等急缺专业人才的培养力度。加强老年专科护士、社区护理、中医护理人才的培养。

（五）加强健康教育，创新宣传引导，发动全民参与健康行动

要加强健康教育，倡导"人人是自己健康第一责任人"的理念，广泛

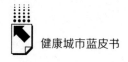

普及健康知识和技能，着力倡导健康文明的生活方式。要广泛开展全民健康促进活动，打造以科普专家为核心的政府主渠道健康宣传平台，形成以健康生活展示馆、健康教育智库、健康教育栏目为主体的健康教育促进体系。要倡导全民健身生活化，普及科学健身知识，完善体质健康监测体系，大力开展群众喜闻乐见的健身活动，推动全民健身和全民健康深度融合。要丰富完善全民健身公共服务体系，发挥市场作用，统筹建设全民健身公共设施，鼓励学校、机关、企业单位的体育设施向社会开放，鼓励社会力量参与现有场地供给。

要充分发挥传统媒体与新媒体作用，创新宣传方式，深入宣传健康北京建设的重点举措，加强宣传和引导，做好典型报道，最大限度地凝聚精气神，最大限度地传递正能量，努力在全社会形成关心支持健康北京建设的良好氛围，营造共建共享、全民健康的良好风气。

健康环境篇

Reports on Healthy Environment

B.2

基于大数据的北京市雾霾形成机理与
综合治理对策研究[*]

黄 霞　李卫东[**]

摘　要： 基于环境经济学理论和城市发展理论，采用2013~2014年北京市各行政区面板数据，对北京雾霾的社会经济影响因素进行实证分析。研究结果表明，机动车数量的增长、GDP增长、第二产业占比以及城市绿化率是影响北京雾霾的主导因素。最后提出严格实行交通限号限行措施等政策建议。

关键词： 北京市　雾霾　治理对策

[*] 基金项目：北京市社会科学基金项目"基于大数据的北京市雾霾形成机理与综合治理对策研究"（编号：15JGB066）。

[**] 黄霞，北京交通大学经济管理学院硕士研究生，研究方向：统计；李卫东，北京交通大学经济管理学院经济系副主任，博士，副教授，硕士生导师，主要研究方向：统计与技术经济。

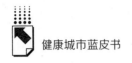

一 引言

自改革开放以来，中国经济迅猛发展，人民生活水平节节升高。然而，由于中国存在粗放型的经济发展方式，在取得发展的同时也带来了一系列环境污染问题。作为中国首都的北京，环境状况堪忧，尤其是大气状况。[①] 2013 年，中国爆发了 52 年来最严重的雾霾，其中北京在 2013 年 1 月份仅有 4 天空气优良，全年仅有 176 个优良天气，仅占 48%。2013 年 9 月，国务院发布了《大气污染防治行动计划》，北京发布了《2013 年至 2017 年清洁空气行动计划重点任务分解》，10 月份又出台了《空气重污染应急预案》等，采取行动治理雾霾。在相关部门的大力治理下，2014 年北京的 PM2.5 浓度下降了 4%，虽比 2013 年形式有所好转，但仍不容乐观，全年优良天气为 172 天，占 47%。到 2015 年，PM2.5 年均浓度为每立方米 80.6 微克，未达到国家标准；全年空气质量达标天数为 186 天，占 51%；PM2.5 月均浓度 11~12 月猛增，第四季度 PM2.5 平均浓度比 2014 年同期平均浓度还上升了 27.5%。2016 年北京共发生重污染 39 天，除了有 1 天为臭氧重污染，其余 38 个重污染天全部为 PM2.5 重污染。2016 年北京 PM2.5 年均浓度为 73 微克/立方米，较 2015 年下降了 9.9%，但仍超过国家标准（35 微克/立方米）109%。虽然北京市环保局持续加大力度治理雾霾，空气质量有所改善，但北京空气污染问题依旧十分严重，北京雾霾治理必将是一条艰辛而长远的道路。

雾霾是指大气中的固体或液体悬浮颗粒、烟雾以及蒸汽导致的能见度低于 10 公里的一种天气现象[②]；霾也称灰霾，是指大量气溶胶颗粒（极细干性尘粒、烟粒、盐粒等）悬浮在空气中，使空气变得浑浊，水平能见度低

---

① 王丽粉、李存金：《北京雾霾四大源头的治理措施探讨》，《科技与管理》2015 年第 12 期。

② Jihua Tan, et al., "Chemical Characteristics of Haze During Summer and Winter in Guangzhou," *Atmospheric Research*, 2009, 94 (2)：238–245.

于 10 公里的现象。[①] 雾霾主要由二氧化硫、氮氧化物和可吸入颗粒物这 3 项组成，它们与雾气结合在一起，让天空瞬间变得阴沉灰暗，形成人们常说的"雾霾天"。PM 是颗粒物的英文缩写，PM2.5 是指直径小于等于 2.5 微米的细颗粒物，它被认为是引起雾霾天气的"元凶"。[②] 因此，本文将以 PM2.5 浓度的标准来描述雾霾的严重程度。

北京作为中国的首都，是中国第二大城市，拥有 2152 万人口，占地面积为 1.64 万平方公里，城市道路总长为 4125.8 公里，机动车保有量为 559.1 万辆，GDP 年增长率稳定在 7% ~8% （数据截至 2014 年底）。庞大的人口和经济的快速发展带来的是对能源等消费的增加，机动车数量上升导致尾气排放量增加，城市规模不断扩大、建筑高度不断增加阻碍了空气流动，从而加重了北京的雾霾现象。[③] 严重的雾霾对城市大气环境、居民健康、交通安全以及农业生产等带来了巨大的影响。曹彩虹、韩立岩利用暴露—反应函数估计了雾霾对人体健康的影响成本，发现北京雾霾污染给居民带来的健康总成本的增长率远远大于同期 GDP 增长率，且雾霾的健康总成本仍在增加。[④] 孙亮通过研究发现，雾霾会加剧酸雨的形成，从而对农作物带来严重危害，导致农业减产。[⑤] 刘鸿志认为，雾霾会影响人的情绪，同时可能导致政府公信力下降，工农业、养殖业、旅游业发展受阻等。[⑥]

城市雾霾不仅会影响能见度和公众的健康，甚至会影响到全球气候，如不进行有效治理，将会导致难以想象的后果。治理雾霾首先要弄清楚雾霾最根本的来源，其主要影响因素有哪些，之后才可有针对性地去实行治理措施。本文将从北京各行政区域的角度，对北京雾霾的影响因素进行分析，并

---

① 孙亮：《灰霾天气成因危害及控制治理》，《环境科学与管理》2012 年第 10 期。
② Chen Zhao，"PM2.5 Concentration Regression Analysis Based on Meteorological Comprehensive Index," *International Journal of Engineering and Technical Research*，2015，3（9）：111 –113.
③ 王丽粉、李存金：《北京雾霾四大源头的治理措施探讨》，《科技与管理》2015 年第 12 期。
④ 曹彩虹、韩立岩：《雾霾带来的社会健康成本估算》，《统计研究》2015 年第 7 期。
⑤ 孙亮：《灰霾天气成因危害及控制治理》，《环境科学与管理》2012 年第 10 期。
⑥ 刘鸿志：《雾霾影响及其近期治理措施分析》，《环境保护》2013 年第 15 期。

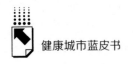

根据结论对防治北京雾霾提出合理可行的有效建议。

国内外学者对雾霾的形成机理、影响因素等的研究，根据研究内容大致可以分为两类。

一类是从气象条件和地理位置的角度分析雾霾的影响因素。

曹伟华、李青春对北京地区的时空特征进行分析，选取北京一次典型的持续性雾霾天气作为研究个例，从雾霾的形成条件和气象条件两个方面对北京地区持续性雾霾的影响因素进行了详细的分析，最终从气流的流通性和北京各个地区的地理位置出发，发现北京中心城区是雾霾高发区。[1] 马小会等通过分析北京地区雾霾天气的气候背景，结合北京的地形特点对北京 2013年 1 月的持续雾霾天气进行了研究，得出气象条件和地理位置对北京雾霾的形成具有重要影响的结论。[2] 吴俊使用环境库茨涅兹曲线，对北京市经济增长与空气污染水平的关系进行了研究，得出北京周边地区逐年增加二氧化硫等排放量是造成北京雾霾的原因之一的结论。[3] 陈朝利用主成分分析理论和无量纲还原技术的方法，基于气象综合指数，对武汉市的 PM2.5 浓度的变化与风速、湿度等气象条件的关系进行了研究，得出在相同条件下，降雨越大，PM2.5 浓度越低的结论。[4] 鲁楠等将环保与模型结合起来，研究风速风向和云量等气候环境对空气质量的影响，并建立高斯扩散模型，对北京交通空气污染进行了敏感度的分析。[5]

另一类是从社会经济发展的角度研究雾霾的影响因素。李霁娆、李卫东从交通运输的角度研究分析了北京雾霾的形成机理，得出控制机动车保

---

[1] 曹伟华、李青春：《北京地区雾霾气候特征及影响因子分析》，载《风险分析和危机反应的创新理论和方法——中国灾害防御协会风险分析专业委员会第五届年会论文集》，北京，2012。

[2] 马小会、甘璐：《北京 2013 年 1 月持续雾霾天气成因分析》，载《创新驱动发展提高气象灾害防御能力——S16 第二届城市气象论坛——灾害·环境·影响·应对》，北京，2013。

[3] 吴俊：《北京雾霾的成因及其管制政策》，《经济视角》2013 年第 7 期。

[4] Chen Zhao, "PM2.5 Concentration Regression Analysis Based on Meteorological Comprehensive Index," *International Journal of Engineering and Technical Research*, 2015, 3 (9): 111 – 113.

[5] 鲁楠、姚恩健：《基于高斯扩散模型的北京市道路交通空气污染的敏感性分析》，《道路交通与安全》2015 年第 2 期。

有量、增加公路密度、发展轨道交通、强化管理制度、建立雾霾防治区域合作机制，才有可能解决雾霾持续频发问题的结论。[1] 冯少荣、冯康巍运用非参数统计方法和多元回归方法对雾霾的影响因素进行了研究，表明城市面积、第二产业占比以及单位面积机动车辆数是影响雾霾的显著因素。[2] 王丽粉等认为，粗放的经济发展方式、能源过度消耗和结构的不合理、机动车尾气排放和城市规模的扩大是北京市雾霾形成的经济、社会根源因素。[3]

目前，大多数学者对北京雾霾的研究大都是以北京城整体为角度，运用气象学理论和环境经济学理论对北京的雾霾的成因进行描述性分析，较少有学者通过具体方法对雾霾成因进行定量分析，即使有也是从北京整体角度，运用时间序列数据进行研究。由于北京是中国第二大城市，地广人多，各行政区之间的发展存在一定差异，有必要从北京各行政区的角度出发，对北京雾霾的影响因素进行分析。

二　数据来源和研究方法

（一）数据来源和指标选取

本文选择 2013 ~ 2014 年北京 16 个行政区的 PM2.5 以及各种可能影响因素的相关数据。

针对所要研究的雾霾影响因素问题以及数据可得性，结合前人的研究，本文选取如下指标进行分析。

（1）PM2.5。本文采用北京 2013 ~ 2014 年 16 个行政区域的 PM2.5 年

---

① 李霁娆、李卫东：《基于交通运输的雾霾形成机理及对策研究》，《经济研究导刊》2015 年第 4 期。

② 冯少荣、冯康巍：《基于统计分析方法的雾霾影响因素及治理措施》，《厦门大学学报》（自然科学版）2015 年第 1 期。

③ 王丽粉、李存金：《北京雾霾四大源头的治理措施探讨》，《科技与管理》2015 年第 12 期。

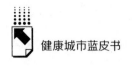

均浓度，数据来源于北京市统计局网站。

（2）衡量区域规模的指标：人口、GDP、面积。人口指标采用的是各区的常住人口数，面积是截至 2014 年底各行政区域的面积，数据来源于北京市统计局网站。

（3）衡量机动车排放污染的指标：民用汽车拥有量、单位面积民用汽车拥有量。由于北京 16 个行政区的规模有所差异，为增加可比性，本文采用单位面积民用汽车拥有量来表示各区的机动车量情况：

单位面积民用汽车拥有量 = 民用汽车拥有量(辆)/各区面积(平方公里)　式(1)

（4）衡量工业污染排放的指标：第二产业占比、能源消费总量。第二产业是指对第一产业和本产业提供的产品（原料）进行加工的产业部门。按"三次产业分类法"，第二产业分为采矿业，制造业，电力、燃气及水的生产和供应业，建筑业。这些行业的企业大多是工业污染排放大户，其生产规模在一定程度上能够代表工业污染排放水平。由于各行政区产业结构有所不同，发展水平也有一定差异，为增加可比性，采用第二产业占比来表示各区工业规模：

第二产业占比 = 第二产业产值(亿元)/GDP(亿元)　　　　式(2)

另外，工业废气排放主要是由于能源的使用，用能源消费总量可在一定程度上衡量工业污染排放。

（5）城市绿化率。城市绿化可以改善城市环境，包括大气环境，故将其列为可能影响因素之一。

（6）是否为中心城区。中心城区往往人口更密集，车流量更大，故将是否为中心城区列为可能影响因素。由于中心城区无法定量表示，故引入虚拟变量，1 表示是，0 表示否。根据北京市区县功能划分，将首都核心功能区的东城区、西城区，以及城市功能拓展区的朝阳区、丰台区、石景山区、海淀区等定为中心城区，其余区县为非中心城区。

根据以上指标选择，将各指标设置为以下变量（见表1）。

表1 变量设置

指标名	变量名	指标名	变量名
PM2.5(微克/立方米)	Y	第二产业占比(%)	X5
人口(万人)	X1	能源消费总量(万吨标准煤)	X6
民用汽车拥有量(万辆)	X2	绿化率(%)	X7
单位面积民用汽车拥有量(辆/平方公里)	X3	面积(平方公里)	X8
GDP(亿元)	X4	中心城区("1"或"0")	X9

（二）研究方法

本文将运用相关性分析和多元线性回归分析的方法，通过各行政区的数据对北京雾霾的成因进行定量分析，探讨北京雾霾的主要影响因素及应对措施。

1. 斯皮尔曼（Spearman）相关系数

探讨两组数据之间的相关性问题一般情况下使用的是皮尔森（Pearson）线性相关系数，然而它有两个局限：

——必须假设数据是成对地从正态分布中取得的；

——数据至少在逻辑范围内是等距的。

Spearman 秩相关系数则是一个非参数的度量两个变量之间的统计相关性的指标，用来描述两个变量之间的关联程度与方向，它对原始变量的分布不做要求。在不确定原始数据属于何种分布时，使用 Spearman 相关系数更为合理。在本文中，由于各因素与 PM2.5 年均浓度之间满足何种关系并不能确定，故采用 Spearman 秩相关系数进行相关性检验。

假设原始的数据 x_i、y_i 已经按从大到小的顺序排列，记 x'_i、x'_i 为原 x_i、y_i 在排列后数据所在的位置，则 x'_i、y'_i 称为变量 x'_i，y'_i 的秩次，则 $d_i = x'_i - y'_i$ 为 x'_i、y'_i 的秩次之差。

则 Spearman 秩相关系数 ρ_s 为：

$$\rho_s = 1 - \frac{6\sum d_i^2}{n(n^2-1)} \qquad 式(3)$$

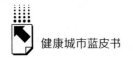

2. 多元线性回归分析

多元线性回归模型是指有多个解释变量的线性回归模型。它的一般形式为：

$$Y = \beta_0 + \beta_1 X_1 + \beta_2 X_2 + \cdots + \beta_k X_k + \mu \qquad 式（4）$$

其中 k 为解释变量的数目，β_j （$j = 1$，2，$\cdots k$）为回归系数，μ 为随机误差项，它满足条件零均值、同方差以及序列不相关，即：

$$E(\mu_i \mid X_1, X_2, \cdots X_k) = 0 \qquad 式（5）$$

$$\mathrm{Var}(\mu_i \mid X_1, X_2, \cdots X_k) = \sigma^2 \qquad 式（6）$$

$$\mathrm{Cov}(\mu_i, \mu_j \mid X_1, X_2, \cdots X_k) = 0, i \neq j \qquad 式（7）$$

对式（3）两边取期望，有：

$$E(y) = \beta_0 + \beta_1 X_1 + \beta_2 X_2 + \cdots + \beta_k X_k \qquad 式（8）$$

式（8）为多元回归方程，通过样本数据估计回归方程中的参数（回归系数），得到估计的回归系数为 $\hat{\beta}_0, \hat{\beta}_1, \cdots, \hat{\beta}_k$，则有：

$$\hat{y} = \hat{\beta}_0 + \hat{\beta}_1 X_1 + \cdots + \hat{\beta}_k X_k \qquad 式（9）$$

式（9）称为非随机多元线性经验回归方程，其中 β_j （$j = 1$，2，$\cdots k$）表示当其他解释变量不变时，X_j （$j = 1$，2，$\cdots k$）每变动一个单位所引起的 y 的平均变动量。

三 北京市雾霾影响因素实证分析

（一）相关性分析

先从整体来看北京 2013～2014 年各行政区的 PM2.5 年均浓度情况（见图 1）。

由图 1 可以明显看出，顺义、昌平、怀柔、平谷、密云、延庆这 6 个区县的 PM2.5 年均浓度相对较低，即这 6 个区县的雾霾相对其他区县较轻。

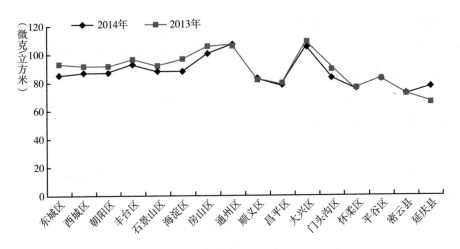

图1　2013～2014 年北京各行政区 PM2.5 年均浓度

利用 Eviews 软件检验各可能影响因素与 PM2.5 年均浓度之间的 Spearman 秩相关系数，得出的结果如表 2 所示。

表2　Spearman 相关系数检验结果

与 Y 做相关性检验的变量	Spearman 系数	与 Y 做相关性检验的变量	Spearman 系数
X1	0.533187 ***	X6	0.471856 ***
X2	0.505454 ***	X7	− 0.592739 ***
X3	0.533688 ***	X8	− 0.478840 ***
X4	0.390870 **	X9	0.300701
X5	− 0.107984		

注：带 *** 表示该数据在 0.01 置信度（单侧）下，相关性显著；带 ** 表示该数据在 0.05 置信度（单侧）下，相关性显著。

由表 2 可知，在 0.01 置信度下，相关性显著的变量有 X1、X2、X3、X6、X7、X8，这些变量分别包含在衡量区域规模、机动车污染排放、工业污染这 3 类变量中，也就是说 3 类变量中都至少有 1 个变量是显著的。

从衡量区域规模的变量来看，与 Y 呈显著正相关的是 X1，即区县人口与 PM2.5 年均浓度呈正相关关系。这不难理解：人口越多，对交通的使用、

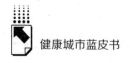
对能源的消费就越多，那么它应该会对雾霾现象产生加剧作用。而 X8 则是与 Y 成负相关，即区域面积与 PM2.5 年均浓度呈负相关关系。结合北京市行政区域划分情况可以看出，区域面积较大的行政区基本集中于郊区，相对于城中区来说，交通网更疏、人口密度更小、建筑密集度更小、空气流动性更强，故而雾霾相对较轻。

从衡量机动车排放污染的变量来看，X2 和 X3 都是显著的，且都与 PM2.5 年均浓度呈正相关。这与我们的常识相符：机动车数量越多，排放的尾气也就越多；机动车密度越大，尾气排放就越集中，这都可能会促使 PM2.5 浓度增加，加剧雾霾的形成。根据《2014 年北京市环境状况公报》显示，在 2014 年北京市 PM2.5 的污染贡献中，机动车的污染排放贡献居首位，占到了 31%。[1] 由此可见，机动车污染排放是造成北京市雾霾的重要因素，有关部门应重视对污染型机动车的限行限购管理，大力推广使用清洁型的新能源汽车，鼓励市民以公共交通代替私人汽车出行。

从衡量工业污染排放的变量来看，显著的变量是 X6，即能源消费总量，且与 Y 呈正相关关系。大量使用能源，尤其是大量使用煤炭、石油等化石燃料，在燃烧过程中会产生二氧化硫、二氧化氮等污染气体以及粉尘等，这些污染物进入空气中，使得空气质量受到影响，加速雾霾天的形成。

从表 2 中还可以看到，X7 是显著的变量，且与 Y 呈正相关关系，即绿化率越高，PM2.5 年均浓度越低。城市绿化可以对空气中的二氧化氮和 PM2.5 起到过滤作用，从而提高空气质量[2]，故在城市绿化率越高的地方，雾霾相对越轻，城市发展过程中应当要注意城市的绿化建设。

此外，作为虚拟变量引入的 X9 与 Y 的相关关系并不显著，表明 PM2.5 年均浓度与是否为中心城区并没有明显的关系。

---

① 《2014 年北京市环境状况公报》，北京市环保局网站，http://www.bjepb.gov.cn/bjepb/resource/cms/2015/04/2015041609380279715.pdf，最后访问日期：2017 年 7 月 8 日。

② 张莉、王尚军、王勇：《城市道路绿化对大气污染物的过滤作用》，《北方环境》2013 年第 3 期。

（二）多元回归分析法

从上述相关性分析中可以得出，在 0.01 置信度下，X1（人口）、X2（民用汽车拥有量）、X3（单位面积民用汽车拥有量）、X6（能源消费总量）、X7（绿化率）以及 X8（面积）6 个变量与 PM2.5 年均浓度的相关性是显著的；而在 0.05 置信度下，X4（GDP）也是相关性显著的变量。由此可以得出初步的结论：北京雾霾的形成与人口、民用汽车拥有量、单位面积民用汽车拥有量、能源消费总量、绿化率、面积以及 GDP 等都有关，而与第二产业占比的相关性不显著。那么这些因素对北京雾霾的贡献究竟有多大？哪些才是最主要的因素？下面本文将通过多元统计分析的方法，来定量分析北京雾霾的主要影响因素。

首先建立 Y 与其他变量之间的多元线性回归模型，结果如表 3 所示。

表3　多元线性回归分析结果

变量	系数	标准误	t 统计量	p 值
C	83.36147	11.16636	7.465414	0
X1	-0.02791	0.119042	-0.23448	0.8168
X2	0.491756	0.521507	0.942952	0.3559
X3	0.000153	0.129219	0.001187	0.9991
X4	-0.00445	0.002657	-1.67584	0.1079
X5	0.610653	0.182285	3.35	0.0029
X6	-0.00347	0.006624	-0.52328	0.606
X7	-0.47675	0.139177	-3.42546	0.0024
X8	-0.00058	0.004231	-0.13736	0.892
X9	2.844101	6.984428	0.407206	0.6878
R-squared	0.707109	Adjusted R-squared		0.587289
F-statistic	5.901462	Durbin-Watson stat		1.563511
F 统计量显著性水平	0.00033			

从结果来看，在 0.05 的显著性水平下，只有 X5 和 X7 的系数通过了检验，方程拟合系数 R^2 为 0.707，调整后的 R^2 为 0.587，所以有理由怀疑自变

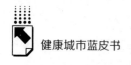

量之间存在共线性问题。

用判定系数检验法将每个解释变量分别与其他解释变量做回归，验证模型是否存在多重共线性，结果如表 4 所示。

表4　解释变量的判定系数

变量	R^2	变量	R^2
X1	0.989827	X5	0.844454
X2	0.991494	X6	0.630687
X3	0.903289	X7	0.783548
X4	0.877571	X8	0.746972
X9	0.865361		

由表 4 可以看到，X1 和 X2 的判定系数分别为 0.989827 和 0.991494，都接近 1，可判断 X1 和 X2 至少与一个其他变量相关程度高，因此解释变量之间存在多重共线性。

多重共线性的存在会产生伪回归问题，使得模型估计量的方差过大，估计精度大大降低，模型预测失去意义。为消除共线性的问题，下面采用逐步回归法进行修正。

先分别用每一个解释变量对 Y 做回归，结果如表 5 所示。

表5　逐步回归

与 Y 做回归的变量	R^2	与 Y 做回归的变量	R^2
X1	0.1166	X5	0.001554
X2	0.112885	X6	0.117078
X3	0.010977	X7	0.326253
X4	0.031825	X8	0.176781
X9	0.043923		

利用逐步回归法，得到最终的回归模型为：

$$Y = 89.5843 + 0.3602 * X2 - 0.0051 * X4 + 0.4597 * X5 - 0.4876 * X7$$
$$(15.17619)(3.583337)(-2.353059)\quad(4.17775)\quad(-6.216589)$$
$$R^2 = 0.6887$$
$$\text{Adjusted } R^2 = 0.6426$$

回归结果如表 6 所示。

表 6　逐步回归结果

变量	系数	标准误	t 统计量	p 值
C	89.58438	5.902956	15.17619	0
X2	0.36021	0.100524	3.583337	0.0013
X4	-0.00507	0.002154	-2.35306	0.0262
X5	0.459737	0.110044	4.17775	0.0003
X7	-0.48765	0.078443	-6.21659	0
R-squared	0.688708	Adjusted R-squared	0.642591	
S. E. of regression	6.531408	Sum squared resid	1151.801	
F-statistic	14.93383	Durbin-Watson stat	1.463342	
F 统计量显著性水平	0.000001			

回归结果通过了 F 检验，表明逐步回归得到的 4 个解释变量对被解释变量的线性关系是显著的；且在 0.05 的显著性水平下，4 个解释变量的回归系数都通过了显著性检验，说明它们与被解释变量的线性关系是显著的。回归模型的拟合优度为 0.689，调整后的拟合优度为 0.643，拟合效果较好。

检验回归模型是否存在异方差，利用怀特（White）检验进行判断，结果如表 7 所示。

表 7　White 检验结果

异方差检验:怀特检验			
F-statistic	1.834387	Prob. F(14,17)	0.1173
Obs * R-squared	19.25441	Prob. Chi-Square(14)	0.1555
Scaled explained SS	11.76882	Prob. Chi-Square(14)	0.6249

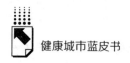

异方差检验的原假设是模型同方差，从检验结果看，辅助回归的 F 统计量和怀特统计量的 P 值均大于 0.05，不能拒绝模型同方差的原假设，故可认为模型是同方差的。

检验模型是否存在序列相关性，利用拉格朗日乘数（LM）检验法，结果如表 8 所示。

表 8　LM 检验结果

序列相关性检验：LM 检验			
F-statistic	2.837688	Prob. F(2,25)	0.0775
Obs * R-squared	5.920451	Prob. Chi-Square(2)	0.0518

序列相关性检验的原假设是不存在序列相关性，从检验结果看，辅助回归的 F 统计量以及 LM 统计量的 P 值都大于 0.05，不能拒绝原假设，故可认为回归模型不存在序列相关性。

检验模型是否存在随机解释变量，将各解释变量分别与回归模型的残差做回归，根据回归系数来判断，回归的相关系数结果如表 9 所示。

表 9　残差与解释变量的回归系数

与残差做回归的变量	回归系数
X2	$1.81E-15$
X4	$1.85E-18$
X5	$-5.02E-15$
X7	$-4.64E-16$

从结果看，每一个解释变量与残差回归的系数都非常小，说明解释变量与残差之间没有显著的线性关系，模型不存在随机解释变量。

由此可得最终的回归模型为：

$$Y = 89.584 + 0.360 * X2 - 0.005 * X4 + 0.460 * X5 - 0.488 * X7$$

模型结果表明，X2（民用汽车拥有量）、X4（GDP）、X5（第二产业占比）、X7（绿化率）是北京雾霾形成的主要影响因素。

（三）总结

从本文的相关性分析得到的结论是，北京雾霾的形成与人口、民用汽车拥有量、单位面积民用汽车拥有量、能源消费总量、绿化率、面积以及GDP等都有关，与第二产业占比的相关性不显著；而从本文的多元回归分析中得到的结论是，民用汽车拥有量、GDP、第二产业占比、绿化率这4个因素是造成雾霾的主导因素。从整体来看，相关性分析和多元回归分析得到的结果具有一致性，都得到了反映区域规模、机动车污染排放、工业污染排放，以及绿化率这几类指标的一个或多个变量是雾霾形成的影响因素。从具体变量来看，相关性分析和多元回归分析的结果又有所区别，相关性分析中与雾霾的相关性显著的变量并不全是多元回归分析中最后得到的回归模型中的变量，主要原因是变量之间存在多重共线性。

比较两种分析方法，注意到相关性分析结果和多元回归分析结果有一定的相悖之处，如在回归分析中，第二产业占比是雾霾形成的主导因素之一，在相关性分析中第二产业占比和雾霾的相关关系却是不显著的。本文倾向于回归分析的结果。首先，第二产业占比和能源消费总量都是反映工业污染排放的指标变量，本文验证了变量之间存在共线性的问题，故这两者之间可能存在共线性，第二产业占比在一定程度上能反映能源消费总量；其次，雾霾的形成是一个很复杂的过程，其影响因素是多种多样的，相关性分析仅仅是一对一的分析，存在一定的局限性，而多元回归分析则是将8个可能影响因素同时进行分析。从表4可以看出，自变量之间存在一定的互动关系，故而在分析主要影响因素的同时也兼顾到了其他变量，更具合理性。

四　结果讨论

受限于数据的可获得性，本文选取了2013～2014年北京16个区县的8个指标数据进行面板数据的分析研究。由于将两年的数据当成面板数据进行分析，可能存在一定的滞后性，但本文的主要目的是研究北京雾霾的主要影

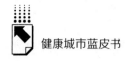
响因素，所得模型并非用于预测，因此数据的滞后性对结果影响不大。

此外，在当今大数据发展越来越快的互联网时代，数据的获取成本越来越低，数据量也越来越大，如北京市环境保护监测中心每隔一个小时就发布北京市各个监测点的 PM2.5 浓度数据，如此庞大的数据群给研究和分析带来了更大的难度，再加上数据获取便捷，使得对分析的精度要求不再像以前那么高，反而是对数据的实时性有更严格的要求。基于大数据背景，本文在实证分析中最后得到的回归模型的调整拟合优度为 0.64，虽然没有达到特别好的效果，但对于确定自变量对因变量的贡献的大小程度已经具有足够的合理性和可信度。

在本文的实证分析中，相关性分析得到的结论是，人口、民用汽车拥有量、单位面积民用汽车拥有量、GDP、能源消费总量、绿化率、面积都与雾霾具有显著的相关性；而多元回归分析通过逐步回归法消除了共线性的问题，同时减少了模型的自变量个数，得到民用汽车拥有量、GDP、第二产业占比和绿化率是雾霾形成的主要影响因素的结论。表 6 列出了逐步回归分析得到的最后结果。

X2 的系数为 0.360，表明民用汽车拥有量每增加 1 万辆，北京 PM2.5 年均浓度增加 0.36 个单位。机动车拥有量增多，尤其是使用汽油和柴油的机动车，在使用过程中会排放出带有对空气造成污染的二氧化硫、二氧化氮等尾气，经过物理作用或化学作用形成细颗粒，促使雾霾形成；同时车辆的行驶会使路面扬尘增多，也会对雾霾的形成产生加剧作用。

X4 的系数为 -0.005，表明 GDP 每增长 1 亿元，北京 PM2.5 年均浓度减少 0.005 个单位。根据格罗斯曼（Grossman）和克鲁格（Krueger）在 1995 年针对环境与经济增长的相关研究中提出的环境库茨涅兹曲线假说，环境与经济增长会从互为掣肘的矛盾方到相互促进的协同方[1]，一个国家经济发展水平较低时，环境污染的程度较低，但随着人均收入的增加，环境污

---

[1] Gene M. Grossman, Alan B. Krueger, "Economic Growth and the Environment," *Quarterly Journal of Economics*, Vol. 110, 1995, pp. 353 – 378.

染由低趋高，环境恶化程度随国家经济发展水平的增加而增加；当经济发展达到一定水平后，即到达某个临界点或"拐点"以后，随着经济的进一步增长，环境污染又由高趋低。这种变化反应在曲线上即会呈现出"倒 U 形"的形态。吴俊对北京市的经济增长与空气污染水平的分析，证明了北京的经济增长与二氧化硫和工业粉尘等空气污染物排放量之间存在环境库茨涅兹曲线，并且已经过了拐点。[①] 而二氧化硫和工业粉尘等是 PM2.5 的重要来源，由此可以解释 GDP 对雾霾的影响是负向的，这也说明了中国资源节约型、环境友好型产业结构的调整已经取得初步成效。

X5 的系数为 0.460，表明第二产业占比每增加 1 个百分点，北京 PM2.5 年均浓度将增加 0.46 个单位。第二产业是包括采矿业，制造业，电力、燃气及水的生产和供应业，建筑业等在内的高耗能、高污染的行业，第二产业占比越高意味着经济发展中这些高污染高耗能企业的生产越多，产生的硫氧化物、氮氧化物、烟尘等大气污染物也就越多，对雾霾的形成产生较大影响。迄今为止，在中国的产业结构中，第二产业仍然占主导地位，在北京市产业结构中也占了很大比重，如在北京城市新发展区仍占到了 50% 左右，故不难理解其对雾霾的影响系数相对较大。

X7 的系数为 -0.488，表明城市绿化率每增加 1 个百分点，北京 PM2.5 年均浓度将下降 0.488 个单位。城市绿化除了可以提升城市的整体形象，更重要的是能对城市的大气起到一定的净化作用，正如在前面的相关性分析中提到的一样，城市绿化可以对空气中的二氧化氮和 PM2.5 起到过滤作用，从而提高空气质量，故城市绿化率对雾霾具有一定的缓解效果是显而易见的。

五　结论和建议

本文从北京各行政区域的角度，选取 2013 ~ 2014 年的相关变量数据，

---

① 吴俊：《北京雾霾的成因及其管制政策》，《经济视角》2013 年第 7 期。

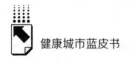

利用相关性分析和多元回归分析方法对北京雾霾的主要影响因素进行了研究，通过逐步回归法消除回归模型的共线性问题，最后得到民用汽车拥有量、GDP、第二产业占比以及城市绿化率是北京雾霾的 4 个主要影响因素的结论。

民用汽车拥有量代表的是机动车污染排放。多元回归分析结果显示，在雾霾的正向影响因素里，民用汽车拥有量的影响系数比较大的，表明交通是造成雾霾的一大影响因素。北京是中国的政治、经济、文化中心，经济的发展和城镇化水平都领先于国内绝大多数城市。随着城市面积逐渐扩大，道路面积增多，带来的是私人汽车数量的持续增长以及对交通的更频繁使用。过多使用交通，除了带来更多的尾气排放，车辆行驶还会产生大量的道路扬尘，严重影响了北京市的大气环境，促进了雾霾的形成。因此，北京市现行的机动车限行限号措施是对交通使用量的限制，其效果是值得肯定的，未来应当继续加大对机动车上路的限制。

GDP 代表的是区域规模，也反映了经济发展水平。不重视资源节约和环境保护的粗放型的经济发展方式已经让人们尝到了苦头，严重的雾霾就是一个例子。政府对此已有觉悟，提出了要建设资源节约型和生态友好型社会，并且已经取得了初步成效，但是这种粗放型的经济发展方式不彻底改变，类似雾霾这样的环境问题还会一遍遍重演。经济发展方式的改革，仍然任重而道远。

第二产业占比代表的是工业污染排放，也反映了产业结构。在多元回归结果中，第二产业占比对雾霾的正向影响系数是最大的，表明工业污染是导致雾霾的最重要因素。中国长期以来的经济发展都是以工业发展为驱动，大量的能源使用和不合理的污染排放使得环境不堪重负，一个个环境问题接踵而来，最近几年尤其以雾霾为重。走工业化发展道路并且不加保护会带来一系列环境问题，进而导致更多的社会问题，20 世纪的英国伦敦以及美国洛杉矶的雾霾事件已经给了我们很好的教训。就北京市而言，未来要加大调整产业结构步伐，加速疏解非首都中心区功能，优化城市功能用地和资源配置。

城市绿化不仅能够提升城市的整体形象，还能对城市的大气环境起到改善作用。多元回归结果显示，城市绿化对雾霾的缓解作用是十分显著的。因此，北京市在未来的城市发展中必须做好绿地的规划问题，沿着绿色生态文明城市建设的方向发展。

基于以上结论，从政府、企业和个人三个角度，本文提出以下建议：

从政府的角度来说，要做好以下几件事：①除了要继续严格实行限行限号措施，也要做好道路交通网的规划，完善公共交通服务；②加大对清洁型新能源汽车研发的鼓励力度，对生产清洁型能源汽车的企业给予适当补贴和适当宽松相关政策；③制定严格的法律法规，严格监督污染性企业的治污排污，对超标排放污染的企业进行严厉惩罚；④加快首都非功能区的疏解步伐，制定相关政策支持第三产业的发展，加快调整产业结构；⑤加大与科研机构和高校的合作，研发清洁能源代替煤炭、石油等化石燃料，减少对不可再生以及污染来源能源的使用；⑥坚持走绿色生态文明城市发展道路，注重城市绿化建设和保护；⑦鼓励市民参与协助监督污染排放，对发出举报的市民给予保护和适当奖励等。

从企业的角度来说，要做好以下两件事：①要严格遵守排放标准，做好污染物处理达标后再排放工作；②要加大力度研发或引进先进技术，优化生产工艺以节约资源，减少排放。

从个人的角度来说，要做好以下三件事：①尽量减少对私人汽车的使用，选择购买清洁型新能源汽车，出行尽量依赖公共交通或者绿色交通；②爱护城市绿化，文明出行；③积极参与协助政府监督企业的污染排放。

B.3
北京市水生态环境保护与发展路径研究

马东春　唐摇影　王凤春*

摘　要：　本文通过资料收集和整理，分析总结了北京市水生态环境保护与管理现状及存在的问题，并以问题为导向，探讨了新时期北京市水生态环境保护与发展的路径。本文提出，要以完善和制定城市水生态环境保护制度体系为基础，建立政府、企业、社会公众共同参与的水生态环境保护体制机制，同时配套相应的工程措施、技术措施与经济措施，共同推进北京市水生态环境的可持续发展。

关键词：　北京　城市水生态　水生态环境保护

一　背景

水是城市发展的基础资源。充足的水源供给、优美宜人的水生态环境，是城市健康的重要因子。北京作为首都，当前正处于构建国际一流和谐宜居之都的重要时期，无论是经济社会发展的客观需求还是社会各界的强烈呼声，都对

---

* 马东春，北京市水科学技术研究院副总工程师兼水务发展战略研究所所长，硕士，教授级高级工程师、高级经济师、注册咨询工程师、水利部发展研究中心特约研究员，主要从事生态经济、公共政策与管理、水资源管理、水务发展战略、资源环境经济等方面的研究；唐摇影，硕士，北京市水科学技术研究院助理工程师，主要从事水资源、水环境管理、水务发展战略等方面的研究；王凤春，硕士，北京市水科学技术研究院高级工程师，主要从事水资源管理、生态系统评价与管理等方面的研究。

北京水生态环境提出了极高的要求，水对北京城市发展的强约束力日益显著。

然而，北京作为我国北方地区典型的资源性重度缺水地区，水资源供给与社会经济发展需求的矛盾更为突出。以 2015 年为例[①]，全年用水量为 38.2 亿立方米，地表水供水量仅为 2.9 亿立方米，地下水供水量为 18.2 亿立方米，南水北调量为 7.6 亿立方米，再生水为 9.5 亿立方米，水资源的自供能力严重不足。特别在经历了多年干旱后，北京水系缺水严重，永定河、潮白河平原段常年断流，难以发挥供水、养殖和生态生境等基本功能。

除严重缺水态势外，北京市水体污染情况也较为严重。2015 年，重要江河湖泊水功能区水质达标率仅为 57.1%，官厅水库水质常年仅为 Ⅳ 类，河流劣 Ⅴ 类水体比例达 39.7%，仍有黑臭水体 141 处。[②] 此外，北京河湖的水力联系受到阻断，呈现破碎化状态，河湖流通性差，自净能力下降。水体的污染导致以水为基本构成要素的水生态系统不断退化，其服务功能不断衰减，水生态系统对北京社会经济可持续发展的支撑作用不断削弱，严重影响到北京经济发展及居民生活。

本文通过梳理北京市城市水生态演变过程，分析水资源与环境、水生态环境及保护管理的现状，对当前北京市水生态环境保护存在的问题进行总结分析，探讨新时期北京市水生态环境保护与发展的路径和措施，以期为北京水生态环境的健康可持续发展提出建议。

二 北京市水生态环境现状

（一）北京水生态环境演变过程

自 20 世纪 50 年代至今，北京市水生态环境演变历程大致可分为三个阶段：河网密布、水患频发阶段（1950～1969 年）；水体污染、河湖干涸断

---

① 北京市水务局：《北京市水资源公报（2015 年度）》，北京市水务局网站，http://www.bjwater.gov.cn/bjwater/300747/300768/index.html，最后访问日期：2017 年 6 月 8 日。

② 北京市人民政府办公厅：《北京市"十三五"时期水务发展规划》，首都之窗，http://zhengwu.beijing.gov.cn/gh/dt/t1442244.htm，最后访问日期：2017 年 6 月 8 日。

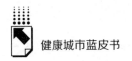

流、地下水全面超采阶段（1970～1998年）；水资源"紧平衡"、河湖恶化和地下水全面超采趋势缓解阶段（1999年至今）。

第一阶段：河网密布、水患频发阶段（1950～1969年）

1950～1959年，北京市为根治水患，开始兴修水利、疏浚河道，并先后建设了官厅水库、密云水库和怀柔水库，这个时期的水库功能以防洪为主。

1960～1969年，水利管理的重点由防洪转为除涝和灌溉，这个阶段北京市在东南郊建设了大规模的除涝工程，疏浚了凉水河、温榆河等13条排水河道，开挖了京密引水渠、永定河引水渠等输水渠道以及大量的干、支排水沟，初步形成了除涝排水和引水灌溉系统，并在20世纪60年代中期逐步在郊区形成了6大灌区。

第二阶段：水体污染、河湖干涸断流、地下水全面超采阶段（1970～1998年）

1970～1979年，主要水库受到污染，水质逐步恶化，永定河、潮白河出现断流，北京开始大量抽取地下水来满足工农业和生活用水的需要，缺水情势初显端倪。

1980～1989年，海河流域北部地区持续干旱，密云水库停止向天津供水，官厅水库水质污染严重；到20世纪80年代中期，官厅水库、密云水库停止向农业供水，大中型灌区转为抽取地下水进行农业灌溉，北京地下水超采情况开始出现；80年代末北京开始建设城市污水处理设施。

1990～1998年，官厅水库供水水源中断。为应对严重缺水危机，北京超量开采地下水，地下水位持续下降，形成多处超采漏斗区。

第三阶段：水资源"紧平衡"、河湖恶化和地下水全面超采趋势缓解阶段（1999年至今）

1999～2007年，北京市经历了连续九年干旱，官厅水库、密云水库入境水量锐减，全市依靠开采地下水、牺牲环境用水艰难支撑，北京进入史上最严重的缺水阶段。① 在此期间，北京在郊区建设了怀柔、平谷、房山、昌

---

① 孟庆义等：《北京水生态服务功能与价值》，科学出版社，2012。

平 4 处应急水源，并继续建设污水处理厂和再生水厂，探索再生水利用，缓解缺水形势。

2008～2016 年，初期北京市通过调水协调机制，从河北、山西外调水源，以应对本地水资源紧缺困难，并通过全市水资源统一调度，实现了密云水库水质水量的回升。同时，大力推进污水处理厂和再生水厂建设，再生水成为北京市的"第二水源"。2014 年南水北调中线一期工程正式通水后，北京的水资源短缺状况得到了有效的缓解。在河湖水环境方面，北京市开展了城市主干河道、郊区中小河道治理和平原水网建设工作，并大力推进北运河、永定河、潮白河等三大流域综合治理，河湖水环境稳步改善。

在从 20 世纪 70 年代到 21 世纪初的 30 年时间内，北京一步一步成为严重缺水城市，北京水资源短缺，具有复合型缺水的典型特征。严重污染造成水质型缺水，上游地区用水急剧扩大和连年干旱少雨造成资源型缺水，一定时期设施和能力的不足造成工程型缺水。[①] 北京的缺水态势在南水北调中线工程通水后得到一定缓解，但并没有根本改变北京的水资源紧缺形势，水资源供需矛盾依然突出，北京市仍处于严重缺水的阶段。

（二）北京市水资源、水环境现状

1. 地表水

2015 年，北京市地表水资源量为 9.32 亿立方米，比 2014 年的 6.45 亿立方米多 44.5%，比多年平均的 17.72 亿立方米少 47.4%。近 15 年来，北京市地表水资源量总体偏少，仅 2012 年高于多年平均，为 17.95 亿立方米（见图 1）。

《北京市水资源公报》用天然河川径流量表示地表水资源量。按流域分区来看，北运河、潮白河径流量多年平均相对较大，2015 年分别为 2.9 亿立方米、2.85 亿立方米；蓟运河径流量相对较小，2015 年为 0.69 亿立方

---

① 焦志忠：《循环水务的理论与实践》，中国水利水电出版社，2008。

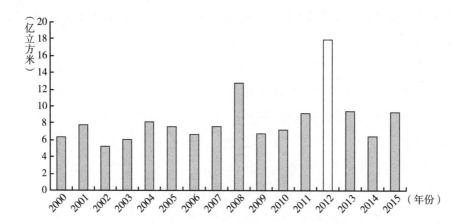

图1　北京市 2000~2015 年地表水资源量

资料来源：北京市水务局发布的相关年份《北京市水资源公报》。

米；永定河、大清河地表水径流量年际存在一定波动，大清河多年平均径流量总体偏小（见图2）。

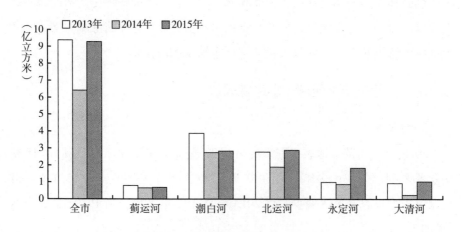

图2　五大流域年际地表水资源量对比（2013~2015 年）

资料来源：北京市水务局发布的相关年份《北京市水资源公报》。

2. 地下水

20 世纪 80~90 年代，北京市地下水水位随降雨量、开采量的变化有所波动，总体缓慢下降，其中在 1984 年、1993 年出现低水位。1997~2011 年，由于多年干旱少雨,北京地下水水位呈快速下降趋势,地下水位年均下降0.97米。2012~2015年,由于降水量有所增长,且南水北调工程正式向北京通水,地下水下降趋势有所减缓,水位年均下降0.2米。2015年末,北京市地下水埋深为25.75米,与1980年末相比下降18.51米,储量减少94.8亿立方米。2015年地下水降落漏斗(最高闭合等水位线)面积1056平方公里,漏斗主要分布在朝阳区的黄港、长店至顺义区的米各庄、赵全营一带(见图3)。

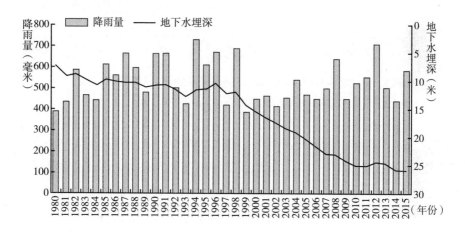

图3　北京市地下水埋深与降雨量变化情况(1980~2015年)

资料来源:北京市水务局发布的相关年份《北京市水务统计年鉴》和《北京市水资源公报》。

3.两大水库来水与蓄水

(1)官厅水库。2000~2012年,官厅水库年可利用来水量、水库蓄水量总体呈下降趋势,可利用来水量由2000年的2.47亿立方米,降为2012年的0.22亿立方米,下降率为91.1%;蓄水量由2000年的4.17亿立方米,降为2012年的1.37亿立方米,下降率为67.1%,仅为设计总库容的3.3%。官厅水库于2004年起开始接收河北、山西的补水,2012年后不再接收,补水量约占可利用来水量的20%(见图4)。2012~2015年,得益于京津冀一体化发展战略和水库上游流域的综合治理,官厅水库可利用来水量有所增加,水库蓄水量持续增长,但水库水质自2000年以来一直保持在地表Ⅳ类,未达到水库水质Ⅲ类以上标准。

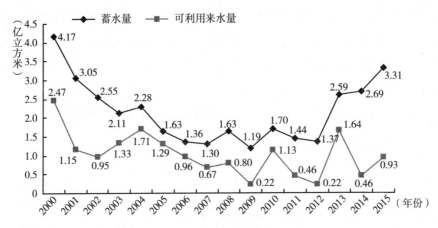

图4　官厅水库可利用来水量、蓄水量变化情况（2000～2015年）

资料来源：北京市水务局发布的相关年份《北京市水资源公报》。

（2）密云水库。2000～2015年，密云水库蓄水量在经历了2000～2003年的逐年锐减后，2003～2015年蓄水量总体呈上升趋势。多年平均蓄水量为10.72亿立方米，其中2003～2015年平均蓄水量为10.16亿立方米，为总库容的24.3%。密云水库可利用来水量年际波动较大，多年平均可利用来水量3.01亿立方米（见图5）。密云水库作为主要饮用水源地，水质多年来均符合Ⅱ类标准，水质良好。

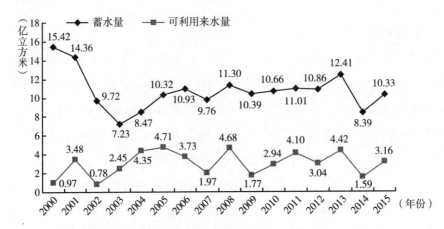

图5　密云水库可利用来水量、蓄水量变化情况（2000～2015年）

资料来源：北京市水务局发布的相关年份《北京市水资源公报》。

三 北京市水生态环境保护与治理成效

（一）工程措施

1.饮用水源地管理与保护

南水北调中线工程通水进京后，北京市建成市内水源环线和三大调蓄枢纽工程，水源供给呈现本地地表水、地下水和外调水的多源格局。在经济发展新常态下，北京市为提高水源保障能力，开展了大量水源保护工作。"十二五"期间，在地表水源保护方面，开展了密云水库库滨带治理等水源保护工程建设，完成官厅水库塌岸治理，建成生态清洁小流域166条，划定了南水北调中线干线水源保护区。在地下水源保护方面，通过实施《地下水保护与污染防控行动方案》，完成4126眼废弃机井封填；置换105个单位自备井，年减采地下水1600万立方米；实施密怀顺水源地回补，加强了地下水保护与管理。[①]

2.污水处理厂及再生水厂建设

北京市通过实施《污水处理与再生水利用设施建设三年行动方案》，全市污水处理标准和处理能力不断提升，再生水利用率逐年增加（见图6、图7）。2015年，全市共有城镇污水处理厂50座，处理能力为439.5万立方米/日，全市城镇污水处理率提高至87.9%，其中中心城区污水处理率达97.5%。再生水利用量94826万立方米，较2011年增长33.5%，利用率达63%。北京市通过实施污水处理厂升级改造，在全国率先将污水处理厂主要出水指标提升至地表水Ⅳ类标准。

3.河湖水环境综合整治

在河湖水环境治理方面，北京市实施了河湖水系连通及水资源循环利用工程建设，开展了流域、区域水系综合治理，包括：打造"三环"水系，实

---

① 北京市人民政府办公厅：《北京市"十三五"时期水务发展规划》，首都之窗，http：//zhengwu.beijing.gov.cn/gh/dt/t1442244.htm，最后访问日期：2017年6月8日。

059

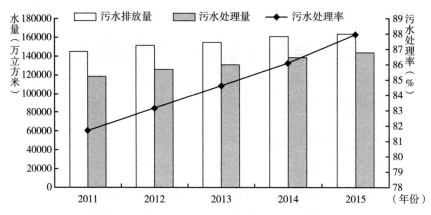

图6　北京市2011～2015年城镇污水处理情况

资料来源：北京市水务局发布的相关年份《北京市水务统计年鉴》。

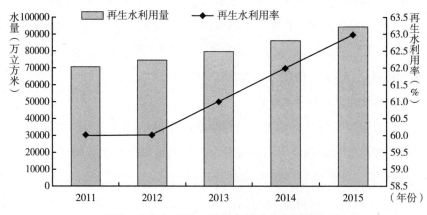

图7　北京市2011～2015年再生水利用情况

资料来源：北京市水务局发布的相关年份《北京市水务统计年鉴》。

施南护城河、永定河引水渠等主要河道清淤和"六海"、动物园湖等重点水域水质改善工程；实施永定河城市段18.4公里生态修复，建成园博湖、晓月湖、莲石湖等"五湖一线一湿地"大型河道公园，新增水面面积为385公顷①；持续推进清河、凉水河等流域水系生态治河和滨水绿道建设，完成三年四阶段

---

① 北京市人民政府办公厅：《北京市"十三五"时期水务发展规划》，首都之窗，http：// zhengwu. beijing. gov. cn/gh/dt/t1442244. htm，最后访问日期：2017年6月8日。

1460 公里中小河道治理工程，实施河道截污治污，恢复和新增水面面积与湿地面积。部分地区水环境质量有所提升。2015 年，监测总河长为 2545.6 公里，其中有水河长为 2325.9 公里，符合Ⅳ以上标准的河长约为 1348.5 公里，占评价总河长的 58%，与 2011 年相比，Ⅲ类、Ⅳ类水比例有所增长，Ⅱ类、劣Ⅴ类水有所减少（见图 8、图 9）。

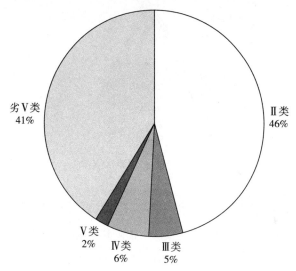

图 8　2011 年监测河流水质情况

4. 黑臭水体整治

2015～2016 年，北京市全面排查了全市劣Ⅴ类河道，确定并向社会公布了全市 141 条段黑臭水体信息，明确了黑臭水体名称、黑臭水体治理责任人、完成时限和监督举报电话等，接受公众监督。根据实际情况，编制了《北京市黑臭水体整治工作方案》，明确各阶段主要任务、工作目标、责任人、评估考核机制和长效管理机制，不同区域根据黑臭水体成因和治理技术路线，因地制宜编制"一河一策"治理方案，力争到 2017 年底全面消除已排查确定的黑臭水体。

（二）非工程措施

1. 水环境区域补偿

2015 年，北京市政府印发了《北京市水环境区域补偿办法（试行)》

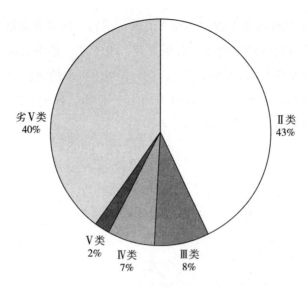

图9　2015年监测河流水质情况

（京政办发〔2014〕57号），开始实施水环境区域补偿制度，对行政区域内流域上下游区县政府间因污染物超过断面水质考核标准和未完成污水治理任务进行经济补偿。该制度的实施，用经济手段调动了行政区政府水污染治理的积极性，推动形成了"水务部门、环保部门监管执法，各区政府属地负责"的机制，加快了治污进度，推动了水质改善进程。截至2015年底，全市共有平谷洳河、怀柔污水处理厂升级改造、通州河东再生水厂等45项工程相继投入运行或试运行，新增污水处理能力73万立方米/日，再生水生产能力262万立方米/日，全市共完成新建改造污水管线1384公里，再生水管线476公里；劣Ⅴ类断面比例同比下降5.4%，全市地表水体断面高锰酸盐指数、氨氮浓度同比分别下降4.2%、4.4%。[①]

2.河长制

从2015年起，北京市结合通惠河水环境整治工作，探索建立河湖生态环境管理地方行政主要领导负责制（以下简称"河长制"），并在海淀、门

---

① 北京市水务局：《2015年度水环境区域补偿核算情况报告》（内部资料），2016。

头沟两个区试点推行"河长制"。

2016年6月，北京市政府印发了《北京市实施河湖生态环境管理"河长制"工作方案》（京政办发〔2016〕28号），在全市范围内实施河湖生态环境管理"河长制"。"河长制"强化了区域政府的治污属地责任，并逐河、逐湖落实保洁、绿化、治污等综合治理的主体责任，改变了原有水环境管理条块分割的情况，为改善河湖水生态环境质量提供了有力的制度保障。

四　北京市水生态环境保护存在的问题

（一）水资源仍处于"紧平衡"状态

在南水北调中线工程通水后，北京的水资源紧张状况得到一定缓解，生活刚性需水基本得到满足，地下水超采趋势有所缓和。但是，北京市水资源"紧平衡"状态未根本改变，主要体现在：①水资源缺乏与区域水土资源、生产力布局的统筹配置[①]，水资源开发利用超过了水生态系统承载能力，与此同时废污水排放量持续增长，远远超出水功能区纳污能力；②在人口持续增长的状况下，北京市人均水资源量仅123.83立方米（2015年）[②]，远低于国际公认的500立方米的极度缺水标准；③生态环境用水量虽逐年增加，但仍存在较大缺口；④北京市城市副中心、新机场等重点功能区建设，对水资源的刚性需求增加，区域水资源供需矛盾进一步凸显。

（二）河湖生态环境总体较为脆弱

北京市针对河湖污染治理开展了大量的工作，但由于河湖水生态系统功能的恢复过程长且较为缓慢，当前重要江河湖泊水功能区水质达标率仅为57.1%，部分支流、湖泊污染趋势未得到遏制，Ⅴ类以下水体占42%，河

---

① 朱党生、王晓红、张建永：《水生态系统保护与修复的方向和措施》，《中国水利》2015年第22期。

② 北京市水务局：《北京市水务统计年鉴（2015年）》，2016。

湖水生态环境总体仍较为脆弱。主要体现在：①部分小河道、支流河道尚未治理，存在污水直排、垃圾入河的现象，河道水质较差；部分已治理河道未完全截污，部分雨水口、排污口未进行有效改善处理，仍有污染流入河湖，影响治理成果。②部分湖泊存在水力联系受阻、缺乏水体间的循环流动、自净能力较低、补水水源短缺或补水水质较差的问题，导致水生态系统不稳定、水质较差、生态功能退化。③河湖生态需水缺乏保障，潮白河、永定河平原段以及部分中小河道常年断流，部分湖泊湿地水面未完全恢复。④全市共有黑臭水体141条段，治理任务比较艰巨。

（三）农村地区污水收集处理能力有待加强

北京市污水处理设施建设进展较快，中心城区污水收集处理设施较为完备，但城乡接合部污水收集和农村污水处理仍存在较大短板。2015年，北京市中心城区污水处理率达97.5%，而郊区城镇污水处理率为70.3%，农村污水处理率仅为55.7%，与中心城区差距较大。[①] 主要体现在：①部分城乡接合部和农村地区的村庄或居民小区尚无污水处理设施或污水收集管网，污水多为直接排放，污水集中处理能力亟须加强；②郊区污水城镇处理厂和农村污水处理站处理能力相对较低；③部分已建污水设施存在负荷分配不均的现象，如朝阳区小红门污水处理厂长期存在超负荷运行的情况。此外，全市仍有部分规模以上入河排污口，夏季雨天有大量污水入河；仍有雨污合流管线2000公里以上，降雨量偏大时，会有污水随雨水排入河湖，影响河湖水质，这些雨污合流管线多位于老城区，改造较为困难。

（四）水生态环境保护运行管理有待精细化、专业化

与其他行业或其他地区对比，北京市水生态环境保护运行管理方式较为粗放，管理水平较低。主要表现在：①水环境监测系统不健全，水

---

① 北京市水务局：《北京市水务统计年鉴（2015年）》，2016。

质监测点代表性较弱，缺乏河湖水体自动化监测设施，水体监测数据不全、底数不清，缺乏对水污染情况的动态分析和预报预警，治理决策的针对性和有效性不足；②基层管理单位专业性不足，缺乏专业化的河湖物业管理团队，部分城乡接合部环境监管长期缺失；③目前治理手段多为应急管理、短期决策、单点实施，注重实现短期目标，缺乏全流域、系统、综合的管理和前瞻性、长期性的决策，难以保障水生态环境的长期稳定性；④水环境保护考核机制约束力度不足，流于形式、追责不力的问题仍然存在。

五　北京市水生态环境保护与发展路径探讨

基于北京市水生态环境治理、保护和管理现状，需要以存在的问题为导向，提出北京市水生态环境保护与发展应以完善和制定系统的政策制度体系为基础，建立起政府主导、企业（市场）全面参与、公众监督配合的管理体制机制，同时配套工程措施、技术措施和经济措施，共同推进全市水生态环境的可持续健康发展。

（一）管理体制设计

水生态环境的保护与治理是整体性、全局性和长期性的问题。一方面不能采取各区域各自为政、各自治理的形式，也不能形成各部门、各行业"单打独斗"的局面。根据水生态环境自身的特点，需要流域上下游、不同区域、不同部门、不同行业共同参与、共同协调，除了政府部门外，还需要企业全面参与，采取市场机制推动，依靠社会公众监督和配合，从而形成政府主导、企业（市场）全面参与、公众监督配合的多元联动管理体制。体制设计思路如图10所示。

1. 政府主导

水生态环境的治理与保护应以政府为主导开展，"政府"不单是指水务部门或环保政府部门，而应是包括环保、水务、国土、农业、林业、发改和

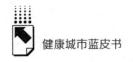

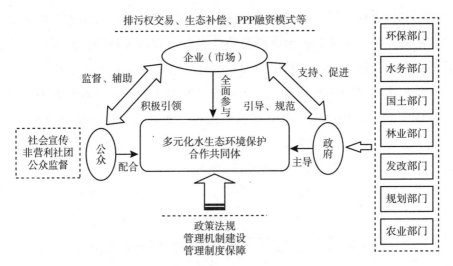

图10 "多元化水生态环境保护合作共同体"管理体制框架

国土、规划等政府部门的总体;对于跨区县和跨省市的河流,其生态环境保护的主体还应包括跨行政相关利益部门,尤其是在京津冀协同发展过程中,水生态环境保护更应系统化、一体化。各区域、各部门根据各自的职责进行分工,落实所辖区域内的排污量,入境、出境水量和水质,水生态环境建设指标,等等,实现生态治理的规划和政策目标。

2.企业(市场)全面参与

在政府部门的引导和规范下,引进市场化机制,鼓励企业全面参与北京市水生态环境保护。包括在污水处理、再生水利用、雨水利用等领域,探索建立水务行业政府和社会资本合作的融资机制(PPP模式),吸引社会资本参与水务工程建设运营,全面提升工程建设、管理维护水平,减轻政府财政负担;推动排污权交易平台建设,利用市场手段进行水污染控制和水生态环境保护。

3.社会公众监督与配合

政府与企业积极引导,加强水生态环境保护教育、加大水生态环境保护宣传等形式,提高社会公众环保意识。建议建立"河湖志愿者"模式,实现全民参与水生态环境保护,如参考美国威拉米特河流域的朗汤姆河

（Long Tom River）和拉凯亚沐特河（Luckiamute River）[①] 等河流的水协会治理经验，建立河湖治理志愿者协会模式，增加河湖管理公众参与渠道，提升参与度，培育河湖治理维护志愿者风尚。建议建立水环境监督管理举报平台，提高公众的监督权，通过开发手机应用或微信公众号等方式，建立水环境监督举报平台，定期公布河湖水环境信息、考核信息，及时回应公众对水环境治理的建议和意见，促使公众积极参与水环境保护的决策和实践过程。

（二）管理政策保障

以全面推进实施"河长制"为基础，针对不同条件的水生态环境实行"一河一策"，制定和完善有针对性的制度规范体系，深入开展河湖水环境综合治理，确定河湖水质、水生态改善近期、中期、远期目标，在此基础上加强首都水文化建设。

结合国家对全面推进"河长制"的要求，结合北京实际情况推动落实"河长制"，实现"一河一策"，明确每条河湖水资源保护、水域岸线管理、水污染防治、水环境治理等任务的主体责任，将河湖保护纳入政府目标责任，实行"河长制"绩效考核和责任追究制度，实现党政主导、部门联动，构建责任明确、协调有序、监管严格、保护有力的河湖管理保护机制。主要管理政策建议包括如下几个方面。

1. 推动实现产业结构减排

城市点源排放和农业面源排放是水污染的主要因子。[②] 为减少污染物排放，建议立足非首都功能疏解，对水域岸线周边产业进行结构调整与优化，减少污染企业与行业，大力发展环保服务业，从"以治为主"转变为"以

[①] Carlie E. Herring, Jonah Stinson, Wayne G. Landis, *Integrated Environmental Assessment and Management: Evaluating Non-indigenous Species Management in a Bayesian Networks Derived Relative Risk Framework for Padilla Bay*, W. A., USA, 2015.

[②] 佟新华：《日本水环境质量影响因素及水生态环境保护措施研究》，《现代日本经济》2014年第5期。

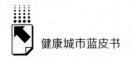

防为主"，实现结构性减排。

2. 加大河湖管理执法力度

加大水政执法力度，建立公安、城管、水务、环保、街道（乡镇）多部门的联合执法机制，完善日常执法队伍建设，对违法排污、违规取水排水、河岸或河道内丢弃或倾倒垃圾、河道内违章等问题进行严格查处。进一步完善水政处罚制度，保障执法人员依法行政。建立执法人员培训机制，加强执法人员理论知识教育，提升其执法素质。建立河湖举报处置平台，及时对举报信息进行核实处理。

3. 严格落实水环境考核制度

增强各项考核制度的执行力度，各级政府管理单位应按照水污染治理方案、最严格水资源管理制度等提出的任务目标和考核标准严格执行考核，对考核不合格的有关单位和个人实施问责，考核结果及时向社会公开，避免考核流于形式。

4. 完善河湖管护机制

根据河湖管护工作难度和资金投入大小，选用不同的河湖管护机制。针对重要河湖，通过政府购买服务的方式，引入专业化河湖物业管理团队，对河湖水质、水生态进行综合维护管理，包括水环境治理工程（建设）维护管理、水环境监测系统维护管理、水环境应急处理、水环境动态分析与预报预警及日常绿化保洁等工作。针对中小河湖，建立河湖管护工作团队，对团队成员进行定期的专业培训，提高专业化管理水平。

5. 加强城市水文化建设

以评选"优美河湖"等活动为契机，挖掘、整理北京水文化资源，对永定河、北运河、护城河、昆明湖、什刹海、玉河等重要水系和文化载体进行保护或恢复，加强对传统水文化传承和发扬。在改善水环境的基础上，依托水文化景观，通过科普、教育、旅游等方式加强社会对水及水文化的认知程度，更好地保护水生态环境。

（三）具体措施建议

1. 节约保护及优化配置水资源

"节水即治污。"北京市要全面推进北京市节水型社会建设，严控用水总量、提高用水效率；与此同时，科学保护并优化调度地表水、地下水、再生水、雨水与南水北调水，做好水资源的配置与合理利用，核算水生态环境蓄水量，提高其承载能力。

2. 推进污水处理与再生水利用设施建设

以城乡接合部、郊区城镇、农村地区为重点，摸清排水管网现状和排水能力，排查河湖排污，制定污水管线铺设、雨污合流管线改造、污水处理厂升级改造、农村集中式污水处理设施建设和改造等方案。同时，加快建设再生水管网，扩大再生水管网覆盖范围，提高再生水处理标准，实现对全市再生水的统一调度，进一步扩展再生水的利用范围和形式。

3. 建设河湖水环境自动化监测系统

逐步在全市河湖建立水环境自动监测系统和多部门数据共享平台，对主要水质指标进行动态监控并实现信息共享。构建水环境综合管理模型，对水质变化、水华、湖泊富营养化等现象进行模拟和预测，以此作为工程规划建设的依据。

4. 推进水系连通工程建设

开展河湖水系连通现状评估，对连通方式、连通效果进行分析和预测，制定中长期的水系连通实施规划，推进水系连通工程建设，打通河湖间水力联系，建设河湖水质净化循环工程，增强水体流动性和自净能力。

5. 加强推进水生态环境治理技术减排

攻关研发水生态环境治理与保护前瞻技术，推广示范使用技术，运用先进的水生态环境技术进行预防与治理，加大水生态环境保护力度，强化科技对水生态环境的支撑。

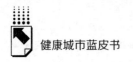
六　结语

由于北京地处水资源自然禀赋极其匮乏的华北流域，加之过去较长时间的水资源过度开发利用，北京市虽采取了多项水生态修复和保护措施，但水生态环境不容乐观，生态环境较为脆弱，生态系统质量和服务功能低。为使水生态环境与北京"和谐宜居之都"的建设要求相适应，需针对当前存在的问题，制定合理、长期的水生态环境保护目标和方案，统筹采用工程措施、管理措施、经济措施，拓展公众参与渠道等手段全力推进水生态保护，逐步实现北京水生态的自然修复，提高生态系统服务功能，促进北京市水生态环境的可持续发展。

B.4
协同发展背景下京津冀生态
涵养区发展思路研究

张晓冰　张　文*

摘　要：　本文以京津冀协同发展为背景，构建京津冀生态涵养区的理论框架，对其范围、功能及功能与发展的关系进行阐述，在对以张承地区为核心的京津冀西北部生态涵养区进行实地调研的基础上，对承担京津冀生态保障功能的生态涵养区协同发展状况进行研究，就目前京津冀生态涵养区协同发展中存在的问题进行分析，从完善体制、统一共识、创新机制等多个角度提出了发展思路。

关键词：　协同发展　京津冀　生态涵养区

2015 年 4 月 30 日，中共中央政治局召开会议，审议通过了《京津冀协同发展规划纲要》（以下简称《纲要》），将京津冀生态环境保护作为率先突破的重点领域与交通一体化、产业升级转移一同提出，彰显了生态保护的重要性以及中央治理京津冀生态环境问题的决心。

京津冀生态涵养区作为承接生态环境保护功能的重要载体，其首要职能就是涵养水源、保护生态。然而，在中央扶持有限、地方发展水平较低、产业发展受限、补偿机制不完善的状态下，如何保护好生态、履行好职能，同时又能平衡保护与发展的关系，成为眼下亟待破解的课题。①

---

* 张晓冰，副研究员，首都社会经济发展研究所经济处处长，主要研究方向为决策研究；张文，助理研究员，首都社会经济发展研究所综合处副主任科员，主要研究方向为决策研究。

① 杨开忠：《打造国家区域治理现代化首善区——关于京津冀协同发展机制的研究与建议》，《国家地理》2014 年第 19 期；李博文、樊雅丽等：《推进京津冀区域生态协同发展面临的问题与对策》，《河北农业大学学报》（农林教育版）2016 年第 1 期。

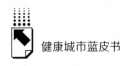

一 京津冀生态涵养区的理论框架

（一）京津冀生态涵养区范围的界定

《纲要》构建了以"一核、双城、三轴、四区、多节点"为骨架，以重要城市为支点，以战略性功能区平台为载体，以交通干线、生态廊道为纽带的网络型空间格局。"四区"中的西北部生态涵养区将京津冀生态涵养区的范围概括为北京市山区，即门头沟、平谷、怀柔、密云、延庆五个区，天津市山区，即天津市唯一的半山区县——蓟县，河北省张（家口）承（德）地区及其他山区，即张家口市、承德市、廊坊三河市。

（二）京津冀生态涵养区的功能定位

《纲要》将京津冀区域整体功能定位为"以首都为核心的世界级城市区""区域整体协同发展改革引领区""全国创新驱动经济增长新引擎""生态修复环境改善示范区"。其中，生态修复环境改善示范区是京津冀生态涵养区协同发展、共同努力的方向，也是其功能定位。其主要功能包括：区域大气污染防治，水生态系统修复和净化土壤环境。通过修复生态环境，有效提升京津冀区域资源环境承载能力，促进经济发展、人口布局、资源开发与环境保护相协调，健全生态环境保护机制，探索绿色低碳发展模式，建立系统完整的生态文明制度体系。①

（三）京津冀生态涵养区功能与发展的关系

1. 发挥生态功能、保护生态环境是生态涵养区协同发展的根本使命

京津冀生态涵养区协同发展是对党的十八届五中全会提出的"创新、

---

① 张治江：《生态建设：京津冀协同发展亟须突破的瓶颈》，《中国党政干部论坛》2014 年第 11 期。

协调、绿色、开放、共享"五大发展理念的贯彻和落实。作为"绿色"的代名词，京津冀生态涵养区的根本使命就是发挥生态功能、保护生态环境，以绿色生态屏障维护好京津冀整个区域的生态环境，涵养好生态资源。同时，在涵养生态资源的过程中，上至省市，下到区县，各层级之间均需通过协调这一途径解决好京津冀生态涵养区在协同发展中遇到的难题，运用协调的思维打破各种利益藩篱，在协调与博弈中寻找生态涵养与产业发展的利益均衡点，尝试各种方式使其持续保持保护与发展的平衡状态。然而，京津冀生态涵养区在保障生态安全的同时，将生态资源共享给京津冀乃至整个华北地区，却没能共享到发展成果，贡献的生态价值与获得的经济价值不匹配，这势必影响生态功能发挥的稳定性与持续性。

2. 扶持生态涵养区发展是维护好生态功能的根本前提

京津冀生态涵养区协同发展是京津冀协同发展的重要组成部分，是生态协同实施的核心区域，为京津冀协同发展提供了环境支持。较为完整的生态系统、良好的环境质量、丰富的水资源，是支撑京津冀协同发展的生态保障。[①] 随着京津冀协同发展对生态诉求的提高，京津冀生态涵养区对环境污染、资源消耗的限制标准进一步提升，生态涵养区的经济发展由此受到约束。然而，生态功能的可持续发挥需要经济支撑加以保障。与产业发展不受限的区域相比，京津冀生态涵养区产业发展的受限以及经济基础的薄弱，决定了仅依靠其自身无法完成生态涵养的使命，需要从地方发展、中央扶持、生态补偿等多种路径共同完成。

3. 维持生态保护与地方发展的平衡是保持生态稳定持久的根本保障

京津冀区域有别于长三角、珠三角地区。京津冀协同发展对政治的考量要大于对经济的判断，随着资源环境对区域发展制约日趋严重，加强生态建设与环境保护、建设绿色宜居北京、保证首都的可持续发展，

---

① 罗琼、王坤岩：《京津冀协同发展下的生态环境承载力研究》，《天津经济》2014 年第 11 期；胡鞍钢、沈若萌、刘珉：《建设生态共同体，京津冀协同发展》，《林业经济》2015 年第 8 期。

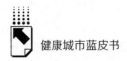

成为北京与天津、河北开展区域合作的主要诉求和目标之一。[①] 这意味着生态保护不仅是京津冀协同发展的重点突破领域，也是必须完成的政治任务。同时，与其他区域对生态涵养区的生态诉求相比，京津冀生态涵养区同样具有强烈的发展诉求，需要中央对各方利益加以权衡，平衡各方利益，以缓解区域内部发展不平衡的问题。通过制定制度，维持京津冀生态涵养区生态保护与地方发展的平衡，让该区域的居民切实拥有获得感，才能使地方居民乐于涵养生态，从而保持生态稳定持久的供给。

4. 推进京津冀生态涵养区协同发展是实现生态资源转化为生态资本的有效途径

京津冀的主要生态资源分布于张承地区。[②] 据统计，截至 2016 年底，张家口全市森林面积达到 2156.7 万亩，森林蓄积量达到 2490 万立方米，森林覆盖率达到 39%。作为北京的重要水源地，官厅水库入库水量的 80%、密云水库入库水量的 50% 来自张家口市。2016 年承德市全市林地面积达到 3360 万亩，占全市总面积的 56.7%，占京津冀三省市林地面积的 36%。"十二五"期间，张家口每年向北京、天津供水分别达到 4.73 亿立方米、4.70 亿立方米。张承地区人口密度比京津冀范围内的其他生态涵养区稀疏，人均资源占有量愈显突出（见表 1）。张承地区的生态资源在生态领域发挥着重要的作用[③]，而生态资源转化为生态资本，使生态资源的经济价值得以体现，需通过京津冀生态涵养区之间产业发展互促、生态环境共建、重大政策共享等渠道得以实现。

---

① 文魁、祝尔娟等主编《京津冀发展报告（2016）》，社会科学文献出版社，2016，第 34 ~ 38、210 ~ 216、244 ~ 248、267 ~ 269 页。

② 姜一：《承德在建设京津冀生态环境支撑区中的对策研究》，《绿色科技》2016 年第 12 期。

③ 罗振洲、赵英博：《河北省建设京津冀生态环境支撑区研究——基于京津冀协同发展视角》，《经济论坛》2016 年第 2 期；牛伟、肖立新、于佳欣：《复合生态系统视域下生态涵养区建设对策研究——以冀西北地区为例》，《中国农业资源与规划》2016 年第 4 期。

表1 京津冀生态涵养区部分市（区、县）绿化资源对比

地区	森林面积（公顷）	林地面积（公顷）	地区常住人口（万人）	人均森林面积（公顷/人）	人均林地面积（公顷/人）
门头沟区	59746.66	134762.89	30.8	0.19	0.44
怀柔区	118993.87	182772.88	38.4	0.31	0.48
平谷区	62997.34	70303.52	42.3	0.15	0.17
密云区	141941.75	168876.82	47.9	0.30	0.35
延庆区	113695.48	160662.94	31.4	0.36	0.51
张家口市	1437800		442.2	0.33	
承德市		2240000	352.7		0.64

资料来源：首都园林绿化政务网；张家口市林业局网站；承德市林业局网站；《北京统计年鉴（2016）》；《2015年张家口市国民经济和社会发展统计公报》；《2015年承德市国民经济和社会发展统计公报》。

二 京津冀生态涵养区协同发展现状

（一）建立宏观制度，合作进入实质性阶段

自2014年2月习近平总书记视察北京，对推动京津冀协同发展做出重大战略部署以来，京津冀的融合发展开始了新一轮的提速，通过一系列举措从顶层设计上为推进京津冀协同发展做出了努力。随着相应制度的制定，京津冀生态涵养区之间的相互合作也进入实质性阶段。在规划建设方面，北京与河北正在积极推进城市副中心与北三县的统一规划、统一政策、统一管控；在生态合作方面，以跨区域碳排放权交易试点建设为标志的京冀跨区域生态资源交易取得突破；在医疗合作方面，北京多家医院在河北建立分院，天津与河北协作共建医院，缓解了到首都就医的压力。

（二）生态领域合作取得突破，各项联席制度逐步落实

京津冀生态涵养区的功能定位相同，彼此之间的合作主要围绕大气污染联防联治、园林绿化共建、森林联防联控、病虫害共治等方面展开，在某些领域已取得了一些突破。例如，2014年底，全国首个跨区碳排放权交易试

点开启了京冀两地间的碳汇交易。北京、河北两地在碳配额的管理、交易方式等方面，完全实现无差异的"一体化"。这一成功尝试，不仅解决了重点排放企业的碳排配额，而且实现了北京企业与承德市林场的双丰收，使得生态涵养区潜在的经济价值得以实现，也为生态涵养区发展提供了新的可行路径。与此同时，森林防火联防会议制度、森林防火物资支援项目、病虫害联防联治协议签署等工作也在有条不紊地进行，为彼此深化生态合作积累了经验。

（三）产业合作有所推进，经济发展仍相对落后

在京津冀协同发展的大形势下，京津冀生态涵养区在符合功能定位的前提下，引入了一些园区项目。例如，中关村与承德市围绕大数据中心建设签署了协同创新发展战略合作协议；作为唯一跨越京津冀三地生态涵养区的区域，首都东部平谷、蓟县、三河、兴隆4县市在生态环境、交通设施、旅游休闲等五大领域签署40个项目合作协议。这些合作项目势必推动地方产业和地方经济的发展。然而，为保证生态功能的有效发挥，每个生态涵养区都实行了重大产业结构调整，在不同程度上下马了一批重污染、高耗能企业和项目，保护与发展的矛盾仍然尖锐，地区生产总值占本省市的比重较低，除三河市外，其他地区人均GDP均低于本省市人均GDP，经济发展水平较低（见表2）。

表2 2015年京津冀生态涵养区经济发展情况

市（区、县）	地区生产总值（亿元）	京津冀各省市生产总值（亿元）	地区生产总值占本省市的比重（%）	地区常住人口（万人）	人均GDP（万元）	京津冀各省市人均GDP（万元）	地区人均GDP与本省市对比（万元）
门头沟区	144.1	23014.6	0.63	30.8	4.68	10.65	-5.97
怀柔区	234.2	23014.6	1.02	38.4	6.1	10.65	-4.55
平谷区	197.1	23014.6	0.86	42.3	4.66	10.65	-5.99
密云区	226.6	23014.6	0.98	47.9	4.73	10.65	-5.92
延庆区	107.4	23014.6	0.47	31.4	3.42	10.65	-7.23
张家口市	1362	29806.1	4.57	442.2	3.08	4.01	-0.93
承德市	1357.9	29806.1	4.56	352.7	3.85	4.01	-0.16
三河市	509.6	29806.1	1.71	104	4.9	4.01	0.89
蓟县	390.3	16538.19	2.36	91.4	4.27	10.69	-6.42

注：人均GDP为地区生产总值与常住人口之比。

资料来源：《北京统计年鉴（2016）》；《2015年河北省国民经济和社会发展统计公报》；《天津统计年鉴（2016）》。

三　京津冀生态涵养区协同发展问题剖析

（一）协同理念尚未统一，组织架构有待完善

由于京津冀地区区域发展不协调、不平衡问题突出，从海港到内陆再到山地，这些复杂的地域环境对应的经济落差成为协同发展的一大障碍。无论是生态领域或是其他领域，在显性和隐性的行政壁垒面前，协同发展面临重重阻力。在现有组织框架下，缺少专门针对京津冀生态涵养区协同发展的机构设置，以协调化解生态领域的矛盾和问题。

（二）政策制定与实施缺乏全局统筹

在政策制定方面，以生态治理标准为例，当前生态治理标准的制定是以地方政府为主体，并依据财政收入状况对本地生态治理给予相应补贴，对保持生态健康发展所需的条件缺乏实际考量，对京津冀整体生态治理所需资金缺乏统筹，主要表现在以下几个方面。

一是与发展阶段不匹配。张家口位于环首都贫困带上，在2014年的国家级贫困县名单中，河北张家口以10个贫困县居数量之首，经济发展水平与发展阶段均明显落后于北京。然而，在环保标准上要求张家口与北京一致，甚至要求高于北京标准，在资金扶持不足的情况下，以张家口市所处的发展阶段，凭借自身资金实力，很难完成生态治理的艰巨任务。

二是对区域环境考虑不足。一些区县自然条件比较脆弱，要付出数倍资金才能达到一般区域的生态治理标准。因此，在上级政府无法给予更多资金扶持的前提下，以同一治理标准要求所有县区，缺乏对客观实际的考虑，将会加重地方政府负担，影响治理效果。

三是对政策补贴的标准缺少统筹。由于京津冀三地所处的发展阶段不同，三地在土地利用、人力资源、工程实施等各个方面的政策也不同。例如，在退耕还林工程补贴方面，张家口市赤城县每亩补贴160元，邻近的北

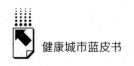

京延庆区每亩补贴 800 元，北京与河北的补贴标准差距较大。

在政策扶持方面，主要以当前发展状况作为扶持依据，现行政策中对于消除历史遗留问题产生的影响尚缺少扶持手段。

一方面，对特殊区域缺乏政策扶持。为保障首都安全，张家口市一直处于自我封闭状态，直到 1995 年才对外开放，比一般地区晚开放 17 年。由此导致的经济落后以及生态涵养区的特殊属性，致使张家口市与京津及省内其他地市相比，未能获得同等的发展权利和机遇。为保障张家口市的生态功能，许多污染超标、产值大的企业和项目纷纷关闭、下马，导致地方经济发展大幅萎缩。

另一方面，对特殊事项缺乏政策扶持。为修官厅水库，淹没怀来县土地 220 平方公里，形成了目前水库移民村 61 个，移民安置村 185 个，移民总人数 81600 人，水库和永定河周边房屋受浸造成全县近 10 万亩良田盐碱化。由此产生的一系列影响，给地方财政带来了巨大的直接或间接经济损失，而到目前为止，相关补偿政策仍略显不足。

（三）制度细化不足，生态专项制度缺乏

目前，三地生态涵养区在尝试开展跨行政区、跨区域合作的时候，合作模式以项目制、零散式为主。由于缺少规范化的、受法律保护的生态专项制度作为支撑，全面深化落实各项生态合作难以开展，特别是在可尝试也可不尝试的时候，为了规避法律风险，往往选择放弃合作，在得不到制度保障的状态下，京津冀生态涵养区协同发展相关工作难以推进。

（四）协同机制亟待完善，相关配套制度缺位

除生态专项制度外，相关配套制度的缺位是阻碍京津冀生态涵养区全面深化合作的又一个重要因素。

第一，中央与属地的分权制度。京津冀协同发展作为国家战略，其属地权限应当有别于其他一般区域，应介于中央权限与地方权限之间，即京津冀权属制度亟待建立。京津冀生态涵养区作为京津冀协同发展框架下的组成要

素，同样应建立分权制度，不受京津冀任意一方的权属限制，以保障生态涵养区协同发展相关工作顺利进行。

第二，四个功能区之间的财政横向转移制度。作为生态涵养区，除个别区域旅游资源丰富外，大部分区域经济发展相对滞后，需要其他三个功能区给予适当的经济支持，作为其生态有偿使用的补偿。[①]

第三，京津冀生态涵养区区域法律法规。作为协同发展战略中的特殊区域，应通过建立区域法律法规加以管控，化解地方法规效用失灵，摆脱多方共管"管不好"、多方共管"管不了"的尴尬局面。

（五）利益诉求不一致，生态合作效果不显著

各行政区发展水平的落差使得彼此在生态环境治理方面的利益诉求存在差异，现有体制机制未能将生态涵养区的利益捆绑在一起，由此造成三地生态涵养区在工作重点和生态治理标准方面存在差异，降低了生态合作效果。另外，由于京津冀三地经济发展水平存在差异，在同一片区域内，不同行政区划下的生态涵养区对同一产业的依存度不同，进一步导致三地在生态治理进程方面不一致。

四 推动京津冀生态涵养区协同发展的对策

（一）以生态单元为整体进行生态治理与合作

京津冀生态涵养区的协同发展有别于其他功能区的协同发展，需要以整体思维加以考量。

一方面，生态属性决定了生态涵养区之间在开展生态合作之时要始终将生态涵养区作为整体来看待。生态资源互为整体，涵养区彼此山水相连，主要山域、流域是连接彼此主要生态资源的天然纽带，无法以行政区划形式强

---

① 李磊：《首都跨界水源地生态补偿机制研究》，首都经济贸易大学，博士学位论文，2016。

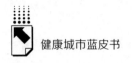

制割裂，按照山域、流域单元为整体开展生态治理，可有效解决按行政区划而非依流域开展生态治理的模式带来的诸多问题，如上下游之间的水资源分配、水污染合作治理、森林资源管理、生态补偿等。

另一方面，京津冀生态涵养区在自然属性、产业发展类型等方面均有一定的相似性，以生态单元为整体开展合作，可以依据京津冀生态涵养区发展阶段的差异，在不同区域之间通过产业梯度转移延伸产业链条。同时，京津冀生态涵养区不同区域之间可以就某一山域、流域进行生态合作的经验相互借鉴，为经验信息的推广与积累奠定基础。

（二）统一思想共识，完善组织架构

从中央到地方各级政府在思想上要高度重视生态保护的重要性，以中央精神为统领，统一思想、凝聚共识，转变地方保护主义思维，共同促进生态涵养区协同工作稳步前进。同时，从顶层设计上完善相关组织框架，可在京津冀协同发展领导小组下设立生态涵养区协调机构，统筹协调京津冀生态涵养区在生态治理、产业合作等方面存在的地方（区域）利益问题，通过对生态涵养区各行政主体进行统一的协调，在现有组织合作基础上，进一步提升合作级别与紧密度，以生态涵养区利益共同体的姿态突破现有行政壁垒对生态涵养区协同发展的阻碍，真正实现京津冀生态涵养区的协同发展。

（三）建立区域生态协同发展机制

要真正实现京津冀生态涵养区协同发展，就要完善区域生态环境合作长效机制，建立科学合理的生态协同相关制度，试点示范先行，促进区域生态环境质量持续改善。

第一，统一协调相关补贴标准。由京津冀协同发展领导小组或其下设机构出面对涉及京津冀三地的绿化补贴、病虫害检疫标准等进行统一协调，对各地生态治理进程进行统筹谋划，就各方可接受的标准范围进行协商，彼此加强沟通，必要时可向中央寻求解决方案。面对合作预期与资金投入的矛盾，应注重源头治理，将有限的资金用于最关键的区域，

如重污染区、重虫害区、重防火带等，提升资金使用效率，努力达成生态合作预期效果。

第二，健全生态环境联防联控机制。加强区域生态环境资源统筹，推动建立跨行政区的大气、地表水、森林、湿地、地质资源等环境监测预警体系和协调联动机制，逐步实现各类信息平台互联互通，推动完善区域环境信息共享机制。进一步健全区域森林防火、农业林业有害生物防治、动植物免疫防控等协同机制，强化重污染天气、突发环境事件应急响应机制。

第三，重点建立生态补偿体系。一是要加快推进生态保护补偿机制的建立。既要完善生态资产评估制度，加强中央专项转移支付，也要探索建立多元化生态保护补偿机制。以自然资源资产负债表为依据，按照生态贡献的大小，由中央加强专项转移支付力度，对京津冀生态涵养区给予生态补偿。同时，遵循"谁开发、谁保护，谁破坏、谁恢复，谁受益、谁补偿，谁污染、谁付费"的补偿原则，既要逐步扩大京津冀三地对各自行政区内生态涵养区的补偿范围，合理提高补偿标准，也要建立京津冀跨区域的横向生态补偿机制。同时，应推动多方共同出资，设立京津冀生态环境保护建设基金，用于水资源使用、森林碳汇交易、大气污染防治等的资金补偿，加大对河北治污的支持力度。在补偿方式上，可依据实际情况，通过政策优惠、资金扶持、项目帮扶、平台搭建等多种方式，对生态涵养区给予补偿，通过调动全社会参与生态环境保护的积极性，最终形成多元化的生态保护补偿模式。二是要逐步建立生态开发补偿机制。建议以土地利用为突破口，依据生态涵养区不同区域在环境治理、生态保护、产业发展和城镇建设等方面需求的差异，在土地占补平衡政策总体要求下，对土地利用规划进行调整，对在历史上做出过特殊贡献的区域给予一定政策倾斜，对绿色生态产业发展用地给予优先保障，对特色农产品生产加工、可再生能源生产等产业园区用地给予一定的专项土地支持。制定特定优惠政策，以土地优惠政策吸引社会资源，带动地方经济发展，为地方脱贫致富创造条件。

第四，推动试点先行。选择一批条件成熟、各方广泛认同的生态环境项目先行启动、集中突破。在行政区划交汇处，如西北部京冀交汇区域，首都

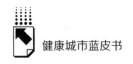

东部京津冀交汇区域，推动毗邻生态涵养区共建示范区，促进各示范区内部开展符合政策发展方向的生态合作。在现有跨区域碳排放权交易试点建设的基础上，开展更为广泛的京冀跨区域碳排放权交易，并以此为参考，推动建立京津冀区域统一的排污权和水权交易市场。

（四）完善京津冀生态涵养区协同发展的相关配套制度

为推动各项工作顺利完成，京津冀有必要完善如下配套制度。

第一，建立规范的中央和属地（指京津冀）分权制度。保证属地权限与中央权限、地方权限的合理有效分配，从法律制度上合理划清地方、属地与中央的权力边界与财税范围，从而保障地方、属地和中央政权、财权与事权的有机统一。

第二，构建京津冀财政横向转移支付制度。建立京津冀财政横向转移支付制度可以有效解决京津冀区域间在利益分享和成本分摊方面面临的难题，保障京津冀集体行动的有效性。可由京津冀协同发展领导小组下设的专门机构调配专项集体行动资金和监管公共项目资金运作，充分测算针对集体行动各功能区所应付出的成本，保障财政横向转移支付更加公平合理，确保资金合理使用。这样既不损害京津冀三地各行政主体的利益，同时可以充分发挥"四区"各自的优势，使生态涵养与区域发展得到平衡，让"绿水青山就是金山银山"真正得以实现。

第三，建立健全京津冀区域性法律法规。为确保京津冀区域间的利益争端解决有法可依，政府间的横向关系有必要通过法律途径进行规范，要完善现行的行政法律体系，积极推进生态环境保护的法治化进程，明确京津冀地区各级政府和委员会的组织权限与管理职能。通过构建区域管理、发展和规划法律来解决京津冀无序竞争和利益冲突的问题，为政府间开展合作、统计区域经济增长等提供法律依据，以严格、统一的绿色考评体系和责任追究制度作为考核官员开展协同共建共治相关工作履职尽责的有效方式。

除以上制度外，还应对生态涵养区制定若干专项制度，扶持京津冀生态涵养区的发展。例如生态涵养区产业名录制度，用于规范生态涵养区产业发展类型；产业转移优先布局制度，以此作为产业转移优先考虑在生态涵养区布局的制度保障，作为生态涵养区已淘汰产业的补充，对生态涵养区经济发展形成新的支撑；生态创新制度，加强生态资源在"政产学研用"之间的深度融合，通过生态资源在多领域中的运用，逐步实现生态价值向经济价值的转化，创新生态应用领域。

健康社会篇

Reports on Healthy Society

B.5
北京市实现更高质量就业水平评价及就业政策再完善[*]

王阳　赵柳[**]

摘　要：　构建北京市就业质量水平评价指标体系，并拟合就业质量水平指数，使用熵值法测算2006~2015年的指数值，发现北京市就业质量水平呈现"上升趋势的W形"。得益于工作安全性、就业稳定性和收入保障性，全市就业质量水平较高，且背离经济形势呈现"福利刚性"特点。目前，北京市就业仍有"质量问题"，应进一步完善政策，促进职工体面劳动、全面发展。

　*　本文得到国家社会科学基金项目（16CSH036）、北京市社会科学基金项目（15JGB132）资助。
　**　王阳，经济学博士，国家发展和改革委员会社会发展研究所，副研究员，主要研究方向为城镇化与社会政策、公共政策与劳动力市场、就业质量、失业治理、劳动关系等；赵柳，首都经济贸易大学，硕士研究生，主要研究方向为社会保障、就业等。

关键词： 就业质量 就业政策 劳动关系和谐度

就业历来是重要的民生议题。近年来，随着中国经济发展进入新常态，经济增速有所放缓，尽管就业形势总体稳定，但是受到各种宏观因素和政策的影响，就业稳而承压，问题和隐忧增加。一方面，失业人口的规模持续扩大，劳动力市场工作岗位的需求量有所上升，另一方面，受"以质换量"趋势的影响，劳动者工作贫困（Working poor）的现象进一步凸显。①

就业质量是劳动者与生产资料结合的状况，包括聘用条件、工资水平、工作环境和稳定性、社会保险、劳动关系等。② 2016年8月《北京市"十三五"时期职工发展规划》提出，为职工提供就业质量提高、收入增长同步、劳动保护全面、保障形式多样、参与渠道畅通、发展平台广阔的职业环境，努力实现职工体面劳动、全面发展。在新时期、新形势和新要求下，对北京市就业质量水平变化进行客观衡量和评价，并对职工群体尤其是当中的就业困难人群的就业状况展开专门调研和剖析，是进一步完善北京市促进就业政策、做好经济发展新常态下北京市就业工作的有力支撑和必要保障。

一 北京市实现更高质量就业水平评价

更高质量就业指就业带给劳动者更平等的机会和权利、更稳定的岗位和保护、更安全的环境和条件、更体面的收入和保障，及更和谐的关系和氛

① 《〈2016世界就业与展望〉发布，关注就业者在职贫困》，中国人力资源协会网站，http://www.hrac.org.cn/CN/viewnews/20160825/2016825114229.htm，最后访问日期：2017年6月8日。

② 王阳：《我国就业质量水平评价研究——兼析实现更高质量就业的政策取向》，《经济体制改革》2014年第5期。

围。为此，要评价就业质量水平，就至少要从劳动力市场、就业稳定性、工作安全性、收入保障性和劳动关系和谐度这5个维度展开。[1] 同时，评价指标体系应力求全面、系统和综合，也就是通过编制一揽子的就业质量水平评价指标池，对北京市就业质量水平进行跨时期、多角度、立体式、动态化而又突出重点的整体性评估。

（一）北京市就业质量水平评价指标体系构建

甄选核心指标，依据如下四个基本原则：①特征明确，有代表性。从众多影响就业质量的因素中按照一定的准则选取影响程度最大的关键因素作为评价指标。[2] ②维度完整，高适用性。选取的指标应具有普遍性、多层次性，保证总体指数能够尽量客观地反映就业质量。[3] ③数据可得，度量可行。指标的获取、收集和整理要简便易行，数据可从官方的、公开的渠道获取。[4] ④逻辑清楚，衡量有效。指标的划分在逻辑上应保持一致，指标体系的合成能够客观、定量地反映就业质量的状态，避免指标交叉和重复。[5]

北京市就业质量水平评价指标体系如表1所示，其中，评价维度即一级指标依照更高质量就业的概念设立5个，评价指标即二级指标进一步细分，共设立10个，具体包括城镇登记失业率、城镇新增就业弹性、单位从业人数比例、工会会员人数比例、产均工伤事件发生率、工伤事故死亡率、最低工资保护程度、社会保险保护程度、劳均劳动争议案件发生率，及劳动争议劳动者当事人数比例。表1给出了各二级指标的定义、计算方法和单位。

---

① 曾湘泉：《深化对就业质量问题的理论探讨和政策研究》，《中国劳动保障报》2012年12月22日；R. Johri, *Work Values and the Quality of Employment*, Working Paper, http://www.dol.nz/pdfs.pdf, 2016.

② 莫荣：《国外就业理论、实践和启示》，中国劳动社会保障出版社，2014。

③ 赖德胜等：《我国就业质量状况研究》，《中国经济问题》2013年第9期。

④ B. Tal., *The European Employment Quality Index*, http://research.cibcwm.pdf, 2015.

⑤ 张丽宾：《实现更高质量就业评价体系研究》，中国言实出版社，2014；Ramón, P. C., *More and Better Jobs: Indicators of Quality of Work*, Working Paper, 2016。

表 1　北京市就业质量水平评价指标体系

评价维度	评价指标	指标的定义和计算方法
劳动力市场	城镇登记失业率[b]（%）	城镇登记失业人员与城镇单位就业人员（扣除使用的农村劳动力、聘用的离退休人员、港澳台及外方人员）、城镇单位中的不在岗职工、城镇私营业主、个体户主、城镇私营企业和个体就业人员、城镇登记失业人员之和的比
	城镇新增就业弹性[a]	地区经济总量每变化 1 个百分点所对应的城镇新增就业数量变化的百分点。计算公式如下： $$\frac{（当期城镇新增就业人数 \div 上一期城镇就业人数）\times 100\%}{当期地区生产总值增长率}$$
就业稳定性	单位从业人数比例[a]（%）	城镇单位从业人员年末人数占当期城镇从业人员总数的比例。计算公式如下： $$\frac{城镇单位从业人员年末人数}{城镇从业人员年末人数}\times 100\%$$
	工会会员人数比例[a]（%）	当期工会会员人数占当期从业人员年末人数的比例。计算公式如下： $$\frac{当期工会会员人数}{从业人员年末人数}\times 100\%$$
工作安全性	产均工伤事件发生率[b]（件/1 亿元）	1 亿元地区生产总值的当期认定（视同）工伤事件发生率。计算公式如下： $$\frac{当期认定（视同）工伤事件数}{地区生产总值}$$
	工伤事故死亡率[b]（人/10 万人）	工矿商贸 10 万就业人员生产安全事故的死亡率
收入保障性	最低工资保护程度[a]（%）	当期地区月最低工资标准占从业人员月平均工资的比例。计算公式如下： $$\frac{当期地区月最低工资标准}{从业人员年平均工资 /12}\times 100\%$$
	社会保险保护程度[a]（%）	城镇职工基本养老保险、基本医疗保险、失业保险、工伤保险和生育保险 5 项社会保险覆盖率的算数平均数。单项社会保险覆盖率的计算公式如下： $$\frac{当期参加单项社会保险的在岗职工人数}{从业人员年末人数}\times 100\%$$

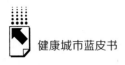

续表

评价维度	评价指标	指标的定义和计算方法
劳动关系和谐度	劳均劳动争议案件发生率[b]（件/人）	当期劳动争议案件受理数占从业人员年末人数的比例。计算公式如下： $$\frac{当期劳动争议案件受理数}{从业人员年末人数}$$
	劳动争议劳动者当事人数比例[b]（%）	当期受理的劳动争议案件劳动者当事人数占从业人员年末人数的比例。计算公式如下： $$\frac{当期受理案件的劳动者当事人数}{从业人员年末人数} \times 100\%$$

注：上标 a 指正向指标；上标 b 指负向指标。

（二）北京市就业质量水平变化趋势分析

使用 2006～2015 年北京市样本数据，对 10 项具体指标进行描述性统计分析的数据如表 2 所示。[①]

表2　具体指标及北京市样本数据的描述性统计分析

评价指标	缩写表达	平均值	中位数	最大值	最小值	标准差	现状值（2015 年）
城镇登记失业率（%）	ur	1.502	1.39	1.98	1.21	0.27	1.39
城镇新增就业弹性	newempe	0.005	0.006	0.006	0.004	0.0009	0.006
单位从业人数比例（%）	unempr	93.13	93.29	94.91	90.98	1.54	94.91
工会会员人数比例（%）	unionmr	36.04	36.05	38.70	34.71	1.10	35.51
产均工伤事件发生率（件/1 亿元）	pinjr	1.58	1.62	2.06	0.99	0.39	0.99
工伤事故死亡率（人/10 万人）	injdr	1.31	1.19	2.4	0.43	0.60	0.43
最低工资保护程度（%）	minwr	17.94	17.99	19.14	16.51	0.79	18.25
社会保险保护程度（%）	sinrpr	72.45	72.17	91.69	47.17	16.42	91.69

---

① 本文中全部数据来自相关年份《中国劳动统计年鉴》《北京统计年鉴》《北京市国民经济和社会发展统计公报》等公开出版物。

评价指标	缩写表达	平均值	中位数	最大值	最小值	标准差	现状值 （2015 年）
劳均劳动争议案件发生率 （件/人）	lldinr	0.005	0.006	0.007	0.002	0.002	0.006
劳动争议劳动者当事人数 比例（%）	ldlar	0.005	0.006	0.007	0.002	0.002	0.006

注：数据时间跨度为 2006~2015 年。

就业质量水平指数是对就业质量评价指标体系中全部具体指标进行综合评价后，以年为单位，将各具体指标的分值加总，进而得到的总分值。该指数值反映北京市各年度就业质量整体水平及变动态势。我们可进一步利用该指数与北京市地区生产总值指数的变化趋势进行比较分析。

首先，依据北京市就业质量水平评价指标体系拟合就业质量水平指数。立足 2006~2015 年北京市样本数据，10 项具体指标的缩写表达如表 2 所示，使用 Stata12 进行计算和预测。

用 S_i 表示就业质量水平指数，式（1）如下：

$$S_i = \varphi_{ur} \times ur_i + \varphi_{newempe} \times newempe_i + \varphi_{unempr} \times unempr_i + \varphi_{unionmr} \times unionmr_i$$
$$+ \varphi_{pinjr} \times pinjr_i + \varphi_{injdr} \times injdr_i + \varphi_{minwr} \times minwr_i + \varphi_{sinrpr} \times sinrpr_i \qquad \text{式（1）}$$
$$+ \varphi_{lldinr} \times lldinr_i + \varphi_{ldlar} \times ldlar_i$$

其中，$i = 2006, 2002, \cdots, 2015$。

其次，利用熵值法[①]确定北京市就业质量评价指标体系全部具体指标的权重。熵值法有利于避免主观影响，使指标的赋权更为科学，尤其适用于分

---

① 熵值法是确定评价指标体系中各指标权重的一种客观赋权法，是源于客观环境所提供的原始信息来决定指标权重的方法，又如"聚类分析法"。熵值法在社会系统应用时是指信息熵，其数学含义与物理学中的热力学熵等同，是指系统无序状态的一种度量。一般认为，信息熵值与系统结构的均衡程度成反比，熵值越大表明系统结构越混乱，携带的信息越少，因此熵值的大小也即各指标的变异程度，可以根据熵值计算各指标的权重。除客观赋权法，指标权重还可使用主观赋权法，主观赋权法是根据主观的重视程度决定各指标权重的方法，如"Delphi 法""AHP 法"。

析制度变迁对客观环境、系统结构等带来的影响。[①] 就业质量水平的提升，暗含了制度调整进步对劳动者与生产资料结合状况的优化，符合方法使用的基本条件。基于此，我们使用完整、可得的数据样本，采用熵值法构建北京市就业质量评价指标体系。

第一步，将就业质量具体指标的量纲和数量级做正规化处理，获得横向的可比性和实用性。在正规化过程中，需要区分指标走向对就业质量整个系统的意义。当单个指标值越大，对就业质量提高越有利时，采用正向指标计算方法，如式（2）：

$$\chi_{ij} = \frac{X_{ij} - min\{X_j\}}{max\{X_j\} - min\{X_j\}} \qquad 式（2）$$

当单个指标值越小，对就业质量提高越有利时，采用负向指标计算方法，如式（3）：

$$\chi_{ij} = \frac{max\{X_j\} - X_{ij}}{max\{X_j\} - min\{X_j\}} \qquad 式（3）$$

其中，χ_{ij} 为正规化处理后的指标，$max\{X_j\}$ 为所有年份的指标值中的最大值，$min\{X_j\}$ 为所有年份的指标值中的最小值，i 为年份，j 为指标项。

第二步，计算第 i 年的第 j 项指标值所占的比重，使用 ω_{ij} 表示，其中 $\omega_{ij} = \frac{\chi_{ij}}{\sum_{i=1}^{m} \chi_{ij}}$，$m$ 为年数。

第三步，计算指标的信息熵值和信息熵冗余度。使用 e_j 表示信息熵值，计算公式为 $e_j = -\frac{1}{\ln m} \sum_{i=1}^{m} (\omega_{ij} \times \ln \omega_{ij})$，$0 \leqslant e_j \leqslant 1$，$m$ 为年数；信息熵冗余度用 d_j 表示，计算公式为 $d_j = 1 - e_j$。

第四步，根据信息熵冗余度计算具体指标的权重，$\varphi_j = \frac{d_j}{\sum_{j=1}^{n} d_j}$，$n$ 为评

---

① 陈明星、陆大道、张华：《中国城市化水平的综合测度及其动力因子分析》，《地理学报》2009 年第 4 期。

价指标体系全部具体指标的数量。

将计算结果代入就业质量水平指数的式（1），形成式（4）：

$$S_i = 0.0822 \times ur_i + 0.0963 \times newempe_i + 0.1213 \times unempr_i + 0.1185 \times unionmr_i$$
$$+ 0.1390 \times pinjr_i + 0.0761 \times injdr_i + 0.0729 \times minwr_i$$
$$+ 0.0953 \times sinrpr_i + 0.0989 \times lldinr_i + 0.0995 \times ldlar_i$$

式（4）

其中，$i = 2006, 2002, \cdots, 2015$。

最后，依据北京市就业质量评价指标体系，综合计算各年度就业质量水平指数。

第一步，计算第 i 年的第 j 项指标的分值。将第 j 项指标在第 i 年的正规化值 χ_{ij} 乘以其权重 φ_j，得到分值 $S_{ij} = \varphi_j \chi_{ij}$。

第二步，加总第 i 年全部具体指标的分值，得到第 i 年中国就业质量水平指数，计算公式为 $S_I = \sum_{j=1}^{n} S_{ij}$。计算结果如图 1 所示，由于对选取的指标做了正规化处理，就业质量水平指数的取值范围为（0，1）。

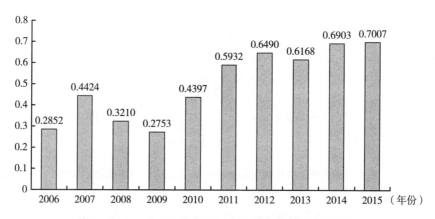

图 1　2006～2015 年北京市就业质量水平指数及其变化

注：①横坐标设为年份，纵坐标设为就业质量水平指数值。

②在选定期内，就业质量水平指数的高低仅表示一个相对水平，而非一个绝对量，也就是说，改变选定期，同一年份的就业质量水平指数会有所不同。

从图 1 可见，2006～2015 年北京市就业质量水平总体呈现"上升趋势的 W 形"变动轨迹，2006 年北京市就业质量水平只有 0.2852，在经历 2007

年的一个小高点（0.4424）以后，到2009年下降至历年的最低点0.2753，随后快速、大幅攀升，尤其是在2010年和2011年，北京市就业质量水平的提升幅度十分显著，尽管到2013年又出现了小幅回落，降至0.6168，但是从2014年开始再次进入上升区间，2015年攀升至最高值0.7007。进一步对比10项就业质量水平二级评价指标在2015年的分值情况（见图2），得分最高的前三项指标依次是产均工伤事件发生率（0.1390）、单位从业人数比例（0.1213）和社会保险保护程度（0.0953），而得分最低的是工会会员人数比例（0.0240）。可见，2015年得益于工作安全性、就业稳定性和收入保障性的良好表现，北京市就业质量水平较高。

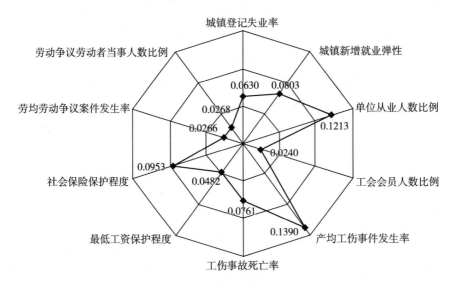

图2　2015年北京市就业质量水平10个二级评价指标值的比较

《北京市"十二五"时期职工发展规划》提出，为职工提供就业有平等机会、收入有同步增长、工作有安全保护、保障有多元平台、参与有充分渠道、职业发展有支撑条件的职业环境。经过五年多来各部门和各单位的共同努力，北京市职工就业质量水平显著提升，尤其是在工作安全性和就业稳定性上取得了长足的进步，如图3所示，这两个维度的评价指标综合得分最高。其次是劳动力市场和收入保障性的状况良好，这两个维度的评价指标综合得分接近，且稳定处于中游水平；最后是劳动关系和谐度得分较低，是需要重视和下一步加强相关工作的领域。

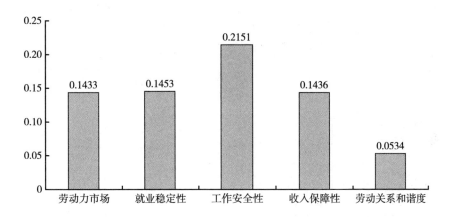

图3　2015年北京市就业质量水平5个一级评价维度综合得分的比较

为了更深入地分析北京市就业质量水平变化与地区宏观经济形势变化的关系，我们以地区国内生产总值指数表示地区经济增长水平，比较北京市就业质量水平指数和北京市地区国内生产总值指数同期变化情况。如图4所示，2006～2008年两个指数值呈现相同的"先增后降"的变化趋势，2007年北京市就业质量水平指数为0.4424，是2006～2010年的最高值；同年，北京市地区国内生产总值指数为114.5，是2006～2015年10年的最高值。然而，从2009年开始，两个指数值的变化趋势出现了明显的背离，北京市就业质量水平指数在2009年跌至最低点，而地区生产总值指数则小幅提升；2010年以后，北京市就业质量水平指数持续、快速提升，而地区生产总值指数则反转进入持续下降区间。2015年，两个指数分别达到各自的最高值（就业质量水平指数0.7007）和最低值（地区生产总值指数106.9）。由此可见，在北京市经济形势较好的时期，经济增长水平对就业质量水平有较好的预测作用，经济增长绩效好，则就业质量水平较高；反之亦然，经济增长绩效不好，则就业质量水平较低。但是，当经济发展进入新常态后，经济增速放缓，经济增长动力不足，经济增长水平对就业质量水平并未表现出预测作用，就业质量水平依旧延续增长趋势，"福利刚性效应"明显。同时，受到一系列促进就业政策的扶持和刺激，就业质量的改善状况好于预期。

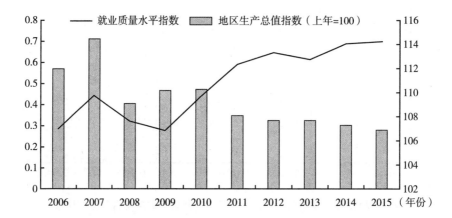

图4　北京市就业质量水平指数值与地区生产总值指数值变化趋势比较

注：横坐标设为年份，左侧纵坐标为就业质量水平指数值，右侧纵坐标为地区生产总值指数值。

资料来源：国家统计局网站（http://www.stats.gov.cn/tjsj/）。

二　经济发展新常态下北京市就业的主要"质量问题"

近年来，随着北京市职工队伍结构及自身需求日趋多元化，权益受损现象依然有增无减。在经历结构调整的地区，不仅就业机会受到挑战，工资水平依然偏低，就业政策扶持困难群体效率也不高。就业领域的内忧外患，构成了促进地区就业的积极因素与消极因素的对冲和角力，各种矛盾和问题暴露出来。结合在西城、海淀、石景山、朝阳和门头沟等区的调研，综合分析发现有以下三个"质量问题"需引起重视。

（一）区域经济增长创造低端劳动力就业机会乏力

2016年是北京市实施全面深度转型、高端绿色发展战略的突破之年，着眼于构建"高精尖"经济结构，全力促进重大政策落地，培育壮大主导产业，促使服务业高端发展。经济结构调整与转型升级势头明显，岗位创造能力提高。然而，以信息传输、计算机服务和文化体育娱乐业为代表的首都文化娱乐休闲区相关领域提供的就业岗位以年轻人为主，并且对从业者的知识技能水平要求较高，而与主导产业及其对应项目配套的周边商业圈，则基本是以个体经营为主，工作时间长、强度大，就业困难人员缺少就业优势。当地失业人员，尤其是近几年沉淀下来的就业困难人员，普遍文化水平偏低、技能单一，难以在地区经济增长和结构调整所提供的岗位中竞争就业。

2016 年前三季度，B 区城镇新增就业 9837 人，比 2014 年同期增加 767人，同比增长 8.46%，但是就业困难人员的再就业形势依然严峻。据初步统计，在该区现有就业困难人员中，文化程度在大专及以上的仅占 1/4，超过半数的人是高中或中专学历，还有近 4% 的人是小学及以下文化水平。在技术技能上，拥有国家职业资格证书的就业困难人员占比不到 30%，其中主要是具有初级和中级资格人员，两类加总占比接近 70%。2016 年前三季度，B 区城镇失业人员再就业为 4939 人，与 2014 年同期相比，减少 556人，降幅达 10.12%；就业困难人员就业为 3697 人，与 2014 年同期相比减少 192 人，降幅为 4.94%。

就业困难人员的技能结构与区域经济增长带来的岗位技能结构存在明显错位。在经济发展新常态下，这种岗位供求矛盾进一步加剧并越发突出，就业困难人员实现就业的难度加大。

（二）工资水平仍然偏低，体面劳动尚需环境改善

就业困难群体是就业工作的主要服务对象，也是经济发展新常态下最易受到冲击的群体。目前，就业困难人员无论通过何种方式就业，其工资收入水平都不高。北京市 2015 年一项相关调查结果显示，享受补贴政策用人单位的月人均工资为 2484 元、月人均缴纳社会保险为 1003 元、月人均福利为191 元，只占 2014 年北京市职工月平均工资的 56.9%。同时，社区公益性

就业组织月人均工资只有 2064 元、月人均缴纳社会保险为 884 元、月人均福利为 208 元，只占全市职工月均工资的 48.8%。从被招用就业困难人员的月工资分布看，有近 80% 的被单位招用人员的月工资为 2000~2400 元，有超过 17% 的人的工资超过 2400 元，而被社会公益性组织托底安置人员则全部低于 2400 元，且有近 60% 的人的工资不足 2000 元（见表 3）。此外，灵活就业人员的收入更低。由于主要从事传统社会服务业和存在就业间断现象，该类人员的收入难以保证和提高。[①]

表3　北京市被招用就业困难人员工资收入分布情况

单位：%

工资收入区间	1720~2000 元	2000~2400 元	2400~2800 元	2800~3200 元	3200 元以上	未填
用人单位招用	2.1	79.3	11.7	3.8	1.7	1.4
社会公益性组织招收	59.3	40.7	—	—	—	—

资料来源：北京市人力资源和社会保障局。

从 C 区的情况来看，大多数就业困难人员的月工资收入低于全市社会月平均工资，而在三种就业方式中，单位就业人员的月工资收入最高，灵活就业人员的收入最低。该区 D 街道截至 2015 年 9 月底有 681 名失业人员实现灵活就业，占登记失业人员就业数量的近 90%。他们主要从事小时工，如照顾老人、接送小孩等，没有稳定的收入。与此相比，被用人单位招用人员的平均月收入则为 2200~2500 元，然而只有 80 名失业人员实现单位就业，仅占登记失业人员就业数量的 10%。

随着地区经济下行压力加大，用人单位资金紧张，进一步提高职工工资水平的动力不足。同时，受投资转移、项目延缓、企业外迁、关停和调整等因素的影响，部分单位用人意愿正在减弱，观望、维持甚至减员的态度比较普遍，扩大就业岗位资源的动力也不足。C 区某国有钢铁企业预计在 2016

---

① 罗燕：《体面劳动影响因素研究》，《学术研究》2013 年第 2 期。

年底通过减员增效向社会排放近1000名富余人员，其中还包括一部分年龄偏大的人员，这无疑加大了全区城镇登记失业率的调控难度。诸多问题交织叠加，既显著制约了就业困难人员就业质量的提升，又在一定程度上收窄了其实现在用人单位稳定就业的空间。

（三）就业政策促进就业困难人员就业的效率不高

目前，尽管北京市促进就业政策已经形成比较完整的体系，表现为以北京市促进就业政策体系为主体、以各区促进就业优惠政策为重要补充，但是由于各项政策的组合效应发挥不足，同时加上政策手段单一，管理方式滞后，导致北京市就业政策扶持各类劳动者尤其是困难群体就业的效率不高。

首先，北京市及各区现行的就业政策（绝大多数还是北京市级就业政策）存在三类"分割"，制约政策合力的集聚和形成。一是城乡分割。当前北京市户籍的农村劳动力无法获得全面的政策帮扶，只能享受鼓励单位招用、职业培训、职业介绍和小额担保贷款等少数就业扶持政策。二是群体分割。就业困难群体、大学毕业生、复退转业军人、随军家属、残疾人、刑满释放和社区矫正人员等均有就业扶持政策，既各自独立又相互交叉，政策覆盖群体、享受范围和帮扶力度各不相同。同时，由于政策资金来源多样，监管体系缺乏共享机制，容易产生同类政策重复享受的问题。三是区域分割。一些区级的就业扶持政策仍以"具有本区户口"作为享受待遇的必要条件，在当今人户分离日趋增多、区域功能定位差异明显、促进就业的资金和岗位资源分布不均的情况下，既不利于调动全市力量，整合各地资源，也不利于城乡劳动者获得同等的就业帮扶。

其次，绝大部分政策是财税政策，采取直接补贴资金的方式，难免成为部分就业困难人员的逐利目标，容易产生资金风险，较难保证促进就业功效。而与市场机制相适应的就业服务、金融、财税、经济等政策在支持项目、覆盖范围和帮扶力度上相对不足，使经济增长带来的就业机会较难转化为促进稳定就业的有力支撑。据调查，一些区享受灵活就业社会补贴的人数

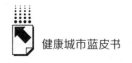

虽然很多，但部分就业困难人员只是将其作为延续社会保险缴费的手段而并未真正就业。

最后，政策管理手段滞后，影响用人单位和个人享受政策的积极性。一方面，就业和社会保障相关信息的共享程度低，政策申请审批多依靠登记和证明材料，程序复杂，审批困难，周期较长，不少用人单位因为手续流程烦琐而不愿意申请。另一方面，多年以来延续下来的政策文件缺乏整体梳理，项目繁多，范围不一，有的先后矛盾，用人单位和就业困难人员都感到"了解难、掌握难、使用难"。某国有客运公司现有职工7000多名，其中属于就业困难人员的有400名，对于相关的岗位补贴和社会保险补贴，均需按人头每月提出申请，大大增加了企业人力资源管理的工作量。某私营餐饮企业现有员工120多名，累计招用就业困难人员20名，为符合申请岗位补贴和社会保险补贴的条件，公司办理了银行卡领取工资的手续，增加了人员管理的成本。按照现行政策规定，用人单位首次为所招用的补贴对象申请岗位补贴和社会保险补贴，应向注册或经营所在地区县人力社保局提交用人单位法定证明材料副本复印件、社会保险登记证及复印件、《用人单位享受岗位补贴和社会保险补贴申请表》、银行出具的含补贴对象申请期内的工资明细表及记账凭证复印件等10多项材料。即使在申请市人力社保局批准的享受期内的岗位补贴和社会保险补贴时，用人单位也必须至少提交《用人单位享受岗位补贴和社会保险补贴申请表》、银行出具的含补贴对象申请期内的工资明细表及记账凭证复印件等5项材料。

三 进一步完善北京市就业政策的几点建议

在国内外经济环境依然错综复杂、地区经济发展基础尚需进一步巩固的背景下，北京市就业具有"总量矛盾不减，结构性矛盾加剧，失业原因分化，劳动力供给意愿下降"等特点。在全面深化经济体制改革，实施创新驱动发展战略，推进经济结构战略性调整，推动城乡发展一体化的背景下，做好"十三五"时期北京市的就业工作，应将"提升就业质量，改善就业环境，促进职工尤其是就业困难人员就业比较充分"作为重要的目标，加强经济增长与解决劳动力就业的联动机制建设，完善并落实好就业扶持政策，加强就业服务和管理，大力规范治理劳动用工行为，改善劳动条件，积极主动化解劳动关系双方的矛盾纠纷，努力消除经济发展新常态下就业的"质量"短板，在重点领域和薄弱环节大力改进工作、提升服务质量，促进职工体面劳动、全面发展。

（一）大力推动服务业发展，增加低端劳动力就业岗位

深入研究地区经济发展与扩大就业的渠道和办法，评估经济发展对增加就业岗位，特别是对解决低端劳动力就业问题的影响。提高服务业促进低端劳动力就业效应，运用积极的产业政策，支持批发零售、交通运输等传统服务业的发展。加强对区域就业形势的研判，通过信息系统建设和统计制度完善，开展重大政策和重大项目工程带动就业效果的监测和评估，跟踪重点就业群体，尤其是长期失业人员的就业意愿和就业问题。

（二）针对不同就业方式的特点，调整政策扶持对象范围

根据用人单位招用、自谋职业、灵活就业和社会公益性组织招用等实现就业的不同特点，调整对应政策的扶持对象。一是扩大单位招用和自谋职业政策的帮扶范围，重点解决青年失业问题。二是适当缩减灵活就业政策的帮扶范围，在确保年龄偏大、生活困难和身体残疾人员帮扶力度不减的前提下，引导年龄较小、竞争能力较强的人员选择并实现正规就业。三是拓宽社会公益性组织岗位安置途径，开辟公益性岗位灵活就业渠道，提供社会保险补贴，着力解决城乡就业特困群体的就业问题。

（三）实现常住地就业失业管理，消除各级各类政策分割

顺应人口流动趋势，在推动以常住地为依托的就业失业管理制度的前提下，将市、区两级就业扶持政策实施范围逐步由户籍地调整为常住地。北京

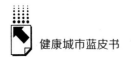

市应统一研究制定特殊支持政策，对充分利用促进就业资源有效解决其他地区就业困难的区县，给予一定的补助。不断扩大就业失业管理制度覆盖范围，将需要政策扶持的不同特殊群体纳入统一的管理体制，建立科学的就业困难认定标准，给予特殊群体有针对性的就业帮扶。

（四）加强各项就业政策的衔接与协调，提高政策整体效能

在根据地区经济社会形势发展需要，不断调整和完善促进就业政策的覆盖范围、帮扶对象、扶持手段和资金力度的同时，一是重点增加灵活就业政策与正规就业政策的衔接，鼓励城乡劳动者由非正规就业（灵活就业）向正规就业过渡；二是进一步强化政府托底安置政策与市场竞争就业政策的衔接，推动城乡劳动者由依靠政府"救济"向自主择业、就业转变，从而实现更高质量就业。

（五）加大就业项目建设投入，提升信息化服务能力

加强街道就业和社会保障服务设施项目建设，在完善职业介绍、职业指导、职业培训、创业指导、就业实习等公共就业服务内容的同时，尽快实现就业与社会保障信息系统互联互通。改善就业援助的服务条件，对就业困难人员特别是长期失业人员提供综合而精准的服务，有针对性地解决失业问题。同时，加强绩效考核，综合评定就业服务工作量和工作成果，并以此作为核发补贴资金的重要依据，促进服务质量提升。

B.6
环首都周边地区与北京的
协同发展研究*

龚晓菊　汪程**

摘　要：　京津冀被外界视为继珠三角、长三角之后的又一重要经济引擎，其发展战略地位十分重要。2015年4月30日中共中央政治局召开会议，审议并通过《京津冀协同发展规划要》，指出要有序疏解北京非首都功能，要在京津冀经济一体化、生态环境保护、产业升级转移等重点领域率先取得突破。在此战略背景下，研究首都周边地区与北京协同发展是重中之重，采取有效发展战略实现首都周边地区与北京的协同发展具有重大的研究意义。本文主要是对首都周边的承德、张家口和保定经济发展现状做出分析，实证研究了北京与周边地区的协同发展成熟度，并通过产业梯度系数模型，以张家口为例分析与北京地区的产业梯度转移情况，最后对解决首都周边地区与北京的协同发展滞后现状提出相关对策建议，以期为推动京津冀一体化的进程提供一些借鉴。

关键词：　环首都周边地区　协同发展　京津冀　张家口

---

* 基金项目：国家社科基金项目"我国特殊贫困地区加快发展的障碍与对策研究"（项目号12BJL078）；北京市社会科学基金重点项目"环首都贫困带与北京协调发展研究"（项目批准号15JGA030）；教育部人文社科项目"欠发达地区跨越式发展金融支持研究"（项目批准号13JHQ051）。
** 龚晓菊，北京工商大学经济学院，教授；汪程，北京工商大学经济学院研究生。

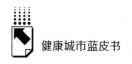
一　引言

京津冀地区是我国三大经济增长极之一。2014 年 2 月，习近平总书记听取专题汇报。2015 年 4 月 30 日，中共中央政治局召开会议，审议并通过《京津冀协同发展规划纲要》（以下简称《纲要》）。《纲要》指出，推动京津冀协同发展是国家重大发展战略，核心是有序疏解北京非首都功能，要在京津冀交通一体化、生态环境保护、产业升级转移等重点领域率先取得突破，坚持区域协同发展、重点突破、深化改革、有序推进。京津冀在协同发展的进程中肩负重大使命，是实现首都功能疏解，实现产业创新发展的主要承载地区，在交通、产业、市场、投资等方面亟须先行先试。

北京作为京津冀地区的核心，在推动城市化、工业化和国际竞争方面有重大作用。河北省是京津冀地区打造全球影响力城市群的战略支撑区。由于行政区划等因素约束，京津冀区域合作并不理想，缺乏明确、统一的规划，造成发展水平悬殊，应在产业转型升级、京津冀生态安全屏障和扶贫机制等方面发挥独有作用，而北京的周边区域是一个很好承担北京非核心功能输出的地带。周边区域包括承德、张家口、保定等"C"形区域。研究如何做好非首都核心功能区的产业承接转移问题，研究首都周边地区与北京的协同发展对推动京津冀地区协调发展有着重要的意义。

二　首都周边地区的发展概况分析

在京津冀一体化协同发展的进程中，区域内近年来的发展合作并不理想，三地的功能定位、产业分工和综合交通体系等重大问题都缺乏统一的规划。京津冀地缘相接、地域一体，有着良好的相互融合、协同发展的渊源和基础。研究首都周边地区的协同发展对京津冀一体化进程有着重要的现实意义。本小节主要研究围绕在北京周边的承德、张家口和保定地区，它们是首都城市经济圈的重要组成部分，更是京津冀一体化发展不容忽视的重要环节。以下分别从国民生产总值、产业结构、居民财政收入情况和内外贸发展情况等方面对北京与承德、张家口和保定三地近几年的发展概况进行比较分析。

在京津冀一体化进程中，首都周边地区的发展尤为重要。在国内区域经济的发展中，京津冀被外界视为继珠三角和长三角之后的又一重要经济引擎。然而近年来，区域合作并不理想，环首都城市圈经济发展的总体经济效应不如珠三角和长三角，并没有发挥"1 + 1 > 2"的整体效果。究其原因，紧邻在以北京为核心的环首都城市圈周边的承德、张家口、保定等地区，存在一个贫困程度较深且集中连片的区域。尽管近几年这些地区经济有了一定的发展，但是与北京市相比，仍然存在较大差距，阻碍了圈域经济的一体化发展。京津冀地区总人口超过 1 亿人，土地面积有 21.6 万平方公里，战略地位十分重要。国家扶贫开发重点县有 592 个，其中河北省就达到 39 个。

河北省在区域经济联合发展中占据重要的战略地位，北京与河北省在京津冀的产值总量中占到七成以上。北京作为京津冀一体化发展战略的核心区域，首都周边地区是其发展重要的支撑点，也是最具潜力的发展地区，发展周边区域对区域一体化发展至关重要。

（1）从经济生产总值及比重方面比较，从表 1 不难看出，北京的经济发展无疑是遥遥领先的，生产总值占据了整个区域的 75% 以上，而周边地区的经济产值不到 25%。据 2010 ~ 2014 数据统计，承德、张家口和保定三个城市生产总值加权也不到北京地区生产总值的 1/3，远远落后北京地区的发展。在京津冀城市圈里，北京既是国家的首都，也是京津冀一体化的核心，呈现出"一枝独秀"的特点，而周边区域发展滞后，城市系统发育不良。北京作为区域发展的中心，并没有完全地发挥核心作用，是一种典型的"核心—边缘"的空间发展模式。

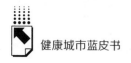

表1 环首都城市圈GDP及所占比重（2010~2014年）

单位：亿元，%

年份	北京市	承德、张家口和保定加总	环首都城市圈	北京在城市圈占比	承德、张家口和保定占比
2010	14113.58	3908.3	18021.88	78.31	21.69
2011	16251.93	4666.8	20918.73	77.69	22.31
2012	17879.4	5136.9	23016.3	77.68	22.32
2013	19500.6	5244.9	24745.5	78.8	21.20
2014	21330.8	5438.3	26769.1	79.68	20.32

资料来源：相关年份《河北统计年鉴》和《北京统计年鉴》。

（2）从产业结构和比值比较分析，北京与周边地区的经济发展存在较大差距，是诸多因素综合作用的结果，但影响一个地区的经济发展的主导因素是产业结构差异。一般来说，产业结构趋于合理化、高级化，会呈现"三、二、一"的演变趋势。

从三次产业产值变化方面来看，结合2014年环首都城市圈三次产业产值及比重变化（见表2），北京地区的生产总值是承德、张家口和保定市产值总和的4倍左右，产业结构发展差异大。总体来说，北京地区产业结构以第三产业为主，占GDP比重近80%；第二产业次之，不到第三产业的1/3；第一产业最末，转型为都市工业化农业，向现代化趋势发展。可以看出，第三产业占据主导地位的北京已经处于工业化后期的发展水平，这也符合北京力求发展成为世界性和国际化都市的要求。与北京相比，周边地区的产业结构呈现"二、三、一"的发展模式，主导产业仍以工业为主，第三产业相比北京来说，发展存在很大悬殊，在总产值中所占比重较小。在国家进行经济发展方式转变，产业结构调整的同时，应从资源密集型转移到技术知识密集型，产业集约化式发展，提倡发展第三产业，现代服务业。

（3）从区域的财政收支和人均收入情况来对比，根据表3不难发现，首都周边区域收支情况远远低于同期北京的经济发展水平。环首都城市圈的

表2 2014年环首都城市圈三次产业产值及比重比较

单位：亿元，%

地区	GDP	产值			占比		
		第一产业	第二产业	第三产业	第一产业	第二产业	第三产业
北　京	21330.8	159.0	4545.5	16626.3	0.7	21.3	77.9
承德、张家口、保定加总	58.79	814.13	2733.47	1911.19	14.9	50.1	35.0

财政收入和支出呈现逐年递增趋势，但是北京地区公共财政预算收入的总值是该区域以外地区的总值近10倍，北京地区的公共财政支出更是首都经济圈其他地区4倍之多。北京是周边地区城镇居民人均收入近2倍多，而农村人均收入更是近3倍于环首都城市圈其他地区，财政支出稳步增长，但低于同期的北京的财政支出。依据表3数据分析可以看出，环首都城市圈的城乡收入差距不断扩大，城乡二元经济结构体制的存在阻碍了城乡一体化的发展。

可以想象，近年来，北京地区的经济增长速度快于周边地区，北京与周边地区的经济发展差距一直没有缩小，反而逐渐扩大。京津冀地区的一体化发展没有发挥协同并进作用。北京发展的极化效应明显，作为核心并没有发挥其经济带头作用，呈现"核心—边缘"的发展结构模式。

表3 环首都城市圈经济发展收入支出情况比较

年份	公共财政预算收入（亿元）		公财政支出（亿元）		城镇居民人均可支配收入（元）		农村人均收入（元）	
	北京	环首都城市圈	北京	环首都城市圈	北京	环首都城市圈	北京	环首都城市圈
2011	3006.3	282.6	3246.5	729.74	32903	16117	14736	5482
2012	3314.9	348.96	3685.3	873.5	36469	18107	16476	6360
2013	3661.1	387.77	4170.2	997.32	40321	20781	18337	7095
2014	4027.2	408.06	4510.5	1011.5	43910	21462	20226	8066

（4）从区域的就业人数情况比较来看，结合表4来看，在2013年，北京三大产业的就业人数明显多于承德、张家口和保定地区。由于第三产业的产

值在整个经济发展水平起到了至关重要的作用，是衡量一个国家或地区的经济发达水平的标志，第三产业的就业人数要明显高于第二产业和第一产业。北京第三产业占就业总人数比重的76.7%，就业人数呈现"三、二、一"的结构；除北京地区以外其他地区，即承德、张家口和保定地区，据2013年统计，第二产业和第三产业的就业人数几乎持平，三次产业总体呈现第二、第三产业并列的经济发展模式。应着力加大第三产业人员结构的调整，深化产业结构调整。

表4　2013年环首都城市圈就业情况

单位：万人，%

地区	三大产业就业人数（万人）			就 业总人数	占就业总人数比重（%）		
	第一产业	第二产业	第三产业		第一产业	第二产业	第三产业
北京	55.4	210.9	874.7	1141	4.9	18.5	76.7
承德、张家口和保定	0.25	32.09	33.74	66.08	0.4	48.6	51.1

（5）从投资、消费和贸易情况来看，在研究区域经济发展差异时，必须对引起区域经济差异重要因素重视，包括投资、消费与进出口贸易，三者并称国民经济增长的"三驾马车"，对拉动经济增长起着至关重要的作用。作为投资中最为重要的固定资产投资，是区域经济差异加大的重要因素。结合表5可知，北京周边地区的承德、张家口和保定与北京经济发展差异有不断缩小的趋势，但是与北京相比，差距仍维持在5~6倍，内贸经济发展不足；从社会消费品零售来看，区域差距不断扩大，总体增速缓慢，消费额明显偏低；由于对各地市进出口总额数据统计有限，选取河北省为标准，从表5中不难看出，河北省整个进出口总额远低于北京地区的发展水平，2014年北京进出口总额是河北省的近7倍，外向型经济亟须提高，以缩小区域发展差距。

综合以上分析，北京周边地区的经济发展落后，经济增长速度远落后北京地区的经济增长速度，其硬指标提不上来，产业结构不协调，多以第一产业和第二产业为主；财政收入有限，居民人均收入与北京比较仍存在很大差距，贫富收入差距不断拉大；内外贸经济发展与北京地区的对外开放水平相比明显薄弱。相比于珠三角和长三角地区，首都周边区域并没有完全发挥京

表5 投资、消费与进出口总额比较

年份	固定资产投资(亿元)		社会消费品零售额(亿元)		进出口总额(亿美元)	
	承德、张家口、保定加总	北京	承德、张家口、保定加总	北京	河北省	北京
2010	833.81	7032.2	1446.80	6229.3	419.3	3014.1
2011	917.16	6462.8	1704.40	6900.3	537.0	3894.9
2012	918.86	5910.6	1963.60	7702.8	495.6	4079.2
2013	1001.45	5493.5	2232.90	8375.1	548.8	4291.0
2014	—	—	—	—	598.8	4156.5

津冀区域一体化的协同发展趋势,完全是处于两个不同发展级上。接下来进一步证明北京周边地区与北京协同发展的协同成熟度问题。

三 环首都周边地区与北京的协同分析

首都周边地区与北京之间互相关联、互相渗透,在区域一体化发展过程中是不可分割的。假定首都周边地区和北京组成一个复合系统,该系统存在一个相对稳定的系统结构和协同模式。协同度的测评可通过构建模型来完成,通过构建北京周边地区与北京经济协同发展成熟度的模型来了解协同发展所处的阶段。

(一)模型构建

首先定义 S_1 表示北京地区子系统,S_2 表示首都周边区域子系统;在指标序参量的选择方面,数据测算指标为(u_{i1} , u_{i2} , $\cdots$, u_{in}),$j \in$ (1 , n),u_{ij} 表示,其中 $b_{ij} \leqslant u_{ij} \leqslant a_{ij}$, a_{ij} 和 b_{ij} 分别是 u_{ij} 的上限和下限。

其次,每个区域子系统 S_i 的有序度 P_i 通过各指标序参量的取值来反映,采用线性加权平均法求和,$P_i = \sum_{j=1}^{n} w_j c_{ij}$,$w_j \geqslant 0$,$\sum_{j=1}^{n} w_j = 1$,w_j 通过相关系数矩阵法确定,$P_i \in [0, 1]$,数值取决于有序度的大小,数值越大,有序度越大。

对于系统的初始时刻有序度为 P_0^i ,其后的某时刻有序度为 P_1^i ,如果

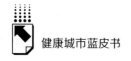

$P_1^1 \geq P_0^1$ 和 $P_1^2 \geq P_0^2$ 同时成立，可以认为两子系统实现了协同发展，并且定义协同成熟度 $d = sig \sqrt{|P_{11}^{11} - P_{11}^{00}||P_{22}^{11} - P_{22}^{00}|}$，当 $P_1^1 \geq P_0^1$ 和 $P_1^2 \geq P_0^2$ 时，$sig = 1$，否则 $sig = -1$。

（二）指标分析

根据区域经济的运行体系和经济规律，考虑到区域经济发展质量的评价标准，通过区域的宏微观指标数据对区域经济子系统的序参量进行测算。为了便于数据反映效果的有效性和直观性，北京和首都周边地区分别作为一个子系统。另外，在北京周边地区保定、承德和张家口市，选取 20 个具有针对性的县区域，其中承德市包括承德县、隆化县、丰宁满族自治县、围场满蒙自治县，张家口包括宣化县、张北县、康保县、沽源县、尚义县、蔚县、阳原县、怀安县、万全县，保定包括涞水县、阜平县、唐县、望都县、易县、曲阳县、顺平县，对 20 个地区的数据加权平均化，统一测算有序度。其中选取区域生产总值、人均收入、固定资产投资总值、从业人员和社会消费品零售额 5 个指标分析研究区域的有序度和成熟度。根据《中国统计年鉴》《北京统计年鉴》《保定市统计年鉴》《承德市统计年鉴》《张家口市统计年鉴》选取 2003～2012 年的数据。按照上述方法和步骤，分别对首都周边地区子系统和北京整理的数据进行预处理，并测算有序度和协同度，结果见表 6。

表 6　北京地区与首都周边地区有序度和协同成熟度

年份	北京地区有序度	周边地区有序度	协同成熟度
2003	0.2585325	0.08901737	—
2004	0.30420099	0.1042159	0.00069409
2005	0.33564607	0.11613782	0.000374886
2006	0.37927147	0.13296149	0.000733939
2007	0.42705771	0.14882297	0.00075796
2008	0.46740196	0.17562072	0.001081135
2009	0.52333369	0.19953838	0.001337756
2010	0.58452678	0.23765463	0.002332451
2011	0.64264171	0.27550476	0.002199658
2012	0.70279385	0.32019049	0.002687942

图 1 所示的是放大的协同成熟度，图 2 为有序度以及协同成熟度的变化趋势。

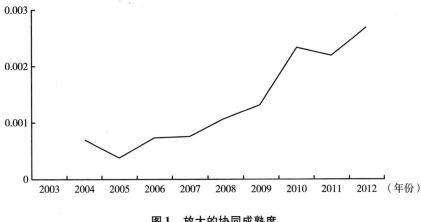

图 1　放大的协同成熟度

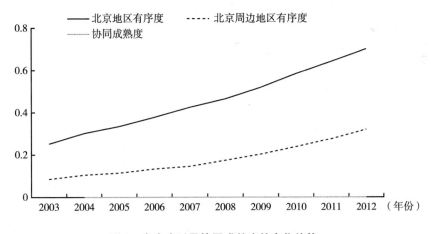

图 2　有序度以及协同成熟度的变化趋势

（三）结果分析

图 1 和图 2 呈现的是北京与其周边地区的有序度及复合系统协同度的变化趋势。近年来周边地区与北京的经济发展有序度呈现明显上升的趋势，有序度的提升和国内经济的飞速发展有着巨大的相关关系。通过放大后观察它

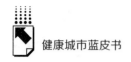

们之间协同发展成熟度的趋势，可以看出，协同度近于零，非常低。协同度的变化取值范围为［-1，1］，从分析结果来看，北京与周边地区经济发展融合程度不高，离目标值1差距甚远，远小于1，表明区际发展差距巨大，协同成熟度不够，若要实现协同发展还有很大的上升空间。

如何提高北京同周边区域的协同发展正是我们研究的问题。要充分发挥北京作为圈域经济增长极的乘数效应、聚集效应和扩散效应。首都周边地区应进一步充分利用其区位、交通和产业基础等方面比较优势。下文主要以张家口地区与北京协同发展产业梯度转移分析如何促进区域协同发展。

四　环首都周边地区与北京的产业梯度转移分析

我们在协同分析的基础上，研究环首都周边地区与北京的产业梯度转移问题，以张家口地区为产业承接转移对象，基于产业梯度系数理论模型，以期通过产业转移升级调整，解决当前区域经济发展不平衡问题。

（一）产业梯度系数测算方法

在产业选择标准过程中，国内一般使用的是戴宏伟的产业梯度系数（IGC）标准，用产业梯度系数来判断这些产业在该地区处于产业梯度的高。本文主要使用的是熊必琳和陈蕊的改进后的产业转移梯度系数来计算，该系数加入了比较资本生产率这一指标，模型：$IGC = LQ * CPOR * CCOR$。其中 LQ 表示地区产业的区位商；$CPOR$ 是比较劳动生产率；$CCOR$ 是比较资本生产率。一般情况下引入产业梯度系数（即三者的乘积）来计算，如果产业梯度系数大于1，则表明该产业发展水平高于全国平均，具有竞争优势；反之则不具有竞争优势。[1]

---

① 熊必琳等：《基于改进梯度系数的区域产业转移特征分析》，《经济理论与经济管理》2007年第7期。

（二）产业梯度系数计算过程与结果

产业梯度系数的计算要先算出地区产业增加值、地区全部产业增加值、地区产业从业人员、全国同行业从业人员、地区产业平均资本以及全国该产业平均资本。统计指标选取的数据主要来源于《张家口统计年鉴2013》和《北京统计年鉴2013》。文中所提到的工业增加值都是指年主营业务收入在500万元以上的规模以上企业的工业增加值。本文所用的产业分类主要是《国民经济行业分类与代码》（GB/T4754-2002）中所列出的37个行业类别。通过计算产业梯度系数，我们得到如下结果。

1. 北京和张家口工业产业梯度系数分析

通过公式我们计算出京张地区产业梯度系数（见表7）。

从表7中的计算结果来看，张家口与北京地区之间存在明显的产业梯度系数极差。北京除了在金属矿采选业，矿物制品业，纺织业，纺织服装、鞋、帽制造业，皮革毛皮羽毛（绒）及其制品，木材加工及木竹藤棕草制品业和废弃资源和废旧材料回收加工业的产业梯度系数低于张家口，在其他行业上，像劳动密集型、电子信息以及装备制造业等技术密集型行业上，北京表现出明显的产业优势。从区位商（LQ）比较来看，张家口专业化水平较高的产业表现在煤炭（1.27）、黑金矿采（4.97）、饮料（1.974）、黑金冶炼（6.365）、通用设备制造业（1.412）和专用设备制造业（1.897）；从比较劳动生产率（CPOR）水平方面，在煤炭开采（1.326）、皮革（1.332）、木材（1.7）、家具（2.354）、印刷（1.3）、文教（3.683）、塑料（1.26）、黑金冶炼（3.91）、电气（1.32）、通信（1.27）、仪器（1.4）和工艺品（1.46）等行业具有优势；在产业资本化（COOR）方面，黑色金属矿采（13.383）、纺织服装（16.164）、印刷业（2.219）和金属制品业（15.373）的资本生产率高于全国平均水平。根据产业梯度系数大于1的综合梯度优势原则，张家口地区明显的优势产业集中在矿产资源黑金矿采和制品业上，具体表现在黑色金属矿采选业、皮革毛皮羽毛（绒）及其制品和非金属矿物制品业。

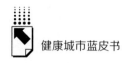

表7 京张地区产业梯度系数

行业	产业梯度系数		行业	产业梯度系数	
	北京	张家口		北京	张家口
煤炭开采和洗选业	1.77	0.05	医药制造业	2.92	0.006
石油和天然气开采业	0.0002	0.00001	化学纤维制造业	—	0.007
黑色金属矿采选业	0.123	31.993	橡胶制品业	2.1	0.02
非金属矿采选业	0.04	0.741	塑料制品业	0.09	0.01
农副食品加工业	0.053	0.005	非金属矿物制品业	0.195	5.72
食品制造业	0.016	0.008	黑色金属冶炼和压延加工业	0.008	0.002
饮料制造业	0.075	0.043			
烟草制造业	0.69	/	有色金属冶炼及压延加工业	0.106	0.06
纺织业	0.012	0.431			
纺织服装、鞋、帽制造业	0.6944	0.737	金属制品业	0.0445	0.5
皮革毛皮羽毛（绒）及其制品	0.05	2.018	通用设备制造业	0.798	0.07
			专用设备制造业	0.823	0.002
木材加工及木竹藤棕草制品业	0.003	0.019	交通运输设备制造业	0.74	0.013
			电器机械和器材制造业	2.88	0.003
家具制造业	0.44	0.009	计算机、通信和其他电子设备制造业	0.114	0.01
造纸及纸制品业	1.28	0.008			
汽车制造业	1.86	0.825	仪器仪表制造业	1.21	0.02
印刷业和记录媒介的复制	1.09	0.0006	工艺品及其他制造业	0.76	0.006
文教体育用品制造业	1.379	0.01	废弃资源和废旧材料回收加工业	0.01	0.04
石油加工、炼焦和核燃料加工业	1.11	0.03	电力、热力生产和供应业	4.614	0.005
化学原料和化学制品制造业	0.036	0.003	燃气生产和供应业	0.66	0.003
			水的生产和供应业	5.3	—

资料来源：《北京市统计年鉴2015》《中国统计年鉴2015》《2015年北京市国民经济和社会发展统计公报》等。

2.京张地区相对工业产业梯度系数分析

本文借鉴贺曲夫的相对产业梯度系数方法来确定张家口重点承接来自北京转移的产业。贺曲夫使用了相对梯度系数对两个地区的产业进行对比，如果相对梯度系数大于1，说明该产业既具有外迁趋势，反之则具有竞争优势。

根据张家口产业梯度系数分析，通过计算相对梯度系数可知，相比之下张家口主要集中在资源密集型行业以及黑色金属矿采选业（0.0038）、非金属矿采选业（0.054）和劳动密集型行业，诸如纺织业（0.028）、纺织服装、鞋、帽制造业（0.942）、皮革毛皮羽毛（绒）及其制品业（0.025）、木材加工及木竹藤棕草制品业（0.158）、黑色金属冶炼及压延加工业（0.0014）、金属制品业（0.742）这几大产业上具有绝对优势；而在水的生产和供应业（1767）、文教体育用品制造业（2298.83）、医药制造业（973.33）、电气机械及器材制造业（221.54）、仪器仪表及文化办公用机械制造业（121）、燃气生产和供应业（132）、电力、热力的生产和供应业（115.35）等制造行业上与北京地区相比差距较大。张家口应结合当地优势资源，调整第二产业内部结构，在机械制造、文体制造、医疗器械和电器制造等进行产业布局，探索本地区特色产业集群。

在京津冀协同发展大背景下，张家口在承接产业布局时既要符合梯度理论的规律，又要结合张家口产业集群的发展现状，制定长期发展战略。通过产业梯度系数比较，张家口当前的主导优势产业主要集中在黑金开采、纺织、皮革以及制品行业上，行业发展层次比较匮乏，产业基础薄弱，亟须进行产业梯度转移，因地制宜地承接发展高端装备、新能源、科技研发、文化旅游、商贸物流和养老医疗等新兴产业，通过产业梯度转移实现区域协同发展。

五 环首都周边地区与北京协同发展的建议

在实现京津冀协同发展问题上，解决周边地区发展落后问题迫在眉睫。究其原因主要有以下几点。

第一，大力实施产业扶贫对策。首都周边地区自然条件恶劣、基础薄弱、经济发展滞后。实行有效的产业政策，对促进周边地区与北京协同发展尤为重要。完善周边地区基础设施建设，夯实基础设施；发展特色产业，推进产业转移，引进先进科技，发展现代生态产业，把突破点放在大力发展与

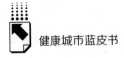

生态相适应的绿色产业上，形成高新技术、新型能源、食品加工、旅游服务等绿色产业；加快旅游产业发展，发展文化创意产业，提升周边地区文化发展水平；发展养老医疗产业，针对北京医疗卫生资源集中，疗养康复产业发展空间严重受限，与北京合作开发医疗康复等产业，建设国际化的疗养基地，依托区位交通、生态环境等优势。通过产业转移和聚集，共同出资建立"京津冀都市圈"产业转移工业园，进一步优化都市圈已形成的产业梯度。

第二，增加对落后地区的投资，加强基础设施建设。基础设施建设主要是指交通、水电、通信、金融支持、教育、卫生等项目的建设。拥有完善的基础设施，企业的成本下降，企业盈利效益扩大，进而继续投资并且吸引相关产业的投资。在环首都城市圈发展中，除北京和天津以外，其他地区的基础设施不完善，所以像承德、张家口和保定地区的资金、人才、资源会大量流出，涌入基础设施健全的发达地区，引起区域人力、资金和资源的差异性，更难以吸引新的投资，这样就会形成极化效应，北京会吸引更多的投资和人力资源，这就使得区域发展差异更大。这时应以政府为主导，以市场为辅，加大对发展落后地区的投资力度，加强对基础设施的建设力度，完善地区的交通、水电、通信、教育等基础设施的建设，为吸引投资并进一步发展奠定基础。

第三，打破行政区划对策和组织制度建设。周边地区与北京协同发展中面临最大的问题是行政区划壁垒，承德市、张家口市和保定市属于河北省，北京在很多方面很难与之协调，首先应该打破这种行政区划壁垒，由国家给予各种优惠政策，促进周边地区的发展，或是建立大北京区，把周边区域纳入其中，并作为京津冀协同发展的内圈。另外，制度建设对于北京周边地区的发展起重要作用，有序的组织制度利于经济落后地区各项经济活动顺利进行。成立协同发展小组，加强协同组织领导，由各市政府主要领导牵头负责，负责工作的协调和组织，成立北京协同发展决策咨询委员会，开展北京协同发展经常性、战略性研究。同时改进落后地区的考核机制，细化考核指标、加大考核权重，严格按照考核结果兑现奖惩，在工作推进中，对落后地区通过实地观摩、现场查看、工作点评等方式，有力调动各县区的积极性和主动性。

第四，建立区域生态补偿机制。北京周边地区总体自然生态条件脆弱，尤其是水资源相对缺乏。改善生态环境的建设工作要从头抓起，要求上游治理工业污染和限制排放，以涵养水源；风沙源区开展植树造林和退耕还草工程的建设，以防风固沙改善大气环境。上下游区域、沙源治理和受益区之间的经济利益补偿机制将成为规划方案实施可行性和持续性的有力保障。申请国家环境补助，与上游地区和风沙源头治理区进行协商，为上游地区和沙源治理区提供技术帮助和资金支持。政府制定合适的生态补偿标准，把区域生态补偿作为重点，加大支持力度。作为受益地区应该对受损地区积极进行利益补偿，在有形资源补偿方面，应该依照资源价格和机会价格，将收益向欠发达地区倾斜，积极动员北京地区更多的社会力量参与北京周边地区的生态环境建设，提供各种支持。

第五，大力发展外向型经济，促进经济转型升级。外商直接投资的增加，会形成资本存量的增加，扩大出口并创造就业，推动北京周边地区经济加速增长。在不断完善落后地区的基础设施建设的同时，制定相应的优惠措施，吸引外商直接投资。加快培育外贸骨干企业，支持做大做强，引进一批有带动能力的进出口大企业。大力实施外贸多元化战略，积极调整利用外资战略，转变外贸增长方式，优化进出口结构，开拓并稳固与其他国家的新兴国际外贸市场，全面提升首都城市圈对外开放水平。以便能够更好地融入京津冀一体化城市经济发展圈。

B.7
北京山区农民增收问题探析

夏胜银　王景辉*

摘　要： 山区是北京经济社会发展的短板，是北京全面建成小康社会任务最艰巨、最繁重的地区，如何补齐这块短板至关重要。本文就 2001 年、2015 年北京山区农民收入情况进行了对比，并从工资性收入、家庭经营性收入、财产性收入、转移性收入等方面进行了原因剖析，客观分析了山区农民在财产性收入、家庭经营收入和政策带动等方面增收的优势和潜力，提出了通过盘活存量土地和闲置资源、发展沟域生态服务型经济、建设美丽新山村、加大山区生态补偿力度等途径，促进山区农民增收的建议。

关键词： 山区农民　小康社会　沟域经济

一　背景

中央提出到 2020 年全面建成小康社会，实现全国人民的小康。2015 年 6 月，习近平总书记在贵州考察时指出："'十三五'时期是我们确定全面建成小康社会的时间节点，全面建成小康社会最艰巨最繁重的任务在农村，特别是在贫困地区。各级党委和政府要把握时间节点，努力补齐短板。"[①]

* 夏胜银，北京市农村工作委员会山区建设处副处长，硕士，主要研究方向为都市型现代农业、沟域经济；王景辉，北京市农村工作委员会山区建设处干部，硕士。

① 习近平：《确保农村贫困人口到 2020 年如期脱贫》，新华网，http://news.xinhuanet.com/politics/2015 - 06/19/c_ 1115674737.htm，最近访问日期：2017 年 7 月 8 日。

对北京农村特别是山区而言，底子薄，基础差，生态压力大，低收入群体多，农民就业愿望与岗位实际需求存在差异，外来人口冲击力大，农民创业就业渠道不足，山区发展受生态涵养、水源保护、禁养禁放等多方政策和自然因素制约。因此，山区是北京"三农"工作和农民增收攻坚的短板，是北京全面建成小康社会任务最艰巨、最繁重的地区，在促进农村收入总体水平持续提高的同时，更要抓住薄弱地区和环节，突出解决山区农民增收的问题，使他们尽快赶上全面建成小康社会的步伐。

二　研究方法

（一）调查访谈法

深入北京怀柔、密云、延庆、昌平、门头沟、房山、平谷 7 个山区 21 个乡镇 150 个村进行实地调查研究，组织了区、镇、村山区工作者座谈会，并走访、咨询了相关领域专家学者，系统具体地了解现状。

（二）比较分析法

将山区农民年收入，在时间的维度上进行纵向对比；与平原地区农民、城市居民在地理区划的维度上进行横向对比。

（三）分类研究法

把北京农民收入从工资性收入、家庭经营性收入、财产性收入、转移性收入四个部分进行分析研究。

三　研究成果

（一）山区农民收入的基本情况

山区农民是北京市人口的少数，但少数不等于小数。北京市山区面积为

1.01 万平方公里，占全市国土总面积的 62%，分布在平谷、密云、怀柔、昌平、延庆、门头沟、房山 7 个区，涉及 83 个乡镇 1674 个村，常住农户为70 万户，人口为 168 万人。据 2015 年北京市相关职能部门统计数据，京郊山区低收入村有 488 个，低收入户有 94108 户，低收入人口为 236943 人。从全国范围来看，北京市山区农民整体收入水平仅次于上海，2015 年人均收入达到 18649 元，高出全国农民平均水平近 8000 元。但是，从北京市统计局近 5年来的数据看，尽管北京山区农民年收入快速增长，但收入绝对值与平原地区农民、城市居民差距越来越大。北京山区农民收入主要呈现三个特点。

1. 增幅稳中有升

尽管山区农民人均收入低于平原地区农民和城市居民，但山区同平原、城区一样，农民收入逐年保持了较快增长。特别是进入 21 世纪后，北京市委市政府连续出台了山区生态建设、新农村建设、都市型现代农业建设、社会保障和农民就业增收等一系列针对山区的惠农惠民政策，山区农民人均纯收入增长速度明显提升，增幅快于平原和全市农民平均水平。相比于 2001年，2015 年山区农民人均纯收入增加了 3.5 倍，2001~2015 年平均增长率为 10.56%，略高于全市和平原地区农民（见图 1）。

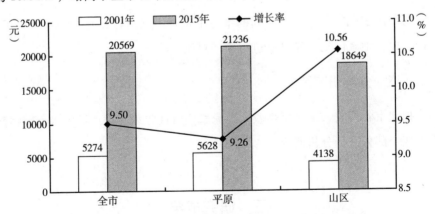

图 1　2001~2015 年北京市农民人均纯收入年平均增长率对比

2. 收入仍然最低

山区农民仍是全市收入最低的群体。2015 年山区农民人均纯收入为

18649 元，全市农民人均纯收入为 20569 元，平原地区农民人均纯收入为 21236 元，城镇居民人均可支配收入为 52859 元（见图 2）。

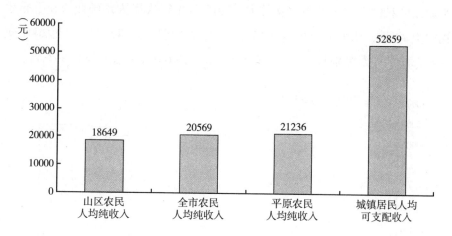

图 2 2015 年北京市不同群体收入对比

资料来源：《2015 年第三季度北京市农村经济分析报告》。

另外，在北京市低收入村、低收入户的新一轮认定中，全市共认定低收入村 234 个，95％ 的低收入村在山区；全市共有 7.3 万户 15.8 万人属于低收入户，其中有 83％ 的低收入户分布在山区（见图 3）。

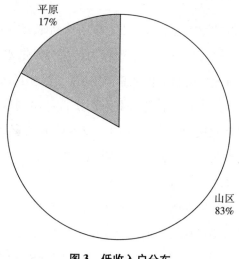

图 3 低收入户分布

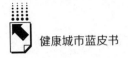

3.差距逐渐拉大

尽管山区农民年收入增幅提升，但收入绝对值垫底，山区农民与全市、平原地区农民年收入差距逐年拉大。2015年山区农民人均纯收入比全市农民少1920元，比平原农民少2587元，比城镇居民少34210元。而2001年时相对应的差距分别只有1136元、1490元和7440元（见图4）。

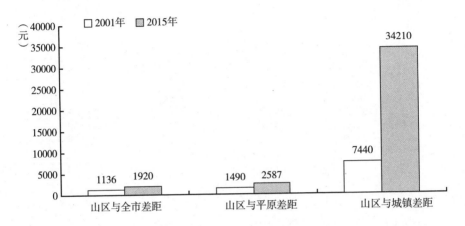

图4　山区农民与全市农民、平原农民和城镇居民收入的差距对比

（二）原因分析

山区农民收入低的原因是多方面的，既有来自家庭客观条件、经济发展基础等方面的制约，也有来自自身主观行为、社会发展水平等方面的影响；既有区域差异，又有政策因素。但从总体上看，通过山区和平原农民收入情况对比，不难找到差距所在。我们从北京市统计部门调取2001～2015年相关统计数据，对北京农民收入构成（即工资性收入、家庭经营性收入、财产性收入、转移性收入四个部分）进行对比分析。

1.工资性收入占比较大、伸缩性相对小

北京山区农民的工资性收入主要来源于两个方面：一是到城区打工，二是在本地做临时性短工。这两种形式就业层次相对较低，相对不稳定。2015年山区农民人均工资性收入为13371元，占年收入的71.7%。2001～2015

年，山区农民人均工资性收入均低于平原地区，差距最大发生在 2015 年，达 2857 元。2012 年以来，山区和平原工资性收入差距拉大，在很大程度上是因为当年北京市大力实施平原地区造林工程，但随着造林工程接近尾声，这种差距随着工程量递减而缩小。

2. 家庭经营收入第一产业偏重、依赖性相对较大

家庭经营是山区农民传统而又紧密的生产、生活活动。2015 年，山区农民人均家庭经营收入为 2574 元，平原地区农民家庭经营收入为 1745 元，山区是平原的 1.48 倍（见图 5）。从三次产业收入比例来看，2014 年①山区农民从第一、第二、第三产业获得的收入比为 38.2∶5.2∶56.6，平原地区农民相应的比例为 23.1∶8.2∶68.7，山区农民人均第一产业收入比平原高 15.1 个百分点，人均第三产业收入比平原低 12.1 个百分点（见图 6、图 7）。

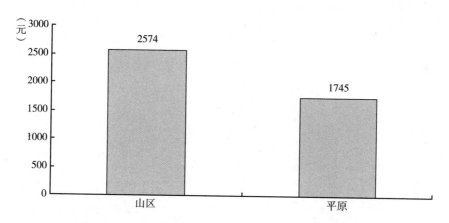

图 5　2015 年山区农民与平原农民家庭经营收入对比

由此可以看出，山区农民增收对土地的依赖程度高于平原，山区农民来自非农产业的收入低于平原。据北京市农经办监测，2013 年北京市 27 个小麦成本点，每公顷利润为 4305 元，加之北京山区人均耕地面积小，决定了

---

①　2015 年无山区农民三次产业收入数据，故使用 2014 年的数据。

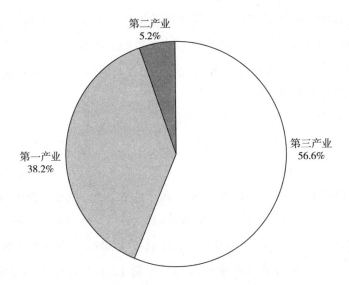

图6 山区农民收入分布比例

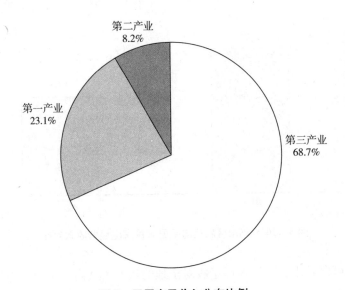

图7 平原农民收入分布比例

单纯依靠第一产业的山区农民是很难致富的。北京山区农民与平原农民收入的主要差距之一在于过分依赖土地，收入来源单一，第二、第三产业不发达，第一产业与第二、第三产业融合不好，产出效益自然不好。

3. 财产性收入地级差异、闲置期相对长

2015年山区农民人均财产性收入为515元，平原地区农民人均财产性收入为1443元，平原是山区的2.8倍；从绝对值上看，平原比山区多928元，占山区与平原农民人均纯收入差距（2587元）的1/3强（见图8）。

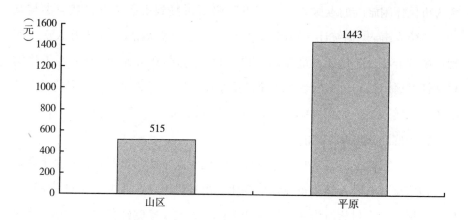

图8　2015年山区与平原农民财产性收入对比

根据调查分析结果，从级差地租看，平原地区的土地、房屋租金比山区高；从出租率看，平原的土地、房屋流转出租比例高，农民既拿租金，又拿工资，而山区土地85%以上由农民自己经营，山区的房屋闲置率也远高于平原，尤其是每年11月至次年4月期间，受地理气候等诸多因素影响，山区民俗户几乎进入了完全闲置期。

（三）山区农民增收的优势

通过农民收入来源结构的对比分析，可以得出结论，未来山区农民增收前景和优势比较突出。

1. 财产性收入潜力大

在财产性收入方面，平原农村的土地和房产流转出租比重已经很高，除单价提升外，不太可能再有突飞猛进式的增长。与之相比，随着"让土地流转起来、资产经营起来、农民组织起来"的深入推进，山区的资源逐渐

变成财富，财产性收入还有较大的增长空间。近年来，北京山区实施沟域建设和山区搬迁工程，加快实现农村"三转变"：变传统的山水林田为现代景观，把农村资源转变为市民休闲旅游的看点；变传统种养为现代体验，把农业产品转变为市民休闲旅游的买点；变传统村落为现代要素，把农民宅院转变为市民休闲旅游的歇脚点。"三点"吸引市民到山区亲近自然、参与互动、体验农事。① 据统计，2015 年酒乡之路沟域接待游客 66.7 万人次，实现旅游综合收入 3 亿元，最多的一户年收入达到 80 万元。② 密云区干峪沟村和怀柔区田仙峪村将闲置农宅流转给企业，发展高端休闲养老产业，盘活了资产，实现了企业、村集体和农民的共赢。

2. 家庭经营收入前景好

目前，尽管家庭经营收入在农民人均纯收入中的比重不高，还呈下降趋势，但家庭经营收入结构正在发生变化，由过去第一产业占主导向三次产业融合发展，以乡村旅游为主的第三产业已成为农民家庭经营收入的第一大来源，并将成为未来农民增收的主要渠道。自驾游、举家游、同事和车友结队旅游异军突起，各地旅游业也在发生变化，以往的景区型产品逐渐被多样化的目的地产品所取代，乡村旅游、城市周边游、古城古镇游正在兴起，干农事活、吃农家饭、住农家院等活动备受青睐。随着京郊民俗旅游的深度开发、沟域经济建设和美丽乡村建设的持续开展，京郊山区环境不断改善，走进乡村、品味农韵、回归自然成为市民假期的首选。据统计，近 5 年来，每年到京郊旅游的游客突破 4000 万人次，每到周末和节假日，大部分市民举家自驾到山区休闲旅游。京郊民俗旅游接待户户均收入达 12.8 万元，成功的家庭经营农户将成为未来山区的高收入群体。北京的地理位置、气候特征特殊，山区每年从 11 月下旬到次年的 4 月中旬，以怀柔雁栖湖冰雪文化节、房山霞云岭冰瀑文化艺术节为代表的冬季活动悄然兴起。据统计，2015 年春节期间，怀柔、密云、延庆、房山等区沟域内冰雪节点接待游客 40.4 万

---

① 《"十二五"时期北京沟域经济建设情况通报》（内部资料）。
② 《2015 年北京市山区建设工作报告》（内部资料）。

余人次，同比增长 66.7%，实现旅游综合收入 6261 万元，同比增长 185.9%；人均消费 155 元，同比增长 72.2%。[①]

3. 政策带动效果明显

从近 5 年山区农民收入情况看，增收的主要原因是政策带动。2010 年来，党和政府先后出台了一系列扶持山区农民增收的政策。其中有的是京郊农民普遍享受的，有的是山区独享的。目前，市级正在执行的政策主要涉及生态建设、产业发展、村镇建设、社会保障、农民增收五个方面。生态建设包括京津风沙源治理、山区生态林补偿、林权制度改革和平原造林财政政策；产业发展包括沟域经济、农业结构调整和菜篮子补贴；村镇建设包括新一轮山区地质灾害易发区及生存条件恶劣地区农民搬迁工程、农宅抗震节能房改造、农村优抚供养对象危旧房改造、村级公益事业一事一议财政奖补政策和村级公益事业专项补助（特别是山区搬迁政策，农民在可获得每人 1.8 万元建房补助、每户 6 万元新村基础设施补助的同时，每户生态搬迁补助 2 万元、节能抗震补助 2 万元）；社会保障包括城乡居民养老保险制度、城乡无社会保障老人福利养老金、农村新型合作医疗、农村低保等政策；农民增收政策包括农村护林员、保水员、保洁员等公益性岗位就业，农村低收入农民增收、农民转移就业和发展适合当地实际的特色产业等。这些政策促进了山区农民收入连续 5 年持续较快增长。[②]

（四）促进山区农民增收的建议

当前，山区虽然是北京发展的短板，但山区是北京的生态屏障，山区农民是山区生态资源的所有者、生态环境的保护者和建设者。没有山区的小康就没有全市的小康；没有山区农民的富裕，山区生态屏障建设就缺少基础。山区过去看是包袱，现在看是机遇，长远看是财富。因此，无论是山区发展，还是山区农民增收都迎来了难得的历史性机遇：一是中央提出"创新、

---

① 《2015 年北京市山区建设工作报告》（内部资料）。
② 《2015 年第四季度北京市农村经济分析报告》（内部资料）。

协调、绿色、开放、共享"的发展理念，山区既要绿水青山，又要金山银山，既要保护和发展生态环境，也要释放山区的生态服务功能，山区生态文明建设进入黄金期。二是北京市"十三五"规划全面启动，农村城镇化建设、农业调转节高精尖建设、农民社会保障、农村基层组织建设、农村综合改革齐头并进，把农民增收作为政府部门一切工作的出发点和落脚点，编入规划带，制定政策推动，完善机制联动，北京2020年全面建成小康社会目标进入倒排期。三是京津冀协同发展，进一步明确山区功能定位，北京、天津、河北三地联手推进京津风沙源治理、三北防护林建设、太行山绿化等重点生态工程，建设浅山休闲游憩景观带、跨区域沟域经济发展带，推动北京市密云、延庆，以及河北省承德、张家口生态文明先行示范区共建工程等，更加突出山区的生态服务型经济功能，山区经济社会发展进入生态文明发展机遇期。上述三种因素叠加，为北京山区经济社会发展带来了前所未有的机遇。

要促进农民增收，应做好以下四个方面的工作。

1.抓改革，向盘活存量土地、闲置房屋要收益

改革是社会发展的强大动力，山区经济发展更不例外。党的十八届三中全会提出："经济体制改革是全面深化改革的重点，核心问题是处理好政府和市场的关系，使市场在资源配置中起决定性作用和更好发挥政府作用。"北京山区发展应尊重市场经济规律，紧紧围绕农民增收的重点和难点，引进科技、信息、人才等外部资源，盘活山区闲置土地、宅院等内部资源，发展民俗旅游、生态休闲、养老养生、文化创意等生态友好型产业，帮助农民实现土地经营者、民俗旅游服务者和农家乐经营管理者的"三重身份"融合，增加农民的财产、工资性收入。

2.转方式，发展沟域生态服务型经济增收益

沟域经济①是北京山区人民的实践探索，是北京山区"调结构、转方式、促发展"的新模式、新途径。发展沟域经济的重点是实施环境整治、

———————————

① 沟域经济是以自然沟域为单元，以其范围内的产业资源、自然景观、人文遗迹为基础，通过对山水林田路和产业发展进行统一规划，有序打造，实现产业发展与生态环境相和谐、三次产业相融合、点线面相协调、带动区域发展的一种山区经济发展模式。

生态建设、基础设施、新村民居和特色产业五项工程，推动三次产业融合发展。坚持"政府主导、农民主体、部门联动、社会参与、市场运营"的工作推进机制，着力发挥农民主体作用，将农业形态向休闲、观光、加工、创意农业延伸，将农业经营向市场、向企业发展，培育成熟稳定的产业链条，着力引进先进理念、先进经营方式，重点引进那些名气大、实力强、有专长的大公司，以及规模大、起点高、建设快、带动力强的高端项目进入，引导农民探索"公司＋合作社＋农户"的经营模式，帮助农民实现"租金＋薪金＋股金"的"三金"收入。

3. 促搬迁，建设美丽新山村拓展增收空间

搬迁是北京市政府扶持山区发展力度最大、农民直接受益的民生工程。坚持生态优先，坚决执行房地产红线政策，加快新一轮山区地质灾害易发区及生存条件恶劣地区农民搬迁工程进度。① 通过山区搬迁，改变山区农民的居住条件和生活环境，带动乡村民俗旅游业发展，为山区农民就业创业创造条件。尊重农民所有者、建设者、受益者的地位，保护、发展农民的利益。一方面，政府部门投资的公益类工程，农民能干的应优先让农民干，让山区农民在建设自己家园的过程中，既享受政策支持，又拿到劳动报酬；另一方面，需要农民投资的产业类项目，政府应引导促进，当好产业发展的引导者、扶持者、服务者。同时，政府职能部门对确定引进的项目，要帮助农民把好合同关，保护好农民的利益，也要给企业发展优化环境，创造条件，实现双赢。真正帮助农民实现"住新房、谋新业、换新颜"的"三级跳"，从转变生产方式中转变生活观念，成为市场的参与者、服务者和竞争者。

4. 重生态，加大山区生态补偿力度增收益

"保护生态环境就是保护生产力，改善生态环境就是发展生产力。"②

---

① 根据北京市人民政府发布的《关于实施新一轮山区地质灾害易发区及生存条件恶劣地区农民搬迁工程的意见》（京政发〔2012〕28号）文件要求，本轮搬迁时限为期5年，即2013～2017年。将累计完成搬迁23000户近50000人，涉及223个行政村，预计将建成150个整建制搬迁新村。

② 《保护生态环境就是保护生产力 改善生态环境就是发展生产力》，《成都日报》2014年3月8日。

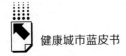
"山水林田湖是一个生命共同体。"① "既要金山银山，又要绿水青山。"② 山区作为生态涵养发展区，承担着北京生态建设和水源涵养的重要任务。政府职能部门应研究完善山区生态效益促进发展机制，进一步加大生态公益林补偿力度，提高生态效益补偿在山区农民收入中的比重；加强山区生态林经营管理，增加山区生态林管护员的补助标准；加强生态环境建设，提高山区造林和小流域治理的补贴标准，增加山区污水处理站和垃圾处理厂的布点密度；提供生态环境管理等公益性就业岗位，巩固山区护林员、全科农技员、保洁员、管水员、治安员等队伍，让山区农民在保护和发展北京生态环境的过程中，既从劳动付出中得到报酬，又从生态文明建设中共享成果。

---

① 《关于〈中共中央关于全面深化改革若干重大问题的决定〉的说明》，《人民日报》2013年11月16日。
② 《习近平谈治国理政》，外文出版社，2014，第434页。

健康服务篇

Reports on Healthy Service

B.8

认识老年人衰弱问题

孙 蕊 郭桂芳*

摘 要: 衰弱是老年人常见的主要健康问题，它能够增加老年人对不良健康结局的易感性。本文首先对衰弱概念和表现进行了介绍，并辨析衰弱与失能、共病等相近概念的区别；然后介绍衰弱对老年人的不良影响；最后论述衰弱识别、预防和干预措施等，旨在增加社会对老年人衰弱问题的重视，为健康城市规划提供参考。

关键词: 老年人 衰弱 健康问题

* 孙蕊，北京大学医学部护理学院护理学博士研究生，主要研究方向为老年人群衰弱评估；郭桂芳，北京大学医学部护理学院教授，博士，博士生导师，主要研究方向为脆弱老年人群持续性护理。

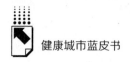
一 背景

随着全球人口老龄化的加剧，老年人衰弱问题已经成为老年学和老年医学领域关注和研究的热点。衰弱最初被用于描述老年人与增龄相关的一种易损状态，表现为抵抗应激原的能力下降，对负性事件过度或不恰当的反应。[①] 衰弱反映了机体的生物学年龄，可以很好地解释老年人的健康异质性现象，即实足年龄和基础疾病并不足以预测老年人预后和健康结局。其核心是储备能力显著下降或多系统异常导致机体回复力或补偿机制受损，不能维持内部稳态，在微小的应激原刺激下即表现出明显的易损性。[②]

衰弱是老年人常见的健康问题之一，其发生率处于较高水平，整体上随年龄增长而升高，女性发生率略高于男性。2012 年美国老年医学会杂志发表的一篇系统综述显示，65 岁以上社区老年人衰弱平均发生率约为 10%，85 岁以上社区老年人衰弱发生率为 25% ~50%。[③]

我国是世界上老龄人口数量最多的国家。截至 2015 年底，我国 65 岁以上老人占总人口的比例为 10.5%，预计 2020 年老年群体人口将达到 2.43 亿人，约占总人口数量的 18%，到 2050 老年人口数量将达到峰值，将超过全国总人口数量的 30%。[④]

我国已迈入老龄化社会，但老年人衰弱问题尚未引起足够的重视。在临

---

① Clegg, A., Young, J., Iliffe, S., et al., "Frailty in Elderly People," *Lancet*, 2013, 381 (9868): 752 –762.

② Bergman, H., Ferrucci, L., Guralnik, J., et al., "Frailty: An Emerging Research and Clinical Paradigm—Issues and Controversies," *The Journals of Gerontology Series A, Biological Sciences and Medical Sciences.* 2007, 62 (7): 731 –737.

③ Collard, R. M., Boter, H., Schoevers, R. A., et al., "Prevalence of Frailty in Community-dwelling Older Persons: A Systematic Review," *Journal of the American Geriatrics Society*, 2012, 60 (8): 1487 –1492.

④ 全国老龄工作委员会办公室：《老龄化施压　中国养老产业待提高》，全国老龄工作委员会办公室网站，http://www.cncaprc.gov.cn/contents/16/175826.html，最后访问日期：2017 年 6 月 8 日。

床实践和公共预防方面，老年人衰弱问题的研究和管理尚处于探索和研究初期。本文介绍衰弱概念及其相关研究进展，以期为开展老年人群衰弱的评估、监测和干预提供参考。

二 衰弱概念和相关理论

衰弱是老年医学领域的重要概念，自 1978 年"衰弱老年人"在美国老年联邦会议上被正式提出后，与"衰弱"相关的研究逐渐增多。衰弱是一个缓慢进展的动态演变过程，常表现为多系统损伤累积的一系列症状和体征。值得注意的是，并不是所有衰弱老年人都具有相同的症状和结局，部分衰弱老年人可无特异性疾病和症状。衰弱老年人常表现为体弱、容易疲乏、活动量减少、步速缓慢、肌力下降、平衡能力下降、食欲下降、不明原因体重减轻、营养不良、反复感染等非典型症状。临床衰弱老年人特异表现是在应激或治疗干预后恢复缓慢，容易出现各种老年人常见问题，如跌倒、骨折、尿失禁、认知功能受损、失能、泌尿系感染等。

（一）字典中衰弱的定义

"frail"一词起源于法语词汇"frêle"（意为几乎没有抵抗力）。《韦氏词典》（在线版）将"frail"解释为"容易坏掉或受损，以及躯体上的虚弱"；将"frailty"解释为"身体上的虚弱状态，以及道德上的弱点"。《牛津词典》（第八版）将"frail"解释为"身体虚弱、瘦弱的，特别是老人，以及容易受损或破碎的意思，还指道德观念薄弱的"；将"frailty"解释为"虚弱或不健康的，以及人性格或道德观念标准的弱点"。《辞海》（第六版）将"衰弱"解释为：①人失去强盛的精力、身体机能，如"身体衰弱或心脏衰弱"；②事物由强转弱，如"敌军攻势已经衰弱"。

（二）文献中衰弱的定义和相关理论

在医学领域中，衰弱研究最早出现于 1968 年。奥布莱恩（O'Brien）

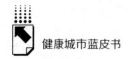
描述了老年人衰弱的特征，即老年人对不良事件的不相称反应。1978 年，在美国老年联邦会议上，"衰弱老年人"（frail elderly）一词被正式提出，用以描述 75 岁以上存在累积性的多种健康问题、需要长期支持性服务以应对日常生活的老年人。此后，衰弱逐渐被用于描述老年人群的健康状况。

目前，国内外没有统一且公认的关于衰弱的定义。基于对衰弱概念内涵的不同理解，不同学者提出了各自的衰弱概念模式，用以解释衰弱定义和研制衰弱测评工具。应用最广泛的衰弱理论模式，首先为衰弱循环理论和累积健康缺陷模型，其次为衰弱整合概念模型。

1. 衰弱循环理论

美国学者弗里德（Fried）提出了衰弱循环理论。她将衰弱综合征解释为一种由于多个系统累积性功能下降，从而限制了机体对内外应激的适应和保持内环境稳定的能力，增加了其对应激事件的易感性。[1] 衰弱是年龄和躯体疾病积累的表达，这种影响达到生理系统阈值时就会导致不良的健康结果。在疾病和衰老等因素影响下，机体发生肌肉减少症等变化，直接引起力量的降低和最大耗氧量的下降，表现为步速减缓和活动减少等。与此同时，机体的静息代谢率也不断下降，进而人体的总能量消耗下降，出现慢性营养不良，而慢性营养不良的最终结局为少肌症。这些因素相互影响，就形成了衰弱循环。弗里德认为，在衰弱循环中，肌肉减少症是促发衰弱的关键环节，肌肉减少症是衰弱发生的病理基础，也是衰弱的早期阶段，而肌肉减少症的一系列表现则是衰弱的核心表现，如肌力下降、步速缓慢等。

依据衰弱循环理论，弗里德提出了衰弱的 5 个表型，即耐力下降、肌力下降、营养不良、步速缓慢、身体活动量降低。弗里德进一步提出了衰弱的操作性定义和诊断标准，即衰弱表型。衰弱表型是目前国际上应用最为广泛的躯体衰弱的评估工具。依据衰弱的程度，弗里德进一步提出了衰弱前期的

① Fried, L. P., Tangen, C. M., Walston, J., et al., "Frailty in Older Adults: Evidence for a Phenotype," *The Journals of Gerontology Series A*, *Biological Sciences and Medical Sciences.* 2001, 56 (3): 146 – 156.

概念。她将衰弱前期视为介于不衰弱与衰弱的中间状态，处于衰弱的初期，并指出衰弱前期是早期干预的关键时期，在一定的干预下可逆转为不衰弱状态。

2. 累积健康缺陷模型

加拿大学者罗克伍德（Rockwood）提出了累积健康缺陷模型（又称赤字模型）。他用"动态平衡假说"来解释衰弱综合征的概念，将衰弱视为资产（property）和赤字（deficit）之间的动态平衡。[①] 平衡的一方是"资产"，包括躯体健康、功能完好、积极乐观的生活态度，以及社会、文化、经济和环境等方面的良好支撑；另一方"赤字"包括身体健康状况不良，如疾病、残障、日常生活需依赖他人或长期住在医疗康复机构等。他认为，衰弱综合征是赤字的累积超过了资产的一种状态，提出用衰弱指数（frailty index，FI）来量化衰弱的程度。

3. 衰弱整合概念模式

荷兰护理学教授葛本斯（Gobbens）提出衰弱整合概念模式。她将衰弱定义为一种动态的过程，衰弱状态受到一系列变量（个人因素和疾病）的影响，影响单一或多个功能（生理功能、心理功能、社会功能）已经下降的个体，并随之增加不良结局发生的风险。[②] 葛本斯的衰弱定义包含躯体、心理、社会三个维度。衰弱整合模式从生命历程的角度描述了衰弱及其不良结局的发生路径：在一系列人口学、生物、社会经济、生活环境、生活事件等因素的直接作用或间接作用下，机体由健康发展为疾病/储备能力下降状态。上述影响因素持续发挥作用，储备能力继续下降可发展为衰弱状态，如衰弱状态持续恶化最终可导致不良结局的发生。基于该理论发展的衰弱测评工具，主要有蒂尔堡（Tilburg）衰弱量表和衰弱综合评估工具。

---

① Rockwood, K., Mitnitski, A., "Frailty in Relation to the Accumulation of Deficits," *The Journals of Gerontology Series A*, *Biological Sciences and Medical Sciences*. 2007, 62 (7): 722 – 727.

② Gobbens, R. J., Luijkx, K. G., Wijnen-Sponselee, M. T, et al., "Towards an Integral Conceptual Model of Frailty," *The journal of Nutrition*, *Health & Aging*, 2010, 14 (3): 175 – 181.

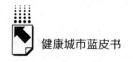

（三）与衰弱相近的概念辨析

1. 衰弱与老化的关系

衰弱的发生与老化过程密切相关。由于衰弱是老年人常见的慢性、长期健康问题，本身症状不明显且进展缓慢，因此常被误认为是正常老化的表现而被忽略。衰弱不属于老化的自然过程，虽然增龄是衰弱的危险因素之一，但衰弱不是老化的必然结果，存在部分高龄老年人功能良好没有发生衰弱的案例。值得注意的是，衰弱也不是老年人特有的健康问题，儿童和青壮年人在一些疾病后或某些特定情况下也可能发生衰弱，例如，艾滋病患者[①]、癌症儿童也是衰弱的高发人群。[②]

衰弱不是正常老化的必经阶段。老化是生理储备进行性和整体性下降的过程，导致机体适应反应和维持稳态能力下降，促发机体对压力源、疾病和损伤的易感性增加，老化降低了机体或器官适应外部应激的能力。依据生理储备下降程度的不同，老化可分为生理性老化和病理性老化。与正常生理性老化相比，衰弱属于病理性老化范畴，机体生理储备显著下降或多系统异常，但仍具有一定的生理储备，在微小的应激原下即可展现出明显的易损性，并且很难恢复到基线时的稳态水平（见图1）。

2. 衰弱与脆弱的关系

脆弱通常用来形容老年人处于一种高风险状态，随时可能发生不良事件。脆弱性是衰弱的一个内在特征，但衰弱与脆弱并不等同。衰弱是动态变化的过程，可以按照严重程度不同评定分级；而脆弱是相对静止的状态，没有等级划分。衰弱的老年人必然是脆弱的，是指衰弱增加了老年人发生不良结局的风险，导致老年人处于高风险状态；而反过来，所有脆弱的老年人并

---

① Onen, N. F., Patel, P., Baker, J., et al., "Frailty and Pre-Frailty in a Contemporary Cohort of HIV-Infected Adults," *The Journal of Frailty & Aging*, 2014, 3（3）: 158 – 165.

② Geach, T., "Paediatric Oncology: Frailty after Childhood Cancer," *Nature Reviews Clinical Oncology*, 2014, 11（1）: 3.

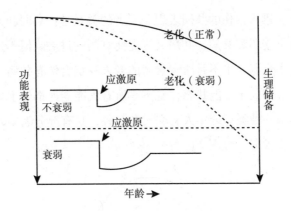

图 1　衰弱与老化

资料来源：Clegg, A., Young, J., Iliffe, S., et al., "Frailty in Elderly People," *Lancet*, 2013, 381 (9868): 752 – 762。

不是都处于衰弱状态。[①]

3. 衰弱与共病和失能概念辨析

衰弱与失能、共病并非同义，三者是不同的概念，不可交替使用。[②] 衰弱与失能具有部分相似性。失能是指日常活动能力受限和生活自理困难，衰弱和失能都代表一种下降的功能状态，而且发生率都随着年龄的增加而升高。两者的主要区别有以下两点。第一，衰弱是多重因素导致的结果，其发生涉及多个系统，衰弱通常不是由单一因素导致，而是由生理、心理社会和环境等因素相互作用的结果；失能可以是单一系统问题导致，也可以是机体多系统问题引发。第二，衰弱是动态变化的过程，具有潜在可逆性；失能是相对稳定、不容易改变的状态。共病是指个体同时患有两种或两种以上的慢性疾病，共病的发生率随着机体的老化而升高。一些学者认为，共病是衰弱的先决条件，共病数量的增加实质是系统累积损伤增加的表现，而衰弱是多

[①] 奚兴、郭桂芳、孙静：《衰弱的内涵及其概念框架》，《实用老年医学》2013 年第 8 期。

[②] Fried, L. P., Ferrucci, L., Darer, J., et al., "Untangling the Concepts of Disability, Frailty, and Comorbidity: Implications forImproved Targeting and Care," *The Journals of Gerontology. Series A, Biological Sciences andMedical Sciences*, 2004, 59 (3): 255 – 263.

系统储备下降、累积损伤的共同表现。三者的关系是：衰弱和共病可预测失能，失能可加重衰弱和共病，共病又可促使衰弱的进展。但不是所有共病的老人一定会发生衰弱，也不是所有衰弱的老人一定会伴有共病。同样，不是所有衰弱老年人都处于失能状态，也不是所有失能老人都处于衰弱状态。衰弱、失能和共病三种类型老年人有交叉和重叠，只有部分老年人同时处于衰弱、共病和失能状态（见图2）。

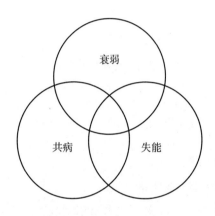

图2　衰弱、共病与失能

三　衰弱对老年人的不良影响

衰弱是一个动态的过程，在老年人群中衰弱程度加重的现象更为普遍，而衰弱程度加重本身可诱发老年人健康状况短时间内下降，健康状况恶化又进一步加重衰弱状况，两者形成恶性循环，导致老年人健康状况呈螺旋式下降，引发一系列连锁反应，不良健康结局风险成倍增加，最终产生多米诺骨牌效应。[①]因此，衰弱使老年人处于一种高风险状态，衰弱的老年人预后更差，疾病恢复更慢，跌倒及失能风险增加，更易受到医源性损害，并且死亡率更高。

---

① Lang, P. O., Michel, J. P., Zekry, D., "Frailty Syndrome: A Transitional State in a Dynamic Process," *Gerontology*, 2009, 55 (5): 539 - 549.

总体而言，衰弱增加老年人发生各种不良健康结局的风险，老年人衰弱程度越重，发生不良健康结局的风险越高。

1. 死亡风险

衰弱增加老年人的死亡风险。美国一项多中心的前瞻性系列研究（3132 名 67 岁及以上的男性接受调查）显示，校正年龄影响后，衰弱老年男性死亡的风险明显高于不衰弱老年人，死亡风险比（HR）为 2.5 ~ 3.5。[1] 2016 年发表的一篇系统综述显示，衰弱显著增加老年人过早死亡的风险。该系统综述评价了 31 篇衰弱与不良结局关系的文献，其中 24 篇报道了衰弱与过早死亡的关系，其合并 OR 和合并 HR 分别为 2.34（95% CI：1.77 ~ 3.09）和 1.83（95% CI：1.68 ~ 1.98），衰弱使老年人过早死亡的风险平均增加 1.8 ~ 2.3 倍。[2]

2. 失能风险

衰弱增加社区老年人失能的风险，衰弱评估得分与日常生活能力依赖风险之间存在剂量反应关系。最新的一篇系统综述显示，衰弱老人更容易发生失能或失能加重，其发生 ADL 失能风险 OR 为 2.76（95% CI：2.23 ~ 3.44），发生 IADL 失能风险 OR 为 3.62（95% CI：2.32 ~ 5.64），衰弱前期也与失能或失能加重相关，但其风险性低于衰弱状态。[3] 美国女性老年健康调查研究发现，衰弱是老年女性日常生活能力由独立转变为依赖的独立危险因素（HR：2.2；95% CI：1.4 ~ 3.6）。[4] 这提示我们，

---

[1] Ensrud, K. E., Ewing, S. K., Cawthon, P. M., et al., "A Comparison of Frailty Indexes for the Prediction of Falls, Disability, Fractures, and Mortality in Older Men," *Journal of the American Geriatrics Society*, 2009, 57 (3): 492 – 498.

[2] Vermeiren, S., Vella-Azzopardi, R., Beckwee, D., et al., "Frailty and the Prediction of Negative Health Outcomes: A Meta-Analysis," *Journal of the American Medical Directors Association*, 2016, 17 (12): 1163.

[3] Kojima, G., "Frailty as a Predictor of Disabilities Among Community-dwelling Older People: A Systematic Review and Meta-analysis," *Disability and Rehabilitation*, 2016: 1 – 12.

[4] Boyd, C. M., Xue, Q. L., Simpson, C. F., et al., "Frailty, Hospitalization, and Progression of Disability in a Cohort of Disabled Older Women," *The American Journal of Medicine*, 2005, 118 (11): 1225 – 1231.

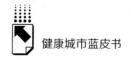
衰弱老年人是失能的高风险人群，预防衰弱可以降低社区老年人失能的风险。

3. 跌倒风险

衰弱增加老年人跌倒的风险，是预测社区老年人跌倒风险的独立指标。研究证实，在墨西哥裔美国人老年人群中，衰弱、女性、未婚、有过跌倒史、躯体功能较差者更容易发生跌倒，衰弱和衰弱前期人群发生跌倒风险是不衰弱人群的 1.68 倍和 1.36 倍。[①] 2015 年发表的一篇系统综述纳入了 11 篇研究涉及 68723 例老年人，其中 7 篇文献报道了跌倒的 OR 值，衰弱与衰弱前期与未来跌倒风险显著相关，合并 OR 分别为 1.84 （95% CI：1.43 ~ 2.38）和 1.25 （95% CI：1.01 ~ 1.53）；剩余 4 篇文献报道了 HR 值，衰弱与未来跌倒风险合并 HR 值为 1.24 （95% CI：1.10 ~ 1.41）。[②] 上述研究结果提示我们，衰弱老年人是跌倒的高危人群，预防跌倒应该是衰弱老年人健康管理的内容之一。

4. 骨折风险

老年人衰弱程度越重，骨折风险越高。加拿大多中心的骨质疏松症的研究显示，衰弱指数是预测 10 年后骨折的有效指标，衰弱指数每增加 0.1，各种类型骨折的风险就会增加 0.25 倍。[③] 小岛秀夫 （Kojima） 2016 年发表的系统综述纳入了 6 篇研究 （无发表偏倚）。经过 Meta 分析发现，衰弱与衰弱前期均与未来发生骨折显著相关，衰弱和衰弱前期老年人未来发生骨折的风险明显高于不衰弱老年人，合并 OR 分别为 1.7 （95% CI：1.34 ~ 2.15）和 1.31 （95% CI：1.18 ~ 1.46），该研究通过 Meta 回归分析模型还发现，

① Samper-Ternent, R., Karmarkar, A., Graham, J., et al., "Frailty as a Predictor of Falls in Older Mexican Americans," *Journal of Aging and Health*, 2012, 24 （4）：641 – 653.

② Kojima, G., "Frailty as a Predictor of Future Falls Among Community-Dwelling Older People：A Systematic Review and Meta-Analysis," *Journal of the American Medical Directors Association*, 2015, 16 （12）：1027 – 1033.

③ Kennedy, C. C., Ioannidis, G., Rockwood, K., et al., "*A Frailty Index Predicts 10-Year Fracture Risk in Adults Age 25 Years and Older：Results from the Canadian Multicentre Osteoporosis Study （CaMos）*," *Osteoporosis international*, 2014.

来自美国的研究显示更高的骨折风险（回归系数为 0.39，$P = 0.04$），高于其他国家。[①] 上述研究结果提示我们，预防骨折应该纳入衰弱老年人健康管理范围。

5. 入住机构风险

衰弱与衰弱前期社区老年人均为入住机构的高风险人群，尤其是衰弱老年人。有研究者检索了 2010～2015 年发表的社区老年人衰弱程度与后续入住机构风险的队列研究，检索到 885 篇相关研究，最终纳入 6 篇研究共计 3528 例社区老年人（纳入研究之间的异质性水平较低，无发表偏倚）进行 Meta 分析，发现衰弱和衰弱前期均是预测社区老年人入住机构的独立指标，合并 OR 分别为 5.58（95% CI：2.94～10.60）和 3.26（95% CI：1.21～8.78），即衰弱和衰弱前期社区老年人平均入住机构的风险是不衰弱老年人的 5.58 倍和 3.26 倍。[②] 该研究结果提示我们，预防衰弱对降低老年人入住机构率具有重要意义。

6. 住院风险

2016 年发表在《流行病学与公共健康杂志》的一篇系统综述显示，衰弱是老年人住院的独立风险因素，尤其是高龄老人，年龄越大住院风险越高。[③] 该综述纳入了 13 篇研究（异质性中、低水平，无发表偏倚），平均随访时间为 3.1 年，其中 10 篇研究报道了入院风险 OR 值，经过 Meta 分析后，衰弱与衰弱前期社区老年人入院的合并 OR 值分别为 1.90（95% CI：1.74～2.07）和 1.26（95% CI：1.18～1.33）；3 篇研究报道了 HR 值，经过 Meta 分析后，衰弱与衰弱前期社区老年人入院的合并 HR 值分别为 1.30（95% CI：1.12～1.52）和 1.13（95% CI：1.04～1.24）。该研究结果显

---

① Kojima, G., "Frailty as a Predictor of Fractures Among Community-dwelling Older People: A Systematic Review and Meta-analysis," *Bone*. 2016, 90: 116–122.

② Kojima, G., "Frailty as a Predictor of Nursing Home Placement among Community-dwelling Older Adults: A Systematic Review and Meta-analysis," *Journal of Geriatric Physical Therapy*, 2016.

③ Kojima, G., "Frailty as a Predictor of Hospitalisation among Community-dwelling Older People: A Systematic Review and Meta-analysis," *Journal of Epidemiology and Community Health*, 2016, 70 (7): 722–729.

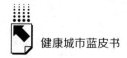

示，衰弱老年人入院的风险几乎是不衰弱老年人的 2 倍，说明衰弱老年人具有较高的医疗照护需求。

7. 痴呆风险

衰弱是社区老年人罹患痴呆的预测因素。小岛秀夫等 2016 年对衰弱与痴呆相关性的研究进行了系统综述，该综述纳入了 7 篇研究，其中 4 篇报道了躯体衰弱老年人罹患痴呆的 HR 值，衰弱老年人罹患阿尔茨海默病的合并 HR 为 1.28（95% CI：1.00 ~ 1.63）；衰弱老年人罹患血管性痴呆的合并 HR 为 2.7（95% CI：1.4 ~ 5.23）；衰弱老年人罹患全部类型痴呆的合并 HR 为 1.33（95% CI：1.07 ~ 1.67）；Meta 回归分析显示，衰弱的老年女性比男性更容易罹患阿尔茨海默病。该系统综述结果显示，衰弱老年人是罹患各种类型痴呆的高危人群，尤其有血管性痴呆的风险（HR：2.7），说明在老年人衰弱评估中认知功能测评的必要性。[1]

8. 患糖尿病风险

衰弱与糖尿病互为风险因素。扎斯拉夫斯基（Zaslavsky）等最新研究发现，老年人血糖水平越高，未来发生衰弱的风险越大，血糖在 110mg/dL 水平的老年人 4 年后发生衰弱的风险是血糖水平 100mg/dL 者的 1.32 倍。[2] 2016 年的一项研究证实，衰弱能够增加老年人罹患 Ⅱ 型糖尿病的风险。该研究对 1754 例 65 岁以上的老人随访了 4 年，衰弱的老年人患糖尿病风险增加接近 2 倍，衰弱前期老人患糖尿病风险增加至 1.6 倍。[3] 上述研究说明，衰弱与衰弱前期均为 Ⅱ 型糖尿病患病的独立风险因素，说明预防衰弱可能有

---

[1] Kojima, G., Taniguchi, Y., Iliffe, S., et al., "Frailty as a Predictor of Alzheimer Disease, Vascular Dementia, and All Dementia among Community-dwelling Older People: A Systematic Review and Meta-analysis," *Journal of the American Medical Directors Association*, 2016, 17 (10): 881–888.

[2] Zaslavsky, O., Walker, R. L., Crane, P. K., et al., "Glucose Levels and Risk of Frailty," *The journals of gerontology Series A, Biological sciences and medical sciences*, 2016, 71 (9): 1223–1229.

[3] Veronese, N., Stubbs, B., Fontana, L., et al., "Frailty is Associated with an Increased Risk of Incident Type 2 Diabetes in the Elderly," *Journal of the American Medical Directors Association*, 2016, 17 (10): 902–907.

助于降低老年人罹患糖尿病的风险。

9. 术后不良结局风险

衰弱老年人进行外科手术后结局较差，衰弱是提示老年人临床预后的重要指标。2016 年最新发布的一项研究显示，65 岁以上衰弱老年人接受普通外科手术后，其 30 天和 90 天死亡率分别是不衰弱老人的 4 倍和 3 倍。[①] 2014 年塞普赫里（Sepehri）等的系统综述显示，衰弱老人心脏手术后，发生心脑血管事件的风险是不衰弱老人的 4.89 倍。[②] 英国学者奥克兰（Oakland）等对衰弱与术后结局的关系进行了系统综述，纳入 12 篇研究，经过 Meta 分析后，发现老年人衰弱与院内死亡率的合并 OR 为 2.77（95% CI：1.62~4.73），衰弱与出院后一年，死亡率的合并 OR 为 1.99（95% CI：1.49~2.66），衰弱与住院时间延长的合并均数差为 1.05 天（95% CI：0.02~2.07），衰弱与出院后康复治疗/疗后护理率的合并 OR 为 5.71（95% CI：3.41~9.55）。[③] 林（Lin）等对 75 岁以上老年人衰弱与术后结局进行了系统评价，该综述纳入了 23 篇研究，手术种类包括心脏手术、肿瘤手术、普通外科手术、血管手术和髋部骨折手术等。结果显示，衰弱与术后 30 天、90 天、一年后死亡率，术后并发症，住院时间延长等相关。[④] 上述研究说明，衰弱评估在临床实践中具有重要作用，衰弱是老年人术后预后的重要指标，尤其是中、高龄衰弱老年人术后预后较差，提示衰弱状态是老年人术前风险评估的重要内容。

---

① Hewitt, J., Moug, S. J., Middleton, M., et al., "Prevalence of Frailty and Its Association with Mortality in General Surgery," *American Journal of Surgery*, 2015, 209 (2): 254-259.

② Sepehri, A., Beggs, T., Hassan, A., et al., "The Impact of Frailty on Outcomes after Cardiac Surgery: A Systematic Review," *The Journal of Thoracic and Cardiovascular Surgery*, 2014, 148 (6): 3110-3117.

③ Oakland, K., Nadler, R., Cresswell, L., et al., "Systematic Review and Meta-analysis of the Association Between Frailty and Outcome in Surgical Patients," *Annals of the Royal College of Surgeons of England*, 2016, 98 (2): 80-85.

④ Lin, H. S., Watts, J. N., Peel, N. M., et al., "Frailty and Post-operative Outcomes in Older Surgical Patients: A Systematic Review," *BMC Geriatrics*, 2016, 16 (1): 157.

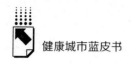

四 衰弱的识别

如何快速有效地识别衰弱老年人是存在争议的问题，尤其是在衰弱定义不确定的前提下。目前还没有找到一个被广泛接受的衰弱评估工具的"金标准"。国际上衰弱的测评工具众多，其测量的维度，根据不同的理论基础和概念范畴而有所不同，一般包括生理、心理、社会等维度。衰弱评估工具按照评估方法可分为三类：主观自评量表、客观测评量表、主观与客观混合测评量表。常见的衰弱测评工具有衰弱表型、衰弱指数、衰弱量表、蒂尔堡衰弱量表，埃德蒙（Edmonton）衰弱量表，格罗宁根（Groningen）衰弱指标和临床衰弱水平量表等。其中衰弱表型和衰弱指数是采用最多的衰弱评估方法。应用较广的多维度衰弱评估工具主要为埃德蒙衰弱量表和蒂尔堡衰弱量表。对各测评工具中指标汇总分类情况见表1。

表1 衰弱的测评指标汇总

维度	指标分类	测评指标
生理维度	营养状态	体重下降、食欲下降、BMI异常
	躯体健康	多重用药、失禁、患病状况、医疗资源使用、感知健康
	骨骼肌功能	行走能力下降、肌力下降、平衡问题
	精力	疲乏、耐力下降、活动水平下降
	感觉功能	视力问题、听力问题
精神心理维度	认知功能	认知功能损害
	心理状况	抑郁情绪、焦虑、悲伤、应对能力下降
社会维度	社会活动	社会支持、社会关系、社会参与
	社会隔绝	独居、孤独

五 衰弱的预防和干预

衰弱具有螺旋下降的特点，但是在有效干预的条件下，衰弱过程是可逆转的。理论和实践层面的研究结果显示，对于老年衰弱进行及早干预具有重要意义。衰弱前期、轻度和中度衰弱的老年人对干预反应良好，有效的干预措施能够预防、延迟、逆转或降低老年人衰弱的程度；而对于重度衰弱的老年人干预效果不佳，干预措施只能预防或减少不良健康结局的发生。

针对老年人衰弱的干预可分为锻炼干预、营养干预、多学科综合评估干预、激素替代疗法、其他措施等。锻炼干预和多学科综合评估干预是目前衰弱综合征的主要干预方法，其中锻炼干预的依从性较高。

1. 锻炼干预

锻炼可改善老年人群的衰弱综合征，有针对性地对柔韧性、平衡、力量和移动速度进行锻炼可以减少躯体衰弱。针对性的锻炼包括阻力运动、耐力运动与有氧运动，是预防及治疗衰弱综合征较为有效的措施。适量进行太极拳运动对衰弱有很好的影响，对预防跌倒也有积极的效果。[①]

系统评价显示，对衰弱老人进行以家庭和团体为基础的锻炼，可以提高灵活性及功能状态。[②] 但是，衰弱老年人运动锻炼的内容、强度和最佳时机尚无明确证据支持。西奥（Theou）等学者认为，运动锻炼是对衰弱老年人健康最有益的干预措施，但最佳锻炼内容缺乏足够的证据，他们的研究推荐衰弱老年人进行多种形式组合锻炼，每周 3 次，每次 30 ~ 45 分钟，锻炼持续≥5 个月。[③] 兰迪（Landi）等学者则认为，中等强度常规锻炼是对抗老年人少肌症、躯体功能下降、认知功能下降和不良情绪的唯一有效方法，并推

---

① Clegg, A. B. S., Young, J., Forster, A., et al., "Do home-based Exercise Interventions Improve Outcomes for Frail Older People? Findings from a Systematic Review," *Rev Clin Gerontol*, 2012, 22: 68 – 78.

② Clegg, A. B. S., Young, J., Forster, A., et al., "Do home-based Exercise Interventions Improve Outcomes for Frail Older People? Findings from a Systematic Review," *Rev Clin Gerontol*, 2012, 22: 68 – 78.

③ Theou, O., Stathokostas, L., Roland, K. P., et al., "The Effectiveness of Exercise Interventions for the Management of Frailty: A Systematic Review," *Journal of Aging Research*, 2011, 2011: 569 – 594.

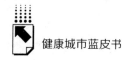

荐无论老年人是否衰弱都应该常规进行中等强度锻炼。[1]

2. 营养干预

营养干预可能对改善衰弱老人的体质下降和营养不良有益，但尚缺乏足够的证据支持。科克兰（Cochrane）的一篇综述显示，营养不良的老年人补充蛋白和能量只能增加体重，并未改善其功能表现。[2] 有研究显示，补充蛋白质，特别是富含亮氨酸的必需氨基酸混合物，可以增加肌肉容量，进而改善衰弱状态[3]，但也有研究未发现效果。尽管现有研究提示，维生素 D 在衰弱治疗中可能具有重要地位，但是常规用于衰弱的预防和治疗尚需进一步研究。[4]

3. 多学科综合评估干预

多学科综合评估干预的总体目标是改善老年人生理和心理功能，降低其入住老年照护机构和住院的风险，减少老年人残疾和生活依赖，提高其生活质量。多学科综合医疗团队包括老年学专家、老年专科护士、社工、药师、职业治疗师和理疗师；评估内容包括病史、体检、辅助检查，以及社会心理和医疗数据、环境资源等；多学科团队与老年人和照顾者讨论后形成干预目标和管理计划。多学科综合评估干预研究得出的结论并不一致，但多数研究证明，衰弱老年人接受多学科综合评估干预后身体活动性改善、失能降低。[5]

4. 激素替代疗法

激素替代疗法（如补充雌激素、孕激素、睾酮、去氢表雄酮、生长激

---

① Landi, F., Abbatecola, A. M., Provinciali, M., et al., "Moving Against Frailty: Does Physical Activity Matter?" *Biogerontology*, 2010, 11 (5): 537 –545.

② Milne, A. C. P. J., Vivanti, A., Avenell, A., "Protein and Energy Supplementation in Elderly People at Risk from Malnutrition," *Cochrane Database Syst Rev*, 2009, 2: CD003288.

③ Tieland, M., Borgonjen-Van den Berg K. J., van Loon L. J., et al., "Dietary Protein Intake in Community-dwelling, Frail, and Institutionalized Elderly People: Scope for Improvement," *European Journal of Nutrition*, 2012, 51 (2): 173 –179.

④ Chang, C. I., Chan, D. C., Kuo, K N., et al., "Vitamin D Insufficiency and Frailty Syndrome in Older Adults Living in a Northern Taiwan Community," *Archives of Gerontology and Geriatrics*, 2010, 50 Suppl 1: S17 –21.

⑤ Fairhall, N., Sherrington, C., Kurrle, S. E., et al., "Effect of a Multifactorial Interdisciplinary Intervention on Mobility-related Disability in Frail Older People: Randomised Controlled Trial," *BMC Medicine*, 2012, 10: 120.

素等）对衰弱的影响仍不确定。对性腺功能减退的老年男性人群，补充睾酮可以增加力量，对衰弱的改善可能具有一定作用，但此疗法具有一定潜在风险（如心血管事件、前列腺肿瘤等），使用时应密切观察和监测。因此有学者认为，在衰弱老年人中使用激素替代治疗，安全性欠佳，该疗法仅适用于激素水平低下的衰弱老年人。迄今为止，尚无推荐的激素替代疗法方案。

5. 其他措施

社区老年人衰弱干预的其他措施，包括整体护理模式、读书疗法、饮食咨询、个案管理等。研究显示，读书疗法能够增加轻度、中度衰弱老年人的自我管理能力，说明读书疗法可以作为衰弱老年人锻炼、营养等干预方法的辅助干预内容。[①] 英国的研究初步证实，对不能外出的老年人或只能参加日间照料中心的衰弱老年人而言，进行为期3个月的居家个案管理干预效果并不明显。[②] 荷兰护理学者罗曼（Looman）等的研究显示，整体护理模式组老年人生活质量提高，但两组老年人健康状况变化没有明显差异。该学者认为，老年人健康状况改善不明显的原因可能是干预时间过短，整体护理模式的有效性还需要周期长的干预来验证。[③] 由于针对衰弱老人的上述干预措施研究较少，这些干预措施的有效性尚不能得出明确结论。

六　建议

我国已经步入老龄化社会，老年人群健康问题不容忽视。北京是我国老龄化程度较为严重的城市之一，老年人衰弱问题对社会和医疗造成了较大负

---

① Frieswijk, N., Steverink, N., Buunk, B. P., et al., "The Effectiveness of a Bibliotherapy in Increasing the Self-management Ability of Slightly to Moderately Frail Older People," *Patient Education and Counseling*, 2006, 61 (2): 219 – 227.

② Forster Acsbjysia, "The Home-based Older People's Exercise (HOPE) Trial: A Pilot Randomised Controlled Trial of a Home-based Exercise Intervention for Older People with Frailty," *Age and Ageing*, 2014, 43: 687 – 695

③ Looman, W. M., Fabbricotti, I. N., Huijsman, R., "The Short-term Effects of an Integrated Care Model for the Frail Elderly on Health, Quality of Life, Health Care Use and Satisfaction with Care," *International Journal of Integrated Care*, 2014, 14: e034.

担,应引起医疗机构和政府的关注和重视。从临床角度来看,衰弱使老年人容易发生各种不良结局且难以改善,衰弱是提示老年人综合健康状况、临床风险预测和预后判断的重要指标。从社会角度来看,衰弱老年人是需要给予额外医疗关注的,他们不仅需要较多的医疗资源,还是失能和入住机构的高风险人群。

1. 完善老年人衰弱评估数据积累,为筛选有效衰弱指标和建立衰弱筛查工具提供数据支持

世界卫生组织提出的老年人健康最好的测量指标是"功能"[1],躯体功能良好(能够外出)、能在家庭或机构中独立生活、认知功能相对完好,是保证老年人晚年生活质量的重要支柱。[2] 衰弱是反映老年人功能储备和对压力原的易感性的重要指标。老年人衰弱问题应引起我国公共卫生领域和相关政府机构的重视。建议在医疗卫生机构中完善衰弱指标数据的积累,尽可能统一操作性定义,保持其一致性,对老年人进行衰弱指标的随访和监测,结合不良健康结局发生情况,为后续明确有效衰弱指标和建立衰弱筛查工具提供必要的研究基础和数据支持,同时也为政府部门制定健康促进政策、规划等提供依据。

2. 将衰弱筛查纳入社区慢性病管理平台,对高风险老年人进行衰弱监测和管理

衰弱老年人容易发生各种不良健康结局,是处于高风险状态的特殊人群,需要较多的医疗照护。准确地评估老年人衰弱状况,不仅有利于衰弱预防和失能高风险人群的识别,还有助于临床风险评估、预后判断和治疗方案决策等。在卫生保健服务层面上,建议将衰弱筛查融入社区卫生服务健康管理平台,提高医疗服务部门对老年人衰弱问题的重视程度,逐步推进老年人衰弱筛查工作,将其列入财政预算。建议对建立健康档案的老年人实施定期的衰弱评估和风险分级,从而及时发现潜在干预人群和重点关注对象,进一步对高风险老年人进行衰弱状态和衰弱常见不良结局的动态监测。

---

① Woo, J., Leung, J., Zhang, T., "Successful Aging and Frailty: Opposite Sides of the Same Coin?" *Journal of the American Medical Directors Association*, 2016, 17 (9): 797 – 801.

② Cesari, M., Prince, M., Thiyagarajan, J. A., et al., "Frailty: An Emerging Public Health Priority," *Journal of the American Medical Directors Association*, 2016, 17 (3): 188 – 192.

3. 制定老年人衰弱干预策略和预防措施

通过干预措施可逆转或延缓老年人衰弱变化趋势，维持老年人的功能独立性和减少衰弱不良结局，减少社会和家庭养老和医疗负担。需要加强北京市社区健康促进工作，总结国内外衰弱干预研究结果，结合北京市资源、老年人实际情况和文化特点，进行个性化衰弱干预与指导。建议以社区服务机构为依托，结合科研机构资源，适当开展专项研究、支持试点项目，以锻炼干预、营养干预、多学科综合评估干预等为主要形式，探讨适合于北京市社区老年人的衰弱干预和管理模式。

B.9

搭建中医药发展创新平台
促进东城区健康服务业发展

——北京市东城区中医药健康服务业发展情况调研报告

东城区国家中医药发展综合改革试验区办公室

摘　要： 本文从北京市东城区中医药发展具体情况出发，通过分析近年来在中医医疗和预防保健服务能力、中医药文化建设、中医药健康旅游产业等方面所取得的成绩，进而阐述了促进中医药健康服务业发展的主要经验、做法，并指出东城区在中医药健康服务业发展方向、资源统筹以及均衡发展等方面仍存在的一些问题，最终提出从坚持规划引导、创新引领以及三医联动三个角度破解难题，通过不断搭建中医药发展创新平台，最终实现促进东城区健康服务业发展的目标。

关键词： 中医药　健康服务　北京市东城区

2013 年国务院发布了《关于促进健康服务业发展的若干意见》，2014年北京市人民政府公布了《北京市人民政府关于促进健康服务业发展的实施意见》，这两份文件明确了在今后一段时间内发展健康服务业的主要内容。加快发展健康服务业，对于满足人民群众多层次、多样化的健康服务需求，提升全民健康素质，提高服务业水平，有效扩大就业，促进经济转型升级和形成新的经济增长点，具有重要意义。北京市东城区医疗资源丰富，且具有得天独厚的区位和地缘优势，近年来在健康服务业方面有了很大发展。

东城区作为国家中医药综合改革试验区，通过"先试先行、大胆创新"，在中医医疗和预防保健服务能力、中医药文化建设、中医药健康旅游产业发展等方面取得了一定成绩。

一　目前东城区中医药健康服务业发展现状

（一）制定《关于进一步促进东城区中医药发展的指导意见》，搭建中医药创新发展平台

北京市东城区蕴含丰富的中医药科研、医疗、教学、学术团体等资源，为提升中医药健康服务能力，逐步建立具有东城特色的、可持续发展的健康服务业，不断满足人民群众多样化、多层次的健康服务需求，根据国务院、北京市关于促进中医药事业和健康服务业发展的有关意见，结合东城区中长期发展规划及实际情况，在充分调研的基础上，2016年3月，东城区制定出台了《关于进一步促进东城区中医药发展的指导意见》（以下简称《指导意见》），针对切实把中医药发展改革成果转化为人民群众的健康福祉和获得感，提出当前和未来几年的重点任务。《指导意见》包含三项总体要求、六项重点任务以及六项保障政策和措施，从健全中医医疗和预防保健服务、推进中医药学术经验的挖掘与传承、加快发展健康养老服务、支持发展健康养生服务、加强创新发展与文化知识传播以及推动信息化进程六个方面明确了未来发展的十六项重点任务。预计到2020年初步建立覆盖全生命周期、内涵丰富、结构合理的中医药健康服务网络，基本满足人民群众多样化、多层次的中医药健康服务需求；提升中医药健康服务品牌和产业的影响力、竞争力，形成独具特色的中医药健康服务业。

（二）中医医疗服务体系不断完善

东城区现有中医类别医疗机构119家，其中，中医医院25家，中西医结合医院2家，中医门诊部27家，中医诊所62家，中西医结合诊所1家，

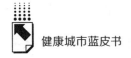

民族医诊所 2 家。构建了以政府为主导、三级医院为指导、二级医院为支撑、社区卫生服务中心为基础、社会民营中医医疗机构为补充的中医药服务体系，并确保可持续发展。开展中医特色医联体建设，合理配置医疗资源。成立北京中医药大学东直门医院医疗联合体，东直门医院与北京市鼓楼中医医院、东城区社区卫生服务管理中心签订了医联体建设协议。东城区社区卫生服务管理中心完成了与东直门医院的信息系统对接，实现了预约挂号、双向转诊的信息系统软件对接。北京市鼓楼中医医院与北京中医医院急诊科、皮肤科、呼吸科签订战略合作联盟，建立起"分级诊疗、双向转诊，急慢分治"的医疗服务体系，在人才培养、业务学习、科研合作等方面开展深入合作。

（三）中医预防保健优势逐步显现

把慢性病综合防控工作作为健康城市建设的重要内容，以效果评价为抓手，以服务应用为重点，机制创新为保障，不断完善工作机制，创新健康管理理念，形成了"以呵护生命全周期为目标，以中医药健康管理社区为基础，以医疗服务联盟为桥梁，以政策为引导，以信息化为支撑，全面推动政府、部门、社会、个人围绕健康开展工作，统筹政治、经济、文化、社会、环境、生态和谐发展"的具有东城特色的中医预防保健服务体系。目前全区 187 个正式运行的社区卫生服务机构全部实现了"四个 100%"：100% 配备中医执业医师或中医适宜技术培训合格的医师；100% 配备常用中医药诊疗设备；100% 提供中医适宜技术服务；100% 开展中医专家巡诊服务。全区共组建由全科医生、社区护士和防保人员组成的家庭医生式服务团队，覆盖了全区 17 个街道 187 个居委会。

（四）中医健康养生服务快速发展

随着社会经济发展和人民群众生活水平不断提高，中医药健康养生服务需求日益扩大，以中医药健康养生服务为重点的保健服务业迅猛发展，成为吸纳社会就业和促进经济发展的重要领域。东城区利用国家中医药发展综合改革试验区的建设平台，在全国率先成立中医药养生保健协会，探索并制定了"中医养生保健服务机构准入标准"，完成了北京市旅游委"养生健康旅游服务规范"项目研究，还着手研究了养生保健场所卫生服务标准；东城区在全国率先与河北省石家庄市、河南省签署了养生保健人员培训互认协议，促进了技术人员的市场流动。

（五）中医药健康养老服务逐步发展

为适应人口老龄化发展的新形势，构建具有东城特色的中医健康养老服务体系，东城区立足区情，不断满足辖区老年人不断增长的中医药健康养老需求。充分发挥北京市鼓楼中医医院中医药特色养老优势，开展医养结合工作，探索医养结合模式，努力为辖区内老人提供中医药健康养老服务。鼓楼中医医院与安定门街道养老照料中心、天颐养老照料中心、芙蓉养老照料中心、花园社区服务站、钟楼湾养老照料驿站签订了"医养结合"协议，建立中医医养结合服务体系，通过设置诊疗岗、调理岗、咨询岗，组建中医药养老适宜技术专家团队，制定中医药养老特色服务包，实施中医药健康养老的"卡、包、岗"三结合服务模式。医院对联合体内入住老年人开通绿色通道，提供住院、挂号、就诊、转诊、取药、收费、综合诊疗等方面的就医便利服务；专家团队每月定期到养老院、服务站为老人进行中医体检，建立健康档案，制订干预方案，提供医疗巡诊、健康管理、保健咨询、预约就诊、急诊急救、中医养生保健、中医药养老特色诊疗服务包等。

积极探索"9073"养老模式（即90%居家养老，7%社区养老，3%机构养老）。建立"以居家养老为基础，社区服务为依托，机构养老为补充"的新模式。了解老人对中医特色养老服务包（体质辨识、经络检测、中医健康咨询、拔罐、刮痧、推拿、穴位贴敷、中药泡洗、中医康复治疗）的需求情况，以大数据为核心，推广并践行"治未病"理念。将中医药特色服务与医养结合进行有效融合，为下一步推进"互联网＋养老"行动和"智慧医疗"技术等措施，为居民提供融中医健康监测、咨询评估、养生调理、跟踪管理于一体的高水平、个性化、便捷化的中医养生保健服务打下基础。

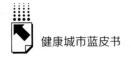
（六）中医药文化传播能力持续增长

（1）继续打造地坛中医药健康文化节品牌。迄今为止，地坛中医药健康文化节已连续成功举办九届，2017年由北京市中医管理局、东城区人民政府共同主办的第十届北京中医药文化宣传周暨第九届地坛中医药健康文化节于2017年5月19~21日在北京地坛公园举行。文化节开幕式别开生面，集中展示了中医药文化进校园成果，由10余所中小学的300余名师生，结合各学校学生自身特色，向广大群众展现了动静结合、形式多样、内容丰富多彩的中医药文化节目。《本草娃娃时装秀》《少年八段锦》《药名四季歌》《书韵中医精气神》等原创节目赢得了热烈掌声，充分体现了中医药文化后继有人，展示了中医药文化的校园传播成果。2017年的文化节还重点突出了"中医治未病"专题，设立"中医治未病"健康咨询专区。展区分设起居调节、心理调适、饮食调养、运动健康、自我保健技能等专区，通过专家现场咨询、食物模型展示、传授八段锦等传统运动功法，向市民普及在日常生活中的"治未病"常识，提高日常"治未病"能力。在方泽坛活动现场，设有知名中医药专家健康咨询区，包括中国中医科学院广安门医院、北京市中医医院等在内的50余家医疗机构近300名副高以上职称的知名中医、中西医结合专家为市民提供权威专业的中医药健康咨询。同时，方泽坛内还设鲜药展区、文化创意区、中医药特色示范区等；方泽坛外还设有中医药文化长廊、养生保健展卖区、三品一械展卖区等多个活动区。通过专家健康咨询、养生保健宣传、中医"治未病"体验、辨识中药道地药材等多种体验形式，让市民了解中医、认识中医、喜爱中医。

据不完全统计，在为期3天的活动中，有近3万人到现场参与，为3000余名群众提供中医专家健康咨询，举办了6场中医药健康讲座，共接待群众200余人，发放2017年版"中医养生保健口袋书"2万套（8万余册），数十万人从网络直播、移动客户端、电视等渠道参与。该活动全面展示了北京深厚的中医药文化底蕴、寓教于乐的中医药知识普及工作，让百姓享受了中医药健康服务。

（2）举办"中医运动健康"主题专家论坛。中医运动是基于运动医学和中医学理，把神形、表里、中西、体医结合起来的健康行动，它结合中医"治未病"系统工程，进行中医传统运动的创造性提升和整合转化，是医体结合"治未病"健康服务和弘扬中医健康养生文化的创新行动。在 2017 年 5 月举办的中医药发展论坛上，中国工程院俞梦孙院士、中国中医科学院张维波教授等多名中医及体育界知名专家开展研讨，有 100 余名中医医师及运动人士参与"中医运动健康"主题专家论坛。众多中医界和运动界的跨界专家和学者，通过在国子监举办的"中医运动健康"主题专家论坛，向社会各界发布《中医运动健康专家共识暨倡议书》。进一步明确了中医运动健康服务行动的落脚点，通过将健康监测评估、中医健康教育、中医运动教练技能、中医运动处方、非药物养生保健技能有机结合及融会运用，不断提升中医运动健康在大健康产业发展方向上的广阔开发潜力。

（3）深入推进中医药进校园工作，创新中医药进校园工作模式。北京市鼓楼中医医院建立五中分校"中医国粹课程实践基地"，成立专家团队，在课程设置上不仅传播中医文化、普及健康养生知识，还侧重于培养孩子从小建立起正确的生活习惯和方式。该院治未病科根据中学生的身心发育特点及兴趣需求，开设课程如下：中医药发展史上的典型人物和故事的专题讲座；中草药知识课程，用图文并茂和喜闻乐见的形式引导学生认识草药；四季养生知识课程，采取调饮食、慎起居、适寒温、和喜怒等方法，帮助学生养成良好的健康意识和生活习惯，从而提高身体素质；体验推拿、刮痧、灸法、拔罐、埋耳豆等中医养生保健手法，培养学生对中医药的兴趣与实践技能；指导"八段锦""五禽戏""保健操"等运动，将中医健康导引方法融入学生日常活动，促使其强健体魄。教授青少年常见疾病的预防方法，如感冒、近视、胃病、颈椎病的预防和治疗。从上课时认真听讲到下课后积极行动，通过中医药文化的学习，学生养成了良好的生活习惯，一日生活、运动、学习、作息安排尊重规律；孝敬长辈，心怀感恩之心；用学到的中医药知识服务他人。中医药文化不仅在孩子们身上生根发芽，也得到了家长的认

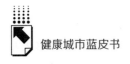

同。有学生主动为家长进行中医适宜技术服务，教授养生操，引发了家长对中医药和健康养生活动的关注。

（七）中医药特色健康旅游迅猛发展

东城区中医药文化源远流长且底蕴深厚。东城区充分利用区域中医药文化资源聚集的特点，借助于现有的资金和市场网络优势，使中医药文化与旅游服务业嫁接发展，以文化特色旅游业带动中医药产业，实现产业互动升级，促进区域经济发展。同时，利用试验区丰富优质的中医药医疗资源（北京中医药大学东直门医院、北京中医医院、北京市鼓楼中医医院、北京同仁堂中医医院等），结合东城区发达的旅游业和丰富的旅游资源，共同打造了中医药健康旅游服务聚集区。在北京市旅游委和北京市中医管理局联合推出的七条中医养生文化旅游路线中，包含了东城区地坛中医药养生文化公园、东直门医院国际部、中国中医科学院医史博物馆、北京市鼓楼中医医院京城名医馆等。目前北京市东城区已有七家单位被评为"北京市中医药文化旅游示范基地"。

东城区还积极创建国家中医药健康旅游示范区，利用辖区内丰富优质的中医药医疗资源，结合发达的旅游业和丰富的旅游资源，致力于共同打造中医药健康旅游服务聚集区。2017年5月，根据国家中医药健康旅游示范创建工作办公室统一部署，东城区参加了"国家中医药健康旅游示范区答辩评审会议"，通过现场答辩、专家打分等形式，完成了"北京市东城区国家中医药健康旅游示范区"项目的评审。

二 东城区中医药健康服务业发展存在的问题

（一）中医药健康服务业发展方向需要进一步明确

根据东城区新兴产业结构调整的情况，已将"总规"确定的"二四三"产业结构调整为"二三一"产业结构，不再把中医药产业作为一个单独的新兴产业，而是将其纳入健康服务业产业体系进行发展。中医药健康服务业范畴广泛，涵盖了中医医疗服务、中医药预防保健、中医药医疗与保健设备器械、中医药健康养生、中药种植与生产贸易、中医药文化产业、中医药养老保健、中医药旅游、中医药国际贸易以及其他衍生与外延的健康产业和服务。虽然东城区是国家中医药发展综合改革试验区，具有独特的优势和条件，但因为地域面积、首都功能核心区定位等方面的限制，目前仍未进一步明确适合东城区实际情况的发展方向，健康服务业发展尚处于没有整合的松散型状态，造成了目前产业规模偏小、总量偏低，对经济的拉动作用偏弱。

（二）中医药健康服务资源需要进一步统筹

健康服务业是新兴的产业门类，涵盖医疗卫生、养老服务、健康管理、健身养生等众多领域，但目前缺乏有效的系统研究和整体统筹规划。多种中医药健康服务产业各自发展，无法形成相互支撑、多产业融合的共同发展局面，因此还不能发展成具有东城特色的中医药健康产业链。另外，虽然东城区集聚了大批医疗机构、科研院所以及中药企业等中医药资源，但是由于隶属于不同的上级部门，可开发的资源又分散在各个单位，彼此之间的资源无法做到充分共享，且区级政府层面对这些单位利益和目标的协调存在一定的难度，无法调动这些机构服务地方健康服务业的积极性，因而无法发挥各自优势形成合力。

（三）中医药健康服务业发展需要进一步均衡

虽然东城区拥有丰富的医疗卫生资源，区属公立医院医疗服务相对成熟，但与辖区三级医疗机构相比，仍存在人才队伍匮乏、资源利用效率不足、基础设施落后、特色优势未得到充分发挥等问题，社会办医疗机构和养生保健机构良莠不齐，在机构、人员、技术、价格等方面缺乏有效的配套管理政策和措施，自律意识亟待加强，尚需不断规范完善。健康管理、健康咨询、老年康复护理、健康检测评估等环节相对薄弱。同时，部分产业起步较晚，发展不均衡，社会资本参与程度不高，缺乏高端优质服务资源，东城区

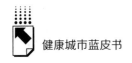
中医药健康服务产业发展存在一定的不均衡性，难以满足辖区内群众日益增长的多层次、多样化的健康服务需求。

三　下一步发展任务

（一）坚持规划引导，积极破解难题

结合《东城区总体发展战略规划（2011～2030年）》以及《东城区"十三五"期间健康服务业发展规划（2015～2020年）》，理顺思路，加强研究，对东城区的产业定位、功能区布局、指标体系进行科学规划，加快中医药健康服务业与相关产业融合发展。针对健康服务业涉及范畴广、界定标准和统计标准存在一定难度等问题，应进一步加强研究，做好辖区内相关部门之间的沟通协调，并积极申请市级相关部门指导，尽快明确产业标准，争取政策支持，力争将中医药健康服务业打造成具有东城特色的新的经济增长点。

（二）坚持创新引领，推进试验区建设

以《关于进一步促进东城区中医药发展的指导意见》为导向，进一步细化中医药发展任务目标，研究制订具体的实施方案，推动试验区不断创新发展。依靠国家中医药发展综合改革试验区的创新平台，充分发挥中国中医科学院、北京中医药大学、北京同仁堂集团等科研机构、教育机构和企业的龙头作用，带动各类主体的整体优势。加强同市级有关部门的沟通和协调，寻找多方利益的平衡点，争取在医疗资源共享方面取得突破，调动各方的积极性，促进中医药健康服务产业发展。

深入推进以下几项重点工作：一是推进中医药健康养老服务体系建设工作，充分发挥中医药特色优势，为老年人提供不同类型的中医药健康养老服务。二是推进东城区中医药文化旅游商圈的建设，带动中医药文化产品、保健产品的研发及中医养生保健产业的发展。三是积极推进辖区中医医院、中

西医结合医院的内涵建设，继续加强中医医联体建设。以建设"中医健康社区""中医馆"等工作为契机，不断提升辖区基层中医药服务能力。

（三）坚持"三医联动"，全面推进医改工作进展

以北京市医药分开综合改革为契机，继续深入推进医药卫生体制改革工作，重点放在公立医院改革，围绕首都整体布局和政策，统一思想，深入调研，统筹布局，确保"医保、医疗、医药""三医联动"。明确区属医院的功能定位和发展方向，鼓励各区属医院大力发展重点学科和特色专科。加快医联体建设，利用辖区内三级医院的优势，在分级诊疗、人才培养、专科建设和科研立项等方面提升各区属医院和社区卫生服务机构的综合服务能力和水平。同时，力求在医保、物价、信息化建设、药品品种等方面求得突破。

B.10
健康管理与康复技术相结合的
慢性病干预策略

——以高血压、糖尿病为例

赵润栓*

摘　要： 本文从慢性病的高发态势及其造成的巨大社会负担出发，结合《“十三五”卫生与健康规划》《“健康中国2030”规划纲要》提出的慢性病防控目标，从提高全民健康素养的角度，提出将健康管理与康复医学两种学科的理念和技术手段相融合的慢性病干预策略，并通过管理实践，从慢性病控制率、生活方式健康值、评估年龄与实际年龄间的偏差等方面，评价这种策略的干预效果。

关键词： 健康管理　康复医学　慢性病防控

一　研究背景

在我国，慢性病目前是危害国民健康、造成巨大财政负担的主要疾病。《中国居民营养与慢性病状况报告（2015年）》指出，我国成年人高血压患病率为25.2%，糖尿病患病率为9.7%，40岁以上人群慢性阻塞性肺病患

---

* 赵润栓，硕士，北京小汤山医院（北京市健康管理促进中心）健康教育部主任，副主任医师，主要研究方向是慢性病的防控策略、健康教育、健康促进、健康服务业发展趋势。

病率为 9.9%，癌症发病率为 235/10 万，10 年来我国癌症发病率呈上升趋势。慢性病死亡占总死亡人数的 86.6%。心脑血管病、癌症和慢性呼吸系统疾病为主要死因，占总死亡人数的 79.4%。[①]

除了居高不下的慢性病患病率，还有更为庞大的一组数据是残疾率。据第六次全国人口普查的我国总人口数及第二次全国残疾人抽样调查结果，2010 年末中国残疾人总数为 8502 万人[②]，中国是世界上残疾人最多的国家。而这一数字还未包括各种慢性病、老年人和急性病恢复期有可能发生长期功能障碍的患者。在这 8500 多万残疾人当中，得到基本康复服务的只有 1300 万人[③]，也显现出我国康复保障制度不完善、服务体系不健全、服务能力不强、残疾人基本康复服务需求仍未普遍满足等问题。

党中央、国务院高度重视卫生与健康事业发展，提出推进健康中国建设，将卫生与健康事业发展摆在了经济社会发展全局的重要位置。2016 年 12 月，国务院印发了《"十三五"卫生与健康规划》，明确提出要逐步开展血压血糖升高、血脂异常、超重肥胖等慢性病高危人群的患病风险评估和干预指导（高血压和糖尿病患者健康管理人数分别达到 1 亿人和 3500 万人）。2016 年 10 月，中国残联、国家卫生计生委、民政部、教育部、人力资源和社会保障部也联合制定了《残疾人康复服务"十三五"实施方案》，明确提出，到 2020 年，有需求的残疾儿童和持证残疾人接受基本康复服务的比例达 80% 以上。

临床观察可以看到，除了急性外伤、烧伤等外源性伤残因素导致的肢体功能障碍外，大多数康复患者均存在慢性病基础，如高血压、糖尿病、超重/肥胖、血脂异常、高尿酸血症、代谢综合征等。可以认为，慢性病是导致患者需要接受康复治疗的原因。如果只是采用各种康复手段和功能训练来

---

① 国家卫生计生委：《中国居民营养与慢性病状况报告（2015 年）》，人民卫生出版社，2015。

② 《2010 年末全国残疾人总数及各类、不同残疾等级人数》，中国残疾人联合会网站，http：//www. cdpf. org. cn/sjzx/cjrgk/201206/t20120626＿ 387581. shtml，最后访问日期：2017 年 6 月 8 日。

③ 《残疾人康复服务"十三五"实施方案》，中国残疾人联合会网站，http：//www. cdpf. org. cn/zcwj/zxwj/201610/t20161025＿ 571268. shtml，最后访问日期：2017 年 6 月 8 日。

恢复患者的躯体功能，而不注重慢性病的健康管理，那就相当于总是在下游治理，而源头却得不到疏通。必须从生活方式入手，尽可能减少慢性病发生发展的诱因，最大限度地控制好慢性病，再配合各种康复治疗手段，才能最大限度地提高康复效果，预防病情恶化，延缓病情进展，缩短住院时间，减少疾病费用，让更多的患者得到康复服务。

二 国内外针对慢性病开展健康管理与康复治疗的现状

（一）国外慢性病健康管理与康复医学研究现状

美国是最早实行健康管理的国家，健康管理理念已成为人们的基本意识。在美国，政府、社区、医疗保险公司与医疗机构、医务人员与患者，几乎所有的人都参与健康管理活动。美国的全国健康计划为健康管理提供了宏观政策上的支持。美国政府制定了"健康人民"战略，致力于通过制定公共卫生预防优先领域和行动框架来促进美国国民健康质量。[1] 美国康复医学的研究注重临床医学与心理学、运动科学等其他众多相关学科结合运用来提高患者康复治疗的效果，现已达到很高水平，并且对不同群体的康复有分别进行研究的趋势，尤其关注老年性疾病的康复研究。

日本也是非常重视健康管理，并且较早开展健康管理活动的国家之一。在日本，健康管理的内容包括健康调查、健康体检、体检后评估（包括个体评估和群体评估）和帮助、健康增进活动、健康教育。各市、町、村政府行政机关组织对全体国民进行健康调查，各个驻地医院、诊疗所、保健所具体实施健康体检和体检后评估，而健康增进活动则是全民大众性自我健康管理，旨在建立一种全民的健康管理氛围，从而使人们都生活在一个有利于身心健康的社会环境里。其中特别需要注意的是，日本的健康教育是贯穿整个健康管理过程的重要环节，通过健康知识教育，在居民中普及常见病、传

---

[1] 高启胜等：《美国〈健康人民 2020〉概述》，《中国健康教育》2012 年第 7 期。

染病和多发病的预防知识，让人们了解生活和健康、职业与健康、环境与健康之间的关系，唤醒人们的健康意识，使人们主动参与其中，引导人们自觉克服一些不良的生活习惯。[1] 日本康复医学的主要对象为慢性病人及伤残者，强调身体功能康复与心理和精神的康复并重，不仅要保存伤残者的生命，而且要尽量恢复其功能，提高生活质量。

在德国，健康医疗保险与预防医疗的结合为德国健康管理的主要实施手段。德国高速发展的经济，为社会医疗保险提供了完善的、高标准的医疗保障；医疗保障无费用限制，除了支付疾病保障与医疗康复外，还提供预防保健、健康促进等预防性服务。

（二）中国慢性病健康管理与康复医学研究现状

中国的健康管理工作起步晚但发展迅速。2012 年，国家卫生和计划生育委员会等15 个部委联合发布了《中国慢性病防治工作规划（2012～2015年)》，提出了预防为主、防治结合、关口前移、重心下沉的慢性病防治原则和策略，并提出到 2015 年慢性病防控核心信息人群知晓率达 50% 以上，35 岁以上成人血压和血糖知晓率分别达到 70% 和 50% 等 9 大目标。2013年，国务院《关于促进健康服务业发展的若干意见》[2] 提出的发展目标是：到 2020 年，基本建立覆盖全生命周期、内涵丰富、结构合理的健康服务业体系，打造一批知名品牌和良性循环的健康服务产业集群，并形成一定的国际竞争力，基本满足广大人民群众的健康服务需求。目前，国内已有 3000余家专业健康管理公司，6 家国家级健康管理学（协）会，体检中心、保险公司、健康产品厂商等上下游逐渐融合，形成了完整的产业链和运营体系。[3] 健康服务业成为国内最具有竞争力的热点行业之一。

我国康复医学起步晚、水平低，但中西医结合使之富含东方医学色彩，

---

[1] 符美玲等：《发达国家健康管理经验对我们的启示》，《中国卫生事业管理》2011 年第 3 期。
[2] 国发〔2013〕40 号。
[3] 孔灵芝等：《落实关口前移策略　开展慢性病高风险人群健康管理》，《中国慢性病预防与控制》2015 年第 7 期。

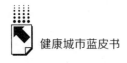

有很大潜力和发展空间，已形成一定的体系。中国目前采用的康复模式是：以临床康复医学模式为主，以专业康复机构为骨干、社区为基础、家庭为依托，开展康复医疗、功能训练、心理辅导、知识普及和咨询等康复服务。[①]但是，这种服务模式目前所能提供的康复服务能力与社会的多样化需求之间存在较大差距，如专业技术人才匮乏、康复服务领域狭窄、康复医学的技术水平不高、多部门协作能力薄弱等。

三 研究方法

（一）研究对象

本文的研究对象是患有慢性病（重点是高血压、糖尿病）的人群。分两种情况进行研究：一种是患有慢性病尚未达到住院康复治疗地步的人群，另一种是已经出现心、脑血管疾病甚至已经出现肢体功能障碍需要住院接受治疗的患者。两种情况各纳入40例进行研究，其中高血压、糖尿病各20例。

（二）研究方法

对于患有高血压或/和糖尿病，但尚无须住院治疗的患者，给予不低于两个月和六次的生活方式指导与干预。给患者建立健康档案，佩带运动监测仪或采用手机运动监控软件监测日常活动，采用膳食日记本记录管理前后的膳食内容，两个月内接受不低于六次的健康指导，含生活方式评估、饮食指导、运动指导、用药方案指导、适宜康复技术干预、景观疗法，管理期结束后，评价干预前后对慢性病相关知识的掌握情况、生活方式健康值及慢性病指标的变化。

正在住院接受康复治疗、基础疾病中含有高血压或/和糖尿病的患者，

---

① 潘淳等：《国内外康复医学研究现状》，《齐齐哈尔医学院学报》2014年第7期。

在住院期间，除接受各种康复评定与治疗之外，还要进行生活方式评估，给出"健康风险评估报告"，并接受健康教育与健康咨询干预，内容包括营养宣教与个性化指导、运动宣教与个性化指导、心理宣教与个性化指导、中医养生宣教与个性化指导。根据情况召开患者沙龙，让患者相互之间交流治疗经验与心得，并对慢性病干预方法提出建议。管理期结束后，评价干预前后对慢性病相关知识的掌握情况、生活方式健康值及慢性病指标的变化。

（三）评价指标及标准

糖尿病管理评价标准参照《中国 2 型糖尿病防治指南（2010 年版）》：空腹血糖控制目标为 3.9～7.2mmol/L，非空腹血糖≤10mmol/L，糖化血红蛋白控制目标为 <7%。[1]

高血压管理评价标准参照《中国高血压防治指南（2010 年修订版）》，一般高血压患者，血压（收缩压/舒张压）降至 140/90mmHg 以下；65 岁及以上的老年人的收缩压控制在 150mmHg 以下；伴有肾脏疾病、糖尿病或病情稳定的冠心病的高血压患者血压降至 130/80mmHg 以下，脑卒中后的高血压患者降至 140/90mmHg。[2]

除控制率外，还采用健康风险评价软件对所有患者干预前后的生活方式健康值进行评估，并计算实际生理年龄与干预前后的评价年龄。

（四）统计方法

建立数据库，采用 SPSS10.5 统计软件进行分析。计量资料采用"均数±标准差"（x±s）形式表示，统计方法采用 t 检验，率的比较采用 X^2 检验，以 $P<0.05$ 作为显著性差异标准。

---

[1]　中华医学会糖尿病学分会：《中国 2 型糖尿病防治指南（2010 年版）》，北京大学医学出版社，2011。

[2]　《中国高血压防治指南》修订委员会编《中国高血压防治指南（2010 年修订版）》，人民卫生出版社，2012。

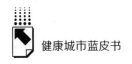
四 研究结果

（一）慢性病防控健康素养调查

健康素养是指个人获取和理解基本健康信息和服务，并运用这些信息和服务做出正确决策，以维护和促进自身健康的能力。一个人的健康状况与个人的健康素养息息相关，它代表了一个人维护自身健康的能力和水平。

为了解入选病例在慢性病防控方面的健康素养，我们采取问卷调查的形式加以了解。从表 1 可以看出，这些患者的健康素养水平仍然偏低，有86.25%的人未听说过"健康素养"的概念，有 73.75%的人并未为了改善健康状况而刻意采取过行动，有 57.50%的人从未全面体检过，有40%的人会偶尔关注养生类节目、科普杂志，或健康资讯类公众号，有 68.75%的人低估了生活方式对健康的影响力，有 88.75 的人平时没有使用限盐勺、限油壶等有助于健康的产品。

表 1　慢性病防控健康素养调查

单位：人，%

调查主要内容	样本数量	占比
您是否听说过"健康素养"的概念		
听说过	11	13.75
未听说过	69	86.25
近半年内，您是否为了改善健康状况而刻意采取过行动？		
是的	21	26.25
没有	59	73.75
您最近一次全面健康体检是什么时候？		
半年前	0	0
1 年前	23	28.75
2 年前	11	13.75
从未全面体检过	46	57.50

调查主要内容	样本数量	占比
您是否对所患疾病的相关知识主动进行过学习和了解？		
学习过，基本了解相关知识	6	7.50
学习过，太专业化了，一知半解	10	12.50
未主动学习过，医生怎么说就怎么做	24	30.00
未主动学习过，也未咨询过医生	40	50.00
您是否经常关注养生类节目、科普杂志，或健康资讯类公众号？		
经常关注	6	7.50
偶尔关注	32	40.00
基本不关注	42	52.50
您认为生活方式在多大程度上能影响到人的健康？		
30%	30	37.50
50%	25	31.25
60%	23	28.75
80%	2	2.50
您平时使用限盐勺、限油壶之类的产品吗？		
使用	9	11.25
不使用	71	88.75

（二）健康管理与康复技术相结合对慢性病的干预效果

1. 干预前后高血压、糖尿病控制率情况

慢性病控制率可以用来衡量慢性病控制效果。通过表2可以看出，无论是住院康复患者还是尚未住院的慢性病患者，在采用健康管理与康复技术相结合的综合干预手段前，血糖、血压的控制率都是较低的，经过一段时间的干预后，控制率均得到了明显提升，各项指标的差异均具有显著性。

表2　干预前后高血压、糖尿病控制率比较

评价项目	干预前		干预后		X^2值	P值
	达标量（人）	达标率（%）	达标量（人）	达标率（%）		
空腹血糖	7	17.5	22	55.0	12.17	<0.01
餐后2小时血糖	6	15.0	21	52.5	4.87	<0.05
糖化血红蛋白	6	15.0	19	47.5	9.83	<0.01
血压	14	35.0	27	67.5	8.46	<0.01

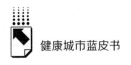

2. 干预前后的生活方式健康值比较

生活方式健康值，是指通过综合分析患者的饮食情况、运动情况、吸烟饮酒情况、睡眠状况、心理状态、居住环境等信息，比照健康的生活方式给出的评分。我们采用生活方式评估软件对患者干预前后的健康值进行分析，发现无论高血压患者还是糖尿病患者，在进行干预之后健康评分均有了大幅度的提升（P 值均 <0.01）。具体结果如表3所示。

表3　干预前后的生活方式健康值比较

慢性病类型	数量（人）	干预前	干预后	t 值	P 值
高血压	40	47.5 ± 10.2	65.3 ± 9.5	4.385	<0.01
糖尿病	40	42.7 ± 12.9	61.3 ± 8.8	3.104	<0.01

3. 干预前后的评价年龄与实际年龄比较

实际年龄是指患者按照身份证信息计算出来的年龄值。评价年龄是指综合分析患者的疾病史、家族史、吸烟饮酒史、膳食状况、运动状况、睡眠状况、心理状况、居处环境、体检信息等信息，评价出反映个体目前综合健康状况的年龄。它可以直观地显示生活方式因素是如何潜在地影响了人的健康，并进而对寿命产生影响的。

我们采用生活方式评估软件对患者干预前后的评价年龄进行分析，发现干预前高血压患者的平均年龄要比实际年龄高2.3岁，而干预后的平均年龄要比实际年龄小3.1岁。对于糖尿病患者来说，干预前的平均年龄要比实际年龄高3.8岁，而干预后的平均年龄要比实际年龄小1.8岁（见表4）。

表4　干预前后的评价年龄与实际年龄比较

慢性病类型	数量（人）	实际年龄（岁）	干预前评价年龄（岁）	干预后评价年龄（岁）
高血压	40	44.2 ± 5.6	46.5 ± 6.3▲	41.1 ± 4.5★★
糖尿病	40	51.3 ± 6.4	55.1 ± 4.9▲	49.5 ± 5.2★

▲表示干预前评测年龄与实际年龄相比，$P<0.05$；★表示干预后评测年龄与实际年龄相比，$P<0.05$；★★表示干预后评测年龄与实际年龄相比，$P<0.01$。

五 讨论

（一）慢性病流行与防控的对垒

慢性病的干预和控制是我国医疗卫生事业面临的重点问题和难题。慢性病发生和流行与经济社会、生态环境、文化习俗和生活方式等因素密切相关。伴随着工业化、城镇化、老龄化进程的加快，我国慢性病发病人数快速上升，已经成为重大的公共卫生问题。我国现有慢性病确诊患者 2.6 亿人，慢性病导致的死亡人数已经占到我国总死亡人数的 85%，因慢性病导致的疾病负担已占总疾病负担的 70%。[①] 从北京市政府每年发布的《卫生与人群健康状况报告》来看，2009～2015 年，北京市居民的主要死亡原因均为慢性非传染性疾病，恶性肿瘤、心脏病、脑血管病始终是前三位死因，历年来均占到全部死亡人数的 70% 以上。

与慢性病高发态势相伴而生的，是党和政府对慢性病的防控决心和力度。自 2009 年 8 月 5 日全国第一个健康促进规划《健康北京人——全民健康促进十年行动规划（2009～2018 年)》正式启动以来，党和政府对慢性病的防控决心和力度不断加强，先后出台《中国慢性病防治工作规划（2012～2015 年)》《国务院关于促进健康服务业发展的若干意见》《中国防治慢性病中长期规划（2017～2025 年)》《"健康中国 2030" 规划纲要》等一系列重要文件。2016 年 8 月 21 日，习近平总书记在全国卫生与健康大会上发表重要讲话指出："没有全民健康，就没有全面小康。""要把人民健康放在优先发展的战略地位，以普及健康生活、优化健康服务、完善健康保障、建设健康环境、发展健康产业为重点，加快推进健康中国建设，努力全方位、全周期保障人民健康。""要坚持正确的卫生与健康工作方针，以基层为重点，

---

① 《中国慢性病防治工作规划（2012～2015 年)》，中国网，http：//www.china.com.cn/policy/txt/2012－05/22/content_ 25438655. htm，最后访问日期：2017 年 6 月 8 日。

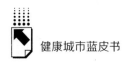

以改革创新为动力，预防为主，中西医并重，将健康融入所有政策，人民共建共享。"这一系列重要讲话站在前所未有的高度，精辟概括了健康对实现小康社会的重要战略意义，并指明了今后卫生与健康工作的方向。

（二）慢性病防控要打组合拳模式

慢性病高发态势产生的原因是多方面的，因此慢性病防控手段必然也应该是多措并举。临床医学、预防医学、康复医学、保健医学并称为现代医学四大体系，必将在慢性病防控这一领域各自发挥一定的作用。

随着医疗体系的不断完善，新的医学理念和模式出现，人们对健康的理解已经不再局限于以往的疾病治疗，而是正在向积极而主动地关注自身的健康状况和生命质量、维护和促进生命健康的方向转变。对于慢性病以及因慢性病而导致的功能障碍，除了借助药物治疗及康复手段之外，人们更愿意在预防慢性病发生与延缓慢性病进展、促进慢性病康复方面投入更多的时间、精力及金钱。

健康管理学最早起源于20世纪20年代末的美国，在我国较为广泛地提出健康管理的概念始于2003年那场传染性非典型肺炎以后，之后一直发展迅猛。健康管理是指对个体和群体的健康进行全面监测、分析、评估、提供健康咨询和指导以及对健康危险因素进行干预的全过程。其宗旨是调动个体、群体及整个社会的积极性，有效地利用有限的资源来达到最大的健康效果。健康管理的具体做法就是为个体和群体提供有针对性的科学健康信息并创造条件采取行动来改善健康。

西方国家是在第一次世界大战之后，即20世纪二三十年代开始发展康复医学的，我国大约是在80年代初才提出要发展康复医学。[①] 康复医学是一门研究残疾人及患者康复的医学应用学科，其目的在于通过物理疗法、运动疗法、生活训练、技能训练、言语训练和心理咨询等多种手段，使病伤残者尽快得到最大限度的恢复，使身体残留部分的功能得到最充分的发挥，达

---

① 何红晨等：《浅谈国际康复医学发展及启示》，《世界复合医学》2015年第2期。

到最大可能的生活自理，恢复最强的劳动和工作能力，为病伤残者重返社会打下基础。

可以看出，康复医学和健康管理手段不同但目的一致。康复医学的技术与手段弥补了健康管理在治疗与功能恢复方面的薄弱之处，可以使患者的不适感或功能障碍得到最大限度的恢复；而健康管理则可以使康复治疗提前到预防层面，利用风险评估技术，对导致慢性病的生活方式方面的危险因素尽早进行控制，尽量避免致残慢性病的发生，减少残疾或残障。即便是针对已经致残的患者，通过纠正不合理的生活方式，也可以减轻不利于康复的因素，降低康复治疗难度，提高康复效果，减轻患者经济负担。并且，因为缩短了康复所需时间，也加快了康复病床的周转，可以让更多有康复需求的患者得到专业的康复指导与治疗。两者有机结合、相互补充、相得益彰，应该说是慢性病干预与防控的一种有效模式和可行思路。

（三）不断提升公民健康素养是一项长期而艰巨的事业

世界卫生组织于 2015 年 1 月发表的《2014 年全球非传染性疾病现状报告》显示，全球每年有 3800 万人死于心脏病、肺病、脑卒中、癌症、糖尿病等慢性非传染性疾病，其中仅中国就有 860 万人，占全部死亡人数的 22.6%。

与此同时，世界卫生组织认为，中国很多慢性病关键风险指标都高得令人担忧，逾半数男性是吸烟者，超过 4/5 的青少年没有进行足够的体育锻炼，约有 20% 的成年人患有高血压。[①] 《中国居民营养与慢性病状况报告（2015 年）》显示，慢性病死亡人数占总死亡人数的 86.6%。在各种慢性病中，高血压、糖尿病、慢性阻塞性肺病在全国 18 岁及以上成年人中的患病率分别为 25.2%、9.7% 和 9.9%。癌症发病率年平均增长约 4%，2013 年发病率为 235/10 万。[②]

---

① 孔灵芝等：《落实关口前移策略 开展慢性病高风险人群健康管理》，《中国慢性病预防与控制》2015 年第 7 期。
② 国家卫生计生委：《中国居民营养与慢性病状况报告（2015 年）》，人民卫生出版社，2015。

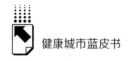
这些触目惊心的数字，折射出的是中国公民整体较低的健康素养水平。健康素养是用来评价一个人维护和促进自身健康能力的客观指标。2007 年国家卫计委（原卫生部）组织了医药卫生领域的 100 余位专家，进行了大量研究，最终明确了我国公民健康素养的基本内容，并于 2008 年 1 月发布了《中国公民健康素养——基本知识与技能（试行）》。当年开展了全国范围的调查，结果显示中国居民具备健康素养的总体水平为 6.48%[1]，即在每 100 个 15～69 岁的人当中，仅有 6.48 人具备基本健康素养。时隔 4 年，2012 年中国居民健康素养水平为 8.80%[2]，比 2008 年提高了 2.32 个百分点。2015 年 8～12 月，国家卫计委开展了第五次全国城乡居民健康素养调查，结果显示，2015 年中国居民健康素养水平为 10.25%。国务院 2016 年 12 月 27 日印发的《"十三五"卫生与健康规划》中明确提出，到 2020 年居民健康素养水平达到 20%以上。

据美国国家成年人素养研究（NALS）报告，75%长期患病的病人缺乏健康素养[3]，这说明他们对于怎样处理自己的健康问题知之甚少。缺乏健康素养不仅对个人造成影响，对社会也会造成严重的经济后果。健康素养低的人医疗费用比常人高 4 倍，因个人素养低而形成的医疗费使美国每年增加 300 亿～340 亿美元的卫生保健费用，已经成为"全国性的危机"。国内有学者总结了低健康素养的危害，认为低健康素养可以导致民众对自身健康的管理失败、妨碍医患沟通，导致医患矛盾加剧、加重国家卫生资源浪费，加剧国家医疗卫生体系发展的不平衡性、增加社会不稳定因素，易引发群体性社会事件等不利于国家进步和社会和谐、稳定的种种危害。[4] 可见，健康是一切问题的基础。习近平总书记在全国卫生与健康大会上开宗明义地指出，健康是促进人的全面发展的必然要求，是经济社会发展的基础条件，是民族昌盛和国家富强的重要标志，也是广大人民群众的共同追求。这一重要论断

---

① 卫生部首次中国居民健康素养调查新闻发布会，2009 年 12 月 18 日。
② 国家卫计委：《2012 年中国居民健康素养监测报告》，2013。
③ 胡晓云等：《国内外居民健康素养研究进展》，《公共卫生与预防医学》2009 年第 4 期。
④ 李艳等：《试析公众低健康素养的危害及其对策思考》，《中国医药导报》2012 年第 34 期。

标志着对健康重大价值的认识达到了前所未有的新高度。

结合本次研究的结果来看，慢性病患者的健康素养水平确实有待提高。他们中的大多数人并不具备慢性病防控的健康素养，这意味着他们对自身的健康问题认识不足且不知道该如何处理。在健康维护和健康促进方面，仍停留于有病就去看医生、服用药物或在医生帮助下康复的阶段，还没有上升到将维护健康当成自己的首要职责和使命，主动且自发地采取行动来树立一种正确的健康理念和培养一种健康的生活方式的高度。所以，提升公民的健康素养，将是一项长期而艰巨的任务。

在影响健康素养的诸多因素当中，个人的文化程度、学习能力和政府行为是两大主要因素。因此，建议在九年义务制教育和高等教育当中，将健康素养教育贯彻始终；还应通过学校教育、社区教育、医患教育和大众媒体传播等途径，提高公众的健康认知能力，促使公众形成良好的生活方式。政府应鼓励医疗卫生机构、疾控中心将健康素养教育纳入日常工作当中，开展健康咨询与行为指导；还应真正做到将健康问题放在首位来考虑制定一切政策，建立长期、稳定、有效的机制。同时，各级政府要在经费投入方面向健康产业发展方面倾斜。发达国家健康产业已成为带动整个国民经济增长的强大动力，美国的健康行业增加值占国民生产总值比重超过15%，加拿大、日本等国家也超过了10%。而中国健康产业仅占中国国民生产总值的4%~5%，也低于一些发展中国家。① 因此，要想真正实现《"健康中国2030"规划纲要》及《"十三五"卫生与健康规划》制定的宏伟目标，需要全社会广泛参与，共同进步。我们已经看到了党中央、国务院对卫生与健康事业发展的高度重视，卫生与健康事业发展正面临难得的历史机遇，相信在全社会的共同参与和积极努力下，慢性病防控工作必将取得优异的成绩。

---

① 黄明达：《21世纪人类大健康产业时代的机遇与挑战》，中华网，http：//finance. china. com/fin/xf/201404/14/5888837. html，最后访问日期：2017年6月8日。

健康文化篇

Reports on Healthy Culture

B.11
关于北京发展健康文化的思考

吴玲玲*

摘　要：　健康是人生命存在的最佳状态，也是衡量一个城市进步与发展的重要指标之一。近年来，随着健康与文化融合趋势的增强，在健康中国战略和健康北京工作的引领之下，构建符合首都特点的健康文化，意义重大。本文从健康文化的内涵和构成出发，对健康文化的历史发展变迁进行了梳理，分析了北京发展健康文化的优势与不足，进而提出了推进北京健康文化建设的几点思考与建议。

关键词：　健康文化　健康价值观　健康生活方式　文化影响力

---

* 吴玲玲，硕士，首都社会经济发展研究所，助理研究员，主要研究方向为决策研究、文化产业研究。

　　健康是人生命存在的最佳状态和生活质量的基础，关系到个人、城市、民族和国家的存亡。人类发展史就是一部鲜活的人类与自然、疾病对抗和斗争的历史。"与天斗，其乐无穷；与地斗，其乐无穷"等"人定胜天"的观念加剧了人类对自然的改造和破坏，加之科学技术的超速发展，致使人的本性、环境发生了严重变异，从个人到社会都爆发了一系列"文明病"，城市发展也面临种种问题。于是，"健康"这个老话题又重回人们的视野，成了人类追求的永恒主题。随着文化地位和作用的凸显，健康与文化融合的趋势进一步增强，健康价值观与文化的碰撞交融内化到民众的内心，并贯穿到民众的日常行为之中。北京作为全国文化中心，是中国文化发展的风向标和"先行者"，在首都全面建成小康社会、建设国际一流的和谐宜居之都、京津冀协同发展的重要阶段，在健康中国战略的引领之下，构建符合首都特点的健康文化，为北京全国文化中心建设注入鲜活的精神文化内涵，为高点定位推进健康北京建设与发展形成有力支撑，意义重大。

一　健康文化的内涵

（一）何谓文化

　　在中国，文化的概念出现较早。《周易》记载："观乎天文，以察时变；观乎人文，以化成天下"，这是"文"与"化"最早的组合，意为"以文教化"。到了西汉，"文"与"化"合为一词，表示"品德的涵养、性情的陶冶"。[1] 在西方，"culture（文化）"一词原为"土地的耕作"，到了 16 世纪转指"心灵的培育"，19 世纪以后才延伸出与物质相对的精神的含义，意指性情陶冶、品德教化。最后，文化变成一个统称的概念，用来指某个群体共同接受的生活方式和生活样法。例如，我国文化大师梁漱溟将文化定义为"那一民族生活的样法"，英国人类学家爱德华·伯内特·泰勒在《原始文

---

[1]　向勇：《文化产业导论》，北京大学出版社，2015。

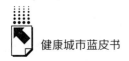

化——神话、哲学、宗教、语言、艺术和习俗发展之研究》中写道："就广泛的民族学意义来说，文化或文明乃是包括知识、信仰、艺术、道德、法律、风俗以及作为社会成员的人所具有的其他一切能力和习惯在内的复杂整体。"①

文化是一个广泛而复杂的概念，用文字来定义它，如同"把空气抓在手里"。阿尔弗雷德·克罗伯和克莱德·克拉克洪在1952年出版的《文化：概念和定义的批评考察》提到文化的定义有164种。② 中国学者韩民青1989年出版的《文化论》对文化的定义达200种，现今估计已不下300种。广义的文化，指人类在社会历史实践过程中所创造的物质财富和精神财富的总和。狭义的文化，指运用非物质生产方式创造出的精神财富。对于文化的意涵，中西方学者有二元结构、三元结构、四元结构和多要素结构等多种理论，本文比较认可三元结构论，就是将文化分为三个层次：核心层（精神层面，如群体所认同的价值观念、意识形态等）、中间层（理论与技术层面，指人类通过内化知识和理论建立起来的社会生活方式、组织结构、社会制度等）、外围层（具体行为层面）。

（二）何谓健康

"健康"一直被视为医学和科学层面的命题，即没有疾病的状态。随着社会的进步、医学科学的发展、疾病谱的变化和对疾病认识的深入，人们发现仅从疾病着手无法解决困扰人类健康的问题，于是开启了对健康整体性的关注。1948年，世界卫生组织在《世界卫生组织宪章》中对健康的定义是："健康是一种身体、心理和社会适应完好的状态，不仅仅是没有疾病的状态。"这从身体、精神和社会三个维度描述了健康的含义。1968年，世界卫生组织提出，健康是"身体精神良好，具有社会幸福感"。1989年，世界卫生组织将"道德标准"增加到健康的定义之中，指出："健康不仅是没有疾

---

① 〔英〕泰勒：《原始文化》，连树生译，广西师范大学出版社，2005。
② A. L. Kroeber, Clyde Kluckhohn, *Culture: A Critical Review of Concepts and Definitions*, Cambrige Massachusetts: Museum, 1952.

病，而且包括躯体健康、心理健康、社会适应良好和道德健康。"在此基础上，世界卫生组织又提出了较为具体的 10 条健康标准。

健康定义的不断丰富，预示着人类健康观的以下转向：第一，从躯体健康扩展到涵盖躯体健康、心理健康、社会责任、道德健康的四维健康观，全面健康理念逐渐形成。第二，从关注个体健康扩展到全社会健康。健康不再局限于个人需要，个人的健康有助于健康人群乃至健康社会的形成；反之，健康社会又为个人的健康提供了保障。第三，从关注生命某一阶段健康扩展到生命全周期健康。随着生命阶段的转换，人们面临的健康问题及影响因素也随之发生变化，现代健康理念更重视从孕育到出生、成长、死亡的全生命周期来把握健康。第四，从关注健康维护扩展到健康促进。现代健康理念逐渐摒弃了以被动治疗疾病维护健康的观点，强调从预防和发展的角度促进人群健康。

（三）健康文化的内涵

健康文化是一个比较新的概念。以往对于健康问题的研究，学者们多从生理学、心理学、人类学、社会学等视角切入。健康是人们所保持的身体、精神、社会和道德的良好状态，随着健康与文化的深度融合，"健康"逐成为一种社会文化现象，属于文化系统中的子系统。从字面来看，健康文化涉及健康和文化两大领域，但健康文化不应是两个概念或两项内容的简单相加，而是文化在健康领域的投射，是健康概念与文化概念的充分融合。广义的健康文化，是指人类在防治疾病、促进健康的实践过程中所创造的物质财富和精神财富的总和。狭义的健康文化，是指在健康问题上所取得的广泛共识或形成的观念。

文化的历史性、渗透性、延续性及社会性决定了文化对健康的影响是广泛且持久的。为了更好地了解健康文化的构成，本文借用文化三元结构理论对健康文化进行划分：一是核心层，包括正确的健康价值观、健康意识、健康世界观及人生观等，对提高全民健康水平有决定性作用；二是中间层，是健康促进的理论、知识、技术、能力等；三是外围层，指健康的具体行为或

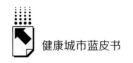

生活方式。健康文化建设的核心是通过文化的力量帮助人们树立正确的健康价值观，且最终目标是在健康价值观和健康知识的共同作用下，促使人们养成健康生活方式和行为方式，进而提高全民的健康水平。

二　健康文化的演进发展史

（一）远古时期的大健康文化

健康是一个几乎与人类同时出现的原始概念，远古时期的人类没有太多精神文化方面的追求，健康与否成了原始人之间最根本的差别。在弱肉强食的远古时代，健康则族群兴盛，反之则族群凋敝。可见，人类早期的"健康"是一个大而又大的概念，它与天地相依，与环境相生，与大自然中的空气、阳光、水源、狩猎方式等相连。

（二）文明发展下的健康文化

随着文化和文明的发展，人类逐渐摆脱了自身的自然属性和生命整体属性，原始语境下的"大健康"概念开始由大变小。

一方面，"天人分割"，健康被迫从自然、天地中抽离，其概念变小。技术革命的进步使人们产生了幻觉，认为人可以征服自然、控制自然。为了摆脱自然属性，人类不顾后果地改造、破坏自然以实现自身的目的，最终造成了健康与自然、环境、天地的割裂，违背了"天人合一"的理念。在中国传统文化中，天地人是一个有机整体，人与自然不是征服与被征服的关系，而是浑然一体、和谐共生的关系。从老子的"人法地，地法天，天法道，道法自然"，到庄子的"天地与我并生，而万物与我为一"，到孟子的"天时不如地利，地利不如人和"，再到蒙学读物《三字经》的"三才者，天地人"，都体现了天地人并举、天地人一体的思想，它奠定了人的健康与自然、天地和谐相处的文化哲学基础。

另一方面，为减轻个人的身体不适和病痛，西方医学关注疾病治疗、中医药提倡健康养生，两者的聚焦点均为个人健康的范畴。以传统中医健康文化为例，它强调"以人为本"，重视饮食及健身养心，其养生之道大抵有三类：①注意饮食起居。从最基本的"病从口入""生命在于运动"等生活常识，到《管子·形势解》的"起居无常，惟适之安"等，均体现了古人对自然规律和人体健衰关系的研究和思考。②注重道德修养。孟子认为，养生重在养气，养气贵在修心。唐代医学家孙思邈也说："百行周备，虽绝药饵，足以遐年。德行不充，纵服玉液金丹，未能延寿。"① ③重视身体运动。例如，吕氏春秋用"流水不腐，户枢不蠹"鼓励人们通过多运动保持健康。

（三）新时期的健康文化反思

生态环境恶化、现代工业化发展引发了人类健康的新情况、新问题，各种病因复杂、种类繁多的疾病日渐增多，旧有医学模式在增进人类健康方面显得束手无策。据世界卫生组织相关调查显示，在影响人的健康的因素中，人们的健康能力和日常生活方式占60%，药物作用只占8%。如何实现医学可持续发展、探索人类健康文化发展新路已成为全球性难题。1996年世界卫生组织在《迎接21世纪的挑战》中指出："21世纪的医学，不应该以疾病作为主要研究对象，而应该以人类健康作为医学的研究方向"②，并提出了涵盖躯体健康、心理健康、社会责任、道德健康的四维健康观，"大健康文化"的概念逐步形成。

据2014年我国健康素养监测结果显示，我国居民基本健康素养水平仅为9.79%，还处于较低水平。为此，党的十八届五中全会将健康中国建设上升为国家战略，出台了《"健康中国2030"规划纲要》《全民健康素养促进行动规划（2014～2020年）》《全民健康生活方式行动方案（2017～2025年）》等一系列文件。同时，健康文化在树立民众科学健康观、提升全民健康素养中的作用得到高度重视，由健康环境、健康社会、健康服务、健康

---

① 《千金要方》。
② 阎希军：《大健康文化导论》，中国医药科技出版社，2014。

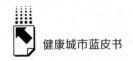

文化和健康人群组成的健康总体布局初步形成。2016 年，全国爱卫办在《关于开展健康城市健康村镇建设的指导意见》中提到要"发展健康文化"，并将健康传播、健康教育、中医药文化推广、健康文化产业发展、建立良好公序良俗等纳入健康文化建设内容，这为未来北京发展健康文化指明了方向。

三 北京健康文化的发展基础

近年来，各方面工作的积极推进使北京发展健康文化具备了较好的基础。

（一）健康政策体系和工作格局日趋完善

北京健康城市建设起步较早，基础良好。近年来，北京市牢牢把握首都城市战略定位，本着"将健康融入所有政策"的理念，先后颁布了大气污染防治、食品安全、居家养老服务、控制吸烟等方面的条例和法规，实施了《北京市全民健身实施计划（2011～2015 年)》《北京市关于促进健康服务业发展的实施意见》《北京市关于进一步加强新时期爱国卫生工作的实施意见》《关于进一步加强首都环境建设的工作措施》等政策，起草制定了《北京市"十三五"时期健康北京发展建设规划》《健康北京 2030 规划纲要》等，与健康相关的法规、政策体系日趋完善。同时，北京市还初步确立了政府主导、部门协作、社会组织推动、全民共同参与的健康工作格局。健康政策体系和工作格局日趋完善，为北京推动健康文化建设奠定了重要的基础。

（二）医疗卫生服务能力和人群健康水平全国领先

目前，北京市已建立了由医院、基层医疗卫生服务机构和专业公共卫生机构组成的覆盖城乡的医疗卫生服务体系。2015 年，北京市拥有医院701 家（含三级医疗机构 108 家、二级医疗机构 125 家）、床位 10 万余张;

基层医疗卫生服务机构 9487 家（含社区卫生服务中心、门诊部、诊所、卫生所、医务室、村卫生室等），床位总数 4442 张；拥有各级各类专业公共卫生服务机构 115 家。据市卫生计生委相关数据显示，北京市医疗卫生机构数、床位数、卫生人员数较新中国成立初期分别增长了 169.9 倍、36.2 倍和 54.3 倍。2015 年，每千人口（户籍）拥有床位数、执业医师数分别为 8.29 张和 7.17 人，医疗卫生服务能力全国领先。高品质、高覆盖率的北京医疗卫生服务体系，对北京健康促进化模式由"以治病为中心"向"以健康为中心"转变将起到助推作用。在现有医疗资源的支撑下，全市人群的健康水平获得了巨大提升，北京市期望寿命在全国排名第二，仅次于上海。

（三）居民健康素养在全国处于领先水平

健康素养水平的高低是评估一个地区和国家健康教育与健康促进的工作效果，以及健康文化开展质量的重要指标。据市卫生计生委资料显示，近年来，随着健康北京建设工作的推进，全民健康文化知识传播网络不断完善，2015 年底居民健康知识知晓率达到 73.7%，公共场所吸烟人数比例也从 11.3% 下降到 3.8%。城乡居民健康素养水平稳步提升。2012 年，北京市城乡居民健康素养水平为 24.7%，比同年全国居民健康素养水平 8.8% 高出近 2 倍。2015 年这一指标较 2012 年提高了 3.3 个百分点，达 28.0%，远高于全国 9.79% 的水平。

（四）中医药文化传承、推广工作积极推进

随着人们对中医药需求的不断增长，中医药文化的传承与发展已经成为北京健康文化建设的重要内容。北京汇集了众多中医药老字号品牌，包括享誉中外的北京同仁堂等。为此，近年来北京加大了对中医药老字号品牌和非物质文化遗产的保护力度，积极推进了中医药文化品牌的建设。为了让人们很好地参与、体验中医药文化，北京市中医管理局和北京市旅游委自 2011 年起开始打造中医药文化旅游示范基地，截至 2016 年北京已有 35 家，今后

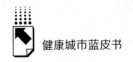
将继续通过推广中医旅游线路等方式打造"旅游＋中医"的城市新名片。此外，"中医药文化进校园"项目也进行了有益探索。从 2010 年起，北京东城国家中医药发展综合改革试验区在东城多家幼儿园、中小学进行试点，帮助青少年提升健康素养。以北京市东城区大方家幼儿园为例，在开展中医药文化进园活动一个月后，不同年龄段的儿童出勤率平均高出了 10%。①

（五）北京文化健康产业初成规模

2013 年之前，北京市健康文化类企业受投入经费数量所限，发展极为缓慢。随着健康城市的蓬勃发展和城市文化竞争力的提高，政府意识到健康产业发展的重要性，并极力推进产业融合。2014 年出台的《北京市人民政府关于促进健康服务业发展的实施意见》提出："把健康服务业发展与旅游休闲、文化创意、养老服务等产业发展有机结合起来，加快健康服务业与相关产业融合发展。"2016 年全国爱卫办印发的《关于开展健康城市健康村镇建设的指导意见》更为明确地指出要"大力倡导健康文化，鼓励和支持健康文化产业展"。政府的高度重视带动了相关投资经费的迅速增长，北京的健康企业数量呈现几何式增长，健康服务业与旅游休闲、文化创意产业、教育产业等融合趋势不断增强，各类健康文化作品不断涌现。

同时，北京健康文化在发展中也还存在一些较为突出的问题。比如，健康文化缺乏顶层设计和统筹考虑，扶持与引导健康文化发展的政策体系不够完善，相关实施细则有待细化；社会人群存在健康意识薄弱、健康行为不足、健康素养水平不高等问题，许多人缺乏自我保健意识和能力，酗酒、吸烟、营养过剩等不健康生活方式普遍存在，全社会尚未形成重视健康文化的社会氛围；对中医药文化"软实力"缺乏足够的认识和重视，传播手段缺乏，中医药文化影响力较小；健康文化产业规模偏小且底数不清，对区域发展的带动作用还有待发掘；等等。

---

① 王国强：《推动中医药文化进校园——在中医药文化进校园校长研讨会上的讲话》，《中国中医药报》2017 年 3 月 1 日。

四 北京推进健康文化建设的思考与建议

（一）以"四个注重"助推北京健康文化发展

北京健康文化的传承与发展是一项综合性的系统工作，在实践过程中，应特别注重以下四个方面：第一，注重顶层设计，加强战略谋划，对健康文化政策体系和工作模式进行整体设计，并将健康文化教育、民众监督等内容纳入相关法律法规，为推进健康文化提供强有力的制度基础和社会环境。第二，注重营造健康文化氛围，以多层次、多渠道、全方位的教育和传播策略引导民众健康活动，推动市民从健康知识、健康意识向健康行为的转变。第三，注重文化传承，深入挖掘中医药文化、养生文化等优秀传统文化蕴含的文化内涵和精神价值，赋予健康文化新的时代内涵和表现方式，让文化传承有序且可持续。第四，注重融合创新，以创新为引领，加快健康产业与文化产业的融合发展，不断推陈出新，为新时期健康文化发展注入新活力。

（二）以营造健康文化氛围提升居民健康素养

当前，北京市面临着人口老龄化程度严重、多重疾病威胁并存、居民消费结构升级、多种健康影响因素交织等深刻变化，处在从"以疾病治疗为中心"向"以健康促进为中心"转变的重要时期，迫切需要通过提升居民健康素养来应对变化和挑战，推动居民健康行为方式转变。提升居民健康素养的关键在于营造良好的、重视健康文化的社会氛围，而营造人人重视健康文化、人人参与健康文化的社会氛围最重要的就是健康信息的教育和普及。第一，要继续借助主流媒体、健康教育专业机构及其他既有宣传渠道，开展多角度、多层次、全方位的健康文化知识宣传，让人们树立正确的健康价值观和"每个人是自己健康第一责任人"的理念。第二，创新健康教育的方式和载体，充分利用互联网、移动客户端等新媒体传播健康文化知识，拓展

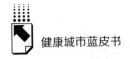
健康文化知识传播信息量和覆盖面。第三，针对重点人群和重点健康问题，制定科学、有效、可行的健康文化传播策略，广泛开展健康文化传播和综合干预活动。第四，形成以科普专家为核心的政府主渠道健康文化知识传播网络，提供科学、权威的健康信息，深入普及健康文化知识，推动市民从健康知识、健康意识向健康行为的转变。

（三）以中医药文化传承发展增强健康文化影响力

中医药文化的传承发展，说到底就是在当今时代条件下传统中医药文化的调适与转化问题。因此，北京在传播、传承和发展中医药文化方面，必须将其放在建设全国文化中心和推进文化大发展大繁荣的战略背景下思考。第一，深入挖掘中医药文化的新时代内涵，充分发挥中医药文化"治未病"和"促康复"的作用，极力把中医药健康文化的创造性转化和创新性发展，作为增强北京乃至中国健康文化软实力的重要抓手。第二，通过有力措施，加强对中医药老字号品牌和传统医药类非物质文化遗产的保护力度，使这些无形的、宝贵的中医药文化遗产世代传承下去。第三，建立并完善中医药文化的教育和宣传推广机制，继续推进中医药文化进校园、进社区、进企业、进机关、进家庭，不断强化中医药文化的民族认同。第四，在注重阐释健康文化精髓的同时，加快中医药产业与旅游、文化等产业的融合，并结合国内外文化市场特点，大力开发具有影响力的影视、电视节目、网络游戏等中医药文化精品，不断增强首都中医药健康文化的影响力。

（四）以发展健康文化产业满足居民多层次健康文化需求

健康文化消费是健康文化产业生产不可或缺的必要条件，它为健康文化产业提供了消费的主体和动力。如果没有健康文化消费，健康文化势必会失去传承的可能、发展的动力和促进区域经济发展的机会。2015年，在北京市居民家庭的人均总支出中，教育、文化和娱乐支出占10.8%，医疗保健支出占6.6%。另据统计资料显示，2017年第一季度全市实现市场总消费额

5518 亿元，其中教育文化和娱乐消费额占 20.2%①，而发达城市文化消费占居民总消费支出的比重通常在 30% 以上。可见，无论从文化娱乐类或医疗消费类的个人支出来看，还是全市居民文化消费总支出来看，北京市的健康文化消费均有很大的提升空间，这为北京大力发展健康文化产业带来了极好的契机。第一，北京应加强健康文化知识长廊、健康文化墙、健康文化基地等健康文化宣传设施建设，创新健康文化传播手段和渠道，积极培育和引导健康文化消费需求。第二，参照文化创意产业投融资服务体系，加大对健康文化类企业的扶持力度，力争培育、打造一批具有国际知名度和市场竞争力的健康文化企业和知名品牌。第三，鼓励作家、艺术家和文艺爱好者深入基层，了解一线最鲜活的健康促进实践，创作生产一批讴歌先进典型、颂扬健康文化、大众喜闻乐见的文化精品，如表现"健康"题材的诗歌、散文、小说、戏剧、报告文学、电影电视、歌曲、绘画等，大力倡导健康的生活方式。

---

① 北京市统计局。

B.12
以健康教育节目提升全民健康水平

——北京电视台科教频道《健康北京》栏目案例研究

施卫平　申　洁*

摘　要：　本文对北京电视台大型日播健康栏目《健康北京》进行案例
　　　　　研究。一是分析栏目特色：结合事例全面解读"健康城市"；
　　　　　制作引导健康生活方式的节目；成为政府解读政策、发布信
　　　　　息以及百姓聆听政府声音的重要窗口；多渠道制作最贴近百
　　　　　姓的健康节目。二是总结栏目意义：为实现"健康北京人"
　　　　　目标，促进北京市健康水平的大幅度提高起到了积极作用，
　　　　　并在一定程度上反映了近年来北京建设健康城市所取得的巨
　　　　　大成就。

关键词：　健康城市　健康教育　城市建设

随着社会经济的发展和人民生活水平的提高，健康已成为越来越多的人关注的话题。北京电视台作为受众获取信息重要途径的大众传媒，在健康传播中扮演着重要角色，承载着全民健康教育和促进全民健康生活的重要责任。由中国医药卫生事业发展基金会和北京电视台共同主办的大型日播健康栏目——《健康北京》，作为北京电视台进行健康教育和建设健康城市的专栏，坚持"传播党和政府的医疗方针、传播科学医疗卫生知识、服务人民

* 施卫平，主任编辑，北京电视台制片人；申洁，硕士研究生，前线杂志社编辑，主要研究方
　向为广播电视新闻、经济法。

大众健康"的宗旨，积极宣传"健康奥运、健康北京"全民健康促进活动、《健康北京人——全民健康促进十年行动规划（2009～2018年）》和《健康北京"十二五"发展建设规划》，为促进北京全面开展健康城市建设发挥了重要作用。

一 结合典型事例，全面解读"健康城市"

1994年，世界卫生组织提出健康城市的概念：健康城市是一个不断创造和改善自然环境、社会环境，并不断地扩大社区资源，使人们在享受生活和充分发挥潜能方面能够相互支持的城市。国内专家提出的比较通俗的理解是：健康城市是指从城市规划、建设到管理各个方面都以人的健康为中心，保障广大市民健康生活和工作，成为人类社会发展所必需的健康人群、健康环境和健康社会有机结合的发展整体。可见，健康城市从城市规划、建设到管理各个方面都要以人的健康为中心，保障广大市民健康生活和工作。健康城市的出发点在于公共卫生，这不仅有赖于良好的城市管理模式，在很大程度上还取决于人性化的有利于疾病预防和控制的城市规划设计方案。随着人民生活水平的不断提高和传统生产生活方式造成的慢性病等患病人群的不断增加，健康问题越来越引起人们的重视。努力把北京建设成"健康之都"，成为全市人民的共同期待以及保障和改善民生的重要内容。

《健康北京》栏目以"健康城市——北京"为主题，播出了12期系列节目，节目内容分别具体到环境、社会保障、城市交通等这些与人们健康息息相关的领域。《健康北京》通过诠释健康城市概念、内容、建设目的、具体措施、未来规划以及每位市民如何实施切实可行的措施等，对保障市民的健康生活，实现"健康北京人"的目标，促进本市健康水平的大幅度提高起到了积极的促进作用。

第一，努力把北京建设成健康城市。建设健康城市最终是为了使生活在城市的人共享丰富充足的物质环境、洁净良好的生态环境、和谐有序的社会环境、优质安全的医疗服务环境，彻底摆脱人类的生存危机。《健康北京》

从大局出发，具体阐释了健康城市的衡量标准以及北京创建健康城市的必要性，并且宏观地解读了在建设健康城市的过程中，如何着力处理好发展与生态环境、资源、提升国际竞争力的关系，发展与构建社会和谐的关系，发展与保护人类健康和子孙后代永续发展的关系等。

第二，北京环境保护与健康城市。人类健康的基础是人类的生存环境，只有丰富的生物多样性、稳定和持续发展的生态系统，才能保证人类健康和可持续发展。而环境污染是人类健康的大敌，《健康北京》总结了目前中国大多数城市的环境污染类型以及会造成的严重后果，指出在保护环境、治理污染方面，政府和城市里的每个人都应当承担起保护环境的职责。

第三，北京园林绿化与健康城市。目前，世界卫生组织在全世界各个地区都成立了健康城市项目办公室，认为健康城市的实施涉及七大领域（政治、经济、社会、生态、生物、社区生活、个人行为）。《健康北京》栏目指出，要不断改善自然、社会环境，为市民提供一个干净、卫生、安全和高质量的自然环境，建立一个长期稳定的生态系统，使广大市民得以享受清洁的饮水、清新的空气和无污染的食物，享受蓝天、碧水、葱翠如茵的绿树和草坪。

第四，北京社会保障与健康城市。一般来说，社会保障由社会保险、社会救济、社会福利、优抚安置等组成。其中，社会保险是社会保障的核心内容。所以，衡量一个城市是否健康，社会保障体系的完善程度是一个很重要的标尺。《健康北京》就北京市社会保障体系的内容，结合受益者典型实例进行报道，从理论和实践两个方面说明了北京社会保障与健康城市的关系，指出了需要完善和改进的方向等。

第五，北京人口均衡发展与健康城市。《健康北京》结合"十二五"发展建设规划中"我国将继续坚持计划生育基本国策，逐步完善政策，促进人口长期均衡发展"的内容，对北京人口年龄、性别结构进行了调查，并且开展广泛的宣传教育，以期消除居民中存在的有害健康的行为习惯和不良生活方式，全面地、综合地提高市民健康水平。

第六，北京城市交通发展与健康城市。北京交通最大的弊病就是拥堵，交通发展与人们的健康息息相关。针对北京城市交通的现状，《健康北京》通过阐释绿色交通理念、倡导低碳环保出行，展现绿色交通与健康的关系，结合政府对于公共交通的规划以及绿色出行者的故事，有理有据地解读了北京城市交通发展与健康城市的关系。

第七，北京养老问题与健康城市。基本养老制度是社会保障体系建设的重点之一。北京作为一个 20 世纪 90 年代初就已进入老龄社会的城市，面对老龄化社会的趋势，传统的养老方式难以适应日益增长的养老需求。北京在建设健康城市的过程中，应从哪些方面入手建立完善的养老模式体系？对此，《健康北京》讲述百姓养老关爱的具体故事，为观众解读政府对养老的具体举措。

第八，北京医疗卫生与健康城市。近几年，北京市积极深化医药卫生体制改革，进一步加大卫生投入，建立并逐步完善与北京"世界城市"定位相匹配的医疗卫生服务体系，提供基本适应群众多层次的医疗卫生需求，使人民群众健康水平进一步提高。《健康北京》从如何方便百姓就医、完善医疗体系与百姓如何自我保持健康两个方面入手，加强对保健常识、医药卫生知识和健康生活方式的宣传。

第九，北京食品安全与健康城市。民以食为天。安全是食品消费的最低要求，没有安全，色香味、营养都无从谈起；安全也是食品消费的最高要求，关乎百姓的健康甚至生命，食品安全压倒一切。人人都需要安全的食品，人人都要维护食品安全。对此，《健康北京》向观众解答了什么是安全的食品，哪些食品对人体有益，如何辨别食物添加剂的优良及危害，解读了食品安全与健康城市的关系。

第十，北京水安全与健康城市。水是人类赖以生存的物质基础。城市供水对保障我国城市经济社会的发展和人民生活水平的日益提高具有不可替代的重要作用。《健康北京》首先阐释北京的居民用水水源在哪里，然后向公众解读了政府在保障水安全方面的措施与北京未来城市用水的合理规划，进而明确了水安全与健康城市的关系：城市水系统和水环境的完整、安全与健康息息相关，是北京作为健康城市可持续发展的关键环节。

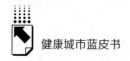

第十一，北京社区建设与健康城市。社区建设从提出至今已有十几年。全国各地在社区建设的创新发展上都投入了大量的人力与物力，取得了一系列成就，使中国城市社区的面貌发生了深刻变化。《健康北京》从如何利用社区卫生服务以及社区其他建设改善人们自我生活质量两个方面，解读了促进健康城市中社区建设的重要意义。

第十二，北京全民健身与健康城市。全民健身关系人民群众身体健康和生活幸福，是社会主义精神文明建设的重要内容，是全面建设小康社会的重要组成部分。《健康北京》通过对北京市全民健身场地的调研，以生动事例描述了广泛深入开展全民健身运动对于提高北京市民身体素质和健康水平的重要性。

最后，邀请知名专家进行访谈，探讨如何建设健康城市。《健康北京》栏目借鉴国际、国内试点城市和地区的经验，邀请大连市、上海市、苏州市、杭州市、张家港市等全国首批建设健康城市试点区的相关负责人走进《健康北京》演播室，通过专家访谈的形式共同探讨建设健康城市的经验，共同为北京出谋划策。

二 为改善北京市民的11项主要健康指标，制作引导健康生活方式的节目

2010年，《健康北京》栏目在宣传医疗健康知识的基础上，将节目内容和市政府在《健康北京人——全民健康促进十年行动规划（2009～2018年）》中提出的"全面提升市民的健康素质，使北京市民的11项主要健康指标得到明显改善"结合起来，配合制作了一批以传播健康知识为主，引导全新生活理念，生动活泼的节目，以期更快地提高和完善北京市民的11项主要健康指标。据统计，"十二五"时期末，北京市民关注健康宣传的比例高达86.1%。全市健康教育的重点正逐步从对人群健康知识普及的关注转变为对健康素养水平整体上升的关注。全市居民健康素养比2008年上升了14%，达到24.7%，明显高于全国平均水平。同时，全市居民饮酒率为

31.2%，比 2011 年下降 33.3%；体力活动不足率为 26.0%，比 2011 年降低 18.0%。经过多年的全民健康生活方式倡导和宣传，市民的生活习惯正在发生改变，全市居民正在逐渐远离吸烟、过量饮酒、不运动的不良生活方式。《健康北京》等电视节目的健康促进活动正在逐步促使人们将健康理念转化为行动。

第一，"全民健康知识知晓率达到 85% 以上"。2016 年至 2017 年 4 月，《健康北京》栏目共制作了 166 期与此相关的节目。为了实现这一目标，《健康北京》栏目紧密结合各个"健康促进日"，制作了一批普及基础健康知识的节目，特别是对高血压、糖尿病、心脏病等常见疾病的预防知识，更是贯穿在全年的日常节目中。在"三八"妇女节期间，特别邀请妇产医院妇瘤科、乳腺科主任吴玉梅，制作《女性健康宝典》，连播三天，解读妇科肿瘤，提倡两癌筛查；播出《强健心脏法则》，邀请安贞医院副院长陈方系统讲解冠心病的发病原因、治疗以及预防。

第二，"人均每日食盐量从现在的日均 13.4 克下降到 10 克以下"。2016 年至 2017 年 4 月，《健康北京》栏目共制作了 4 期与此相关的节目。食盐量严重超标，已经成为引发和加重高血压及肾脏疾病的重要危险因素。《健康北京》栏目邀请高血压科和肾脏疾病的权威专家，通过患者的患病经历，提醒大家摄入过多的盐是破坏血管、导致血压升高的重要因素，强化每人每天 6 克盐的概念。

第三，"人均每日油脂摄入量从现在的日均 54.6 克下降到 35 克以下"。2016 年至 2017 年 4 月，《健康北京》栏目共制作了 11 期与此相关的节目。饮食中油脂摄入过多，是血管堵塞的重要隐患，《健康北京》的健康大课堂《甩掉脂肪肝》，邀请人民医院的魏副院长讲解营养过剩才会导致脂肪肝，指出减少脂类物质的摄入对预防脂肪肝十分重要。

第四，"成人吸烟率男性由现在的 57.7% 下降到 50% 以下，女性由 4.6% 下降到 4.0% 以下"。2016 年至 2017 年 4 月，《健康北京》栏目共制作了 3 期与此相关的节目。吸烟危害健康已是众所周知的事实。流行病学调查表明，吸烟是肺癌的重要致病因素之一，还是许多心脑血管疾病的主要危险

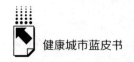

因素，《健康北京》在每年的"戒烟日"都会推出相关节目，例如《当心"保健"香烟的陷阱》，让专家通过客观的试验结果，证明中草药香烟同样有害，并帮助人们走出"低焦油等于低危害"的误区。

第五，"每周运动 3 次以上、每次 30 分钟以上的人群比例从现在的34.1% 达 50% 以上"。2016 年至 2017 年 4 月，《健康北京》栏目共制作了 3 期与此相关的节目。运动不仅能保证人体肌肉、骨骼及各个系统正常运转，更是预防各种慢性疾病必不可少的方法。《健康北京》播出的《三十六计，走为上策》请著名心脏病专家胡大一教授现身说法，告诉大家自己减肥成功的秘诀就是坚持每天健步走、日行一万步。

第六，"市民刷牙率达到 90% 以上，正确刷牙（顺着牙齿的方向，上牙向下刷，下牙向上刷）率达到 70% 以上，65 岁至 74 岁老年人口腔中能承担咀嚼功能的牙齿平均不少于 20 颗"。2016 年至 2017 年 4 月，《健康北京》栏目共制作了 4 期与此相关的节目。很多人不清楚，牙齿与健康和长寿有着密切的关系，因为牙齿的功能好坏，直接关系到人对食物的咀嚼和消化。不重视口腔卫生，不仅会影响美观，也会使细菌进入身体引发各种疾病。《健康北京》播出的《护齿要趁早》以洗牙纳入医保为新闻背景，告诉人们洗牙的重要性。洗牙之所以属于治疗项目而非美容项目，是因为洗牙并不是给牙齿做美白，而是在帮人们预防牙周病。

第七，"中小学生肥胖率从现在 17.28% 下降到 15% 以下"。肥胖是高血压、糖尿病等众多慢性病的根源，如果从青少年时期就出现肥胖，不仅患慢性病的年龄会提前，程度也会加重。因此，控制慢性病要从控制肥胖抓起。《健康北京》栏目制作了《生命不可承受之"重"》和《肥胖专家的减肥秘籍》等节目，从一个个真实病例入手，分析导致肥胖的各种原因，并给患者提出减肥指导，医生还结合自己的亲身经历告诉观众如何正确、有效地控制体重。

第八，"孕产妇死亡率控制在 15/10 万以下（现为 18.51/10 万），新生儿死亡率控制在 3‰ 以下"。2016 年至 2017 年 4 月，《健康北京》栏目共制作了 6 期与此相关的节目。孕产妇死亡率和新生儿死亡率是衡量一个国家或地区人口健康状况的重要指标。《健康北京》从孕期高围产、先天性疾病等多个角度，普及孕期检查、保健以及预防先天性疾病等基础知识。例如，《健康北京》播出的《再造生命》，讲的是一位患有高血压的女性如何控制血压、拥有健康宝宝的故事，告诉患有高血压的女性明白何时怀孕、何时开始用降压药、用什么样的降压药。

第九，"全市所有社区卫生服务机构均有条件提供高血压、糖尿病管理服务，35岁以上人群高血压知晓率、治疗率、控制率分别达到80%、65%、50%以上"（现为49.1%、42.3%、10.6%）。2016年至2017年4月，《健康北京》栏目共制作了15期与此相关的节目。社区卫生服务中心是检测慢性病、普及预防疾病知识的重要阵地，北京地区的社区卫生服务中心更是推出了"知己健康管理"、社区医生上门服务等多项便民利民措施。《健康北京》播出《社区医院　贴心服务》，在进行跟踪报道的同时，不仅宣传了社区医院的重要作用，而且着力普及了最基础的防病治病知识。

第十，"人群健康体检合格率逐年上升"。2016年至2017年4月，《健康北京》栏目共制作了4期与此相关的节目。健康体检能够早期发现疾病和影响健康危险因素，同时，体检不仅能反映个人的健康水平，关注不同人群的体检结果，也能从总体上了解人群健康状况，提出合理的防病建议。《健康北京》播出的《重见生命之光》，主人公是一位患上肾癌的老人，他正是因为做高血压的常规检查时，查出了早期肾癌，从而及时进行了治疗，恢复效果很好。此外，《健康北京》不仅宣传了体检的重要性，还针对不同人群给出体检指导。

第十一，"全市居民平均期望寿命由现在的80.27岁提高到81岁"。2016年至2017年4月，《健康北京》栏目共制作了12期与此相关的节目。人均期望寿命也是衡量人口健康状况的重要指标，这一数值取决于社会经济水平、生活条件及医疗卫生事业的发展等方面，要从每个人的日常生活做起。《健康北京》播出的《保健大会保健康》通过报道老年保健医学研究会的会议，以及政府启动的筛查项目，帮助老年人提早发现疾病的隐患。《健

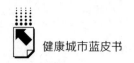

康北京》栏目还从刷牙、人均每日食盐量、人均每日摄入油脂量等生活细节的严格指标入手，强调了老年人健康的重要性。

三 《健康北京》栏目成为政府解读政策、发布信息 以及百姓聆听政府声音的重要窗口

在北京，健康概念纳入了政府工作层面，但健康教育与健康促进是一项系统工程，仅靠卫生部门的力量很难取得良好成效。实践证明，建立政府主导、各部门参与的机制是最有效的方式。《健康北京》栏目在政府和百姓之间、在权威的医疗资源和普通的患者之间搭建了一座桥梁，为全面推进我国健康教育与健康促进事业发展，发挥了主流媒体公共文化服务的功能。

一是解读"十二五"发展建设规划，在政府和百姓之间架起"健康桥梁"。《健康北京》结合建设健康城市的相关部门分期深入剖析"十二五"规划的健康目标，以及政府的具体举措和未来规划，并且落实到百姓的生活细节。例如，《健康的"后盾"》邀请北京市卫生局副局长郭积勇、北京市疾病预防控制中心健康教育所所长王凌云，一起从北京医疗卫生机构的服务与《北京人健康指引》的角度，剖析健康北京"十二五"发展建设规划，将完善社区医疗卫生服务落到实处。

二是解读"医改"，从最权威的渠道了解"医改"。《健康北京》栏目制作《医改创新实惠多》三期系列节目，邀请走在改革前沿的友谊医院、朝阳医院、儿童医院、同仁医院的院长，与北京市医院管理局主抓医改工作的负责人，共同为观众解读医改究竟怎么改，患者能得到哪些实惠，在第一时间解答广大患者最想了解的问题。

三是播出医药卫生科技创新项目获奖系列节目，让百姓了解前沿医疗科技。《健康北京》与中国医药卫生事业发展基金会共同策划制作医药卫生科技创新项目获奖系列节目，将获奖专家史大卓、郭应禄、刘梅琳、刘京伟、杨跃进、王树玉、王铸、曾光、华伟、王宁利等最近的医疗研究成果，介绍给广大的观众，打造《中医铸造"护心伞"》《发现新"腺"路》《提早破

译"心"密码》《狙击肿瘤新拐点》等让百姓听得懂、看得明的高品质科普节目。

四是针对《北京市卫生与人群健康状况报告》中的内容，制作了慢性非传染性疾病及相关危险因素、传染病发病情况、精神疾病、儿童青少年健康状况和医疗卫生服务方面的节目。

此外，每周五的"健康播报"作为全国卫生系统和省级电视台中唯一一家新闻发言人解读卫生系统热点话题的节目，成为百姓聆听政府声音的平台。《健康北京》栏目配合疾病防控（如H1N1甲流的防治、手足口病和公共卫生建设等）制作了专题节目、专访节目和系列节目。上述节目成为北京市健康城市建设促进会向市有关部门汇报的主要工作内容之一，并得到中国医疗卫生事业发展基金会的肯定。

四　调查研究了解大众需求，多渠道制作
最贴近百姓的健康节目

首先，走基层，让节目贴近百姓"接地气"。为了更好地与观众近距离交流，同时贯彻"走基层、转作风、改文风"行动，《健康北京》栏目制作了走转改系列节目：邀请安贞医院心内科主任马长生及同仁医院足踝外科主任张建中，深入社区，制作《调脂降糖保心安》和《健康从脚开始》等节目，对中老年人普遍关心的心血管疾病和足部疾病，进行面对面讲解和诊疗，为居民答疑解惑，解决实际问题，收到了良好的效果，观众反响热烈；邀请朝阳医院心脏中心主任杨新春，走进海淀区双榆树社区，针对夏季血压变化的特点，制作了《夏季控压有妙方》和《心脏发来的预警》节目等，获得了观众的认可和好评。此外，在走进社区、农村制作节目的同时，还把书面的调查问卷发给居民。《健康北京》栏目认真了解观众的实际需要，征询日常生活中大家最常遇到的健康问题，需要哪些方面的健康知识，通过多种渠道了解观众所想，制作最贴近百姓的健康节目。

其次，开通热线电话，从观众出发，让栏目知道自己该做什么。北京电

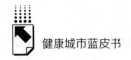

视台热线平台 96168 为《健康北京》栏目培训了专人进行热线接听，在解答观众疑问的同时，调查观众希望了解的健康内容。

再次，借助于新媒体与观众更直接地沟通。《健康北京》栏目不间断地为电视观众提供丰富多元的健康知识，也成为百姓获取健康知识的重要渠道之一。每期节目的视频都会在节目首播后，及时发布到"北京时间"官方网站上。节目的官方微博、微信平台，也成为网友了解节目内容和健康知识的平台。栏目的视频在各大三甲医院的候诊大厅播放频率高，受到了业内人员及患者的一致好评。

五　社会影响和获得的荣誉

全民健康教育工程是一项具有重大战略意义的系统工程。《健康北京》栏目配合中国医药卫生事业发展基金会的工作重点，做好全民健康教育工程，按照预防为主的方针，在全国范围内开展医药卫生科学知识的普及工作，不断增强全民的防病治病意识和能力，促进全民健康素质的提高。由于栏目的设置具有很强的故事性、知识性和权威性，因而逐渐吸引了一大批的固定观众。据统计，自 2005 年开播至今，平均收视率为 1.15，收视率在同时段名列前茅，已经成为北京地区医疗卫生行业认可、观众喜爱的权威健康类节目，为倡导全民科学健康的生活方式以及推动北京健康城市的建设做出积极贡献，发挥了主流媒体公共文化服务的功能。

所获奖项如下：

（1）2008 年 12 月获中国医药卫生事业发展基金会、中国疾病预防控制中心、中共北京市委宣传部、北京市卫生局联合颁发的"健康奥运　健康北京——全民健康活动优秀项目奖"。

（2）2009 年 11 月获中国广播电视协会"三等创优健康栏目奖"。

（3）2010 年 12 月获中国广播电视协会"全国电视栏目民生影响力 60强"称号。

（4）2011 年 12 月获中国广播电视协会"2011 年度全国优秀科教节目"

科学卫生与健康类二等奖。

（5）2012 年 5 月获中国广播电视协会"全国健康品牌栏目"称号。

（6）2012 年 5 月获中国电视艺术委员会"2011 电视民生类年度增长潜力节目"。

（7）2012 年 9 月获中国广播电视协会"2011 年全国电视栏目民生影响力 10 强"称号。

（8）2013 年 4 月获中国电视艺术委员会"2012 年度电视民生栏目社会影响 10 强"称号。

（9）2014 年 11 月获中国广播电视协会"2014 年电视类 10 强品牌栏目"。

（10）2015 年 2 月获北京电视台"2014 年'优秀栏目奖'"。

（11）2016 年 3 月获中国科教电影电视协会"科蕾奖"二等奖。

（12）2016 年 3 月获北京科技声像协会第十七届科技声像作品"银河奖"。

（13）2016 年 9 月获中国科教电影电视协会（国际）"2016 中国龙奖"提名奖。

（14）2016 年 11 月获中国广播电影电视社会组织联合会"电视民生影响力 10 强栏目"称号。

B.13
人文中医与慢病调理

王春勇*

摘　要： 中医学在创立之初就充满了人文情怀，在历代中医学的典籍和医案中，非常重视患者的社会、心理状态，强调在疾病的治疗中不可忽视患者的人文需求。慢性病严重威胁当代社会，因为其成因复杂，社会危害性大，其预防和治疗需要积极的多因素干预。笔者运用中医文化的人文关怀，配合中药的药物调理，以真实病例展示临床中运用中医人文精神干预患者的社会、心理因素，产生正性的临床效应的案例，以此启发探索慢病调理的适宜模式。

关键词： 人文　中医　慢病

一　中医文化的人文关怀

中医学在创立之初就充满了人文情怀，在医生诊断治疗疾病的过程中，处处体现出了中医学的人文温度和人文修养。运用现代的言语表达，就是要求中医师在临床中，在诊治患者的躯体痛苦之时，必须充分考虑患者的社会、心理、自然等因素对疾病的影响，给予患者全面而完整的人文关怀，包括社会支持、心理慰藉和中医药特色治疗。《素问·疏五过论篇》就明确强

---

* 王春勇，北医三院中医内科副主任医师，中医学博士，主要研究方向为中医消化、肝胆、心脑、甲减及情绪相关病，擅长运用中医文化和药物调理、矫正疾病。

调，作为明医，要避免医疗中的错误，一定要全面了解、考察、矫正患者："圣人之治病也，必知天地阴阳，四时经纪，五脏六腑，雌雄表里。刺灸砭石，毒药所主，从容人事，以明经道，贵贱贫富，各异品理，问年少长勇怯之理，审于分部，知病本始……诊必副矣。"① 在浩如烟海的中医文献中，祖国医学积累了大量范例，包含对疾病治疗的宝贵技术经验和人文关怀智慧。在中医的典籍中，特别强调作为医生，要给予患者心理上和社会的有效支持。

中医学认为，患者的社会心理状态，对疾病的发生、发展变化以及康复有着深刻的影响。《黄帝内经》就强调，医生要确保诊治全面，需要高度关注患者的社会生活、心理状态，包括社会遭遇、饮食居处、情志喜怒等，这些都会影响病情。《素问·疏五过论篇》中说："帝曰：凡欲诊病者，必问尝贵后贱……饮食居处，暴乐暴苦，始乐后苦，皆伤精气。"为医者必须洞察导致患者发病的多重因素，给予患者有效的指导和治疗，扶助患者精神，促进疾病康复。同时，《素问·移精变气论》中以寥寥数语，给出了疏导患者情绪，判断疾病预后的要领："系之病者，数问其情，以从其意，得神者昌，失神者亡"②，极其精炼地阐述了对患者的精神扶助在治疗中发挥的重要作用。

二　慢病调理

慢性非传染性疾病简称"慢性病"或"慢病"，是对一类起病隐匿、病程长且病情迁延不愈、缺乏确切的传染性生物病因证据的疾病的概括性总称，包括心脑血管疾病、慢性呼吸系统疾病、恶性肿瘤、糖尿病等多种疾病。③ 随着社会经济的迅速发展和居民生活水平的大幅提高，威胁我们健康的首要原因已经不再是营养不良或传染性疾病，取而代之的是与社会压力增

---

① 引自聂世茂《黄帝内经心理学概要》，科学技术文献出版社，1986。
② （唐）王冰：《黄帝内经素问》，人民卫生出版社，1963。
③ 张洁、俞敏：《慢性非传染性疾病防治进展》，《浙江预防医学》2006 年第 18 期。

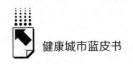

大、健康需求持续增长、人们寿命延长、人口老龄化相伴而来的慢性病。中国慢性病患病率逐年上升，已成为威胁居民健康的头号杀手。2016年北京市卫生计生委发布的《北京市卫生与人群健康状况报告》显示，2015年北京市30~70岁（不含70岁）的户籍居民，4类主要慢性非传染性疾病（心血管疾病、恶性肿瘤、糖尿病、慢性呼吸系统疾病）的早死概率为11.11%，这些疾病严重威胁着居民的健康状况。在这样的背景下，慢性病的调理越来越引起社会各界的关注。

如何全面认识慢性病，并采取有效的措施开展防控？笔者认为离不开人文医学。特别是在当代医学技术空前进步的社会，强调"技术为王"的时代，还缺少对人们的生物社会属性给予全面的认识，同时给予患者必要的人文关怀。因为临床诊治疾病是非常复杂的，作为临床医生，要全面诊治有丰富社会生活经验的人，不但要细致地评估患者脏腑器官的生理状态，还要充分考量社会、心理、行为因素对人的健康状态的影响。当代西方学者对此已经有了比较深刻的理解和有意义的干预探索。英国社会人类学家玛丽·道格拉斯在《纯净与危险》中将身体理解成一个文化象征系统，身体中的疾病也仅仅是社会失范的一个象征体现，强调身体的社会塑造特征。[1] 英国社会学学者布莱恩·特纳在《身体与社会》一书中强调，我们的身体必须被理解为由社会所建构、受思想深刻影响的生物体。[2] 美国社会医学家威廉·科克汉姆创立《医学社会学》学科，深入阐述了躯体疾病与饮食、活动、饮酒，以及同社会因素、经济因素、文化因素、环境因素等密切相关，并且尝试利用人文干预来防治疾病。[3] 现代的心理学对疾病的研究亦是逐步深入，并在临床治疗中占据了日益重要的地位。

人文中医对慢病管理的智慧，涵盖着疾病认识、诊断、治疗、预防等多个方面，在慢性病防治中全面展示人文中医的优势，形成最有温度、文化的医学。从初次相识时医者慈善的目光到翔实的问诊，从耐心的倾听到温暖的

---

[1] Mary Douglas, *Purity and Danger*, Taylor and Francis, 2002, p. 11.

[2] 〔英〕莱恩·特纳：《身体与社会》，马海良、赵国新译，春风文艺出版社，2000。

[3] 〔美〕威廉·科克汉姆：《医学社会学（第七版）》，杨辉、张拓红译，华夏出版社，2001。

触诊，到诊治过程药食同源的中草药药物的配比，再到针灸酸麻胀痛的调整经络，中医学在疾病的诊治过程中，更多的是与患者互动，用专业的思维去关注其身体痛苦和心理纠结，用专业的技术去缓解病痛和关怀心灵，调整疏导其压抑的不良情绪，用专业的治疗设计放大其身体向好的趋势，解放患者潜伏在痛苦背后内在生机，引导患者走向生理、心理的全面康复。中医学方方面面体现着人与人之间的体贴，每一个细节都浓缩着对患者的人文关怀。

三　人文中医的特点

1. 人文中医接诊时的心态要求

在面对病人求诊时，医生最基本的要求，是把患者当做自己的同类，给予患者早日康复的祝福，利用精湛的技术全力以赴施救。孙思邈在其《备急千金要方》第一卷中详细阐述了临床医生应当具备的心态："凡大医治病，必当安神定志，无欲无求，先发大慈恻隐之心，誓愿普救含灵之苦。若有疾厄来求救者，不得问其贵贱贫富，长幼妍媸，怨亲善友，华夷愚智，普同一等，皆如至亲之想。亦不得瞻前顾后，自虑吉凶，护惜身命。见彼苦恼，若己有之，深心凄怆。勿避险巇、昼夜寒暑、饥渴疲劳，一心赴救，无作功夫形迹之心。"如此境界，医者与患者同心，医德融入医术，达到了接诊的最佳状态。

2. 人文中医的四诊要求

在诊断过程中，中医强调四诊合参（四诊即望、闻、问、切），即用医生个人的感觉器官（眼、耳、鼻、口、手）去收集患者因身体疾病发出痛苦的感觉。这种对患者痛苦的体贴，是人与人之间的交流，与抽血、化验、拍片检查相比较，多了许多温暖。首先，医者真诚的目光、和蔼的言语与患者交流，给予患者安全、信任的就诊体验，引导患者放松心情，敞开心扉。如同母亲对婴儿的关照，察言观色，无言而知其寒温、冷暖、饥饱、痛痒。其次，医者耐心细致、科学规范地搜集患者千奇百怪的痛苦感觉，全面收集疾病信息，重视患者自然环境、社会环境、人事关系、心理状态、饮食习惯

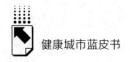

的变迁，细致推寻疾病病因，宏观把握，最终给出合理的诊断。正如《素问·征四失论》中所说："诊病不问其始，忧患饮食之失世，起居之过度，或伤于毒，不先言此，卒持寸口，何病能中……是以世人之语者，驰千里之外，不明尺寸之论，诊无人事，治数之道，从容之葆。"

3. 人文中医的治疗互动

医生作为治疗疾病的主导者，必须与患者的身体状态和心理状态互动，无论在治疗中用针还是用药，根据对患者气机往来、虚实状态的体查判断，制订指导方案，实施迎随补泻和疏导，引领患者康复。《灵枢·终始》中说："故泻者迎之，补者随之，知迎知随，气可令和，和气之方，必通阴阳。"《灵枢·九针十二原》中说："迎而夺之，恶得无虚，追而济之，恶得无实，迎之随之，以意和之，针道毕矣。"《素问·阴阳应象大论》中说："故因其轻而扬之，因其重而减之，因其衰而彰之。形不足者，温之以气；精不足，补之以味。其高者，因而越之；其下者，引而竭之；中满者泻之于内。其有邪者，渍形以为汗；其在皮者，汗而发之；其栗悍者，按而收之，其实者散而泻之。审其阴阳，以别柔刚。阳病治阴，阴病治阳。定其血气，各守其乡。血实宜决之，气虚宜掣引之。"中医的治疗是医生参与，医患互动，医生通过医疗技术手段感觉、调整患者的平衡，并维持之。

4. 人文中医的情绪疏导

中医认为，情绪是物质的，是五脏的气化功能表现。《素问·阴阳应象大论》认为，人有五脏化五气，以生喜怒悲忧恐。我们在临床中研究患者的情绪状态，理解患者的喜怒悲欢，用自己关切的眼睛去探求，用自己和蔼的言语去碰撞，用自己虚静的心灵去感觉，运用中医的智慧去疏导，最后运用中药针石的升降补泻去调整患者的情绪。《素问·举痛论》中说："余知百病生于气也，怒则气上，喜则气缓，悲则气消，恐则气下，寒则气收，灵则气泄，惊则气乱，劳则气耗，思则气结。"临床中通过运用针法和药性的升降沉浮，调整身体气机升降沉浮，以调整人体情绪的喜怒悲恐。

5. 人文中医的社会关怀

中医认为，人是社会的人，人不但要与自然环境和气候融洽，还要通过和谐的"人事"活动、稳定的社会制度、安定的社会环境，造就身心健康。《素问·著至教论篇》中说："而道上知天文，下知地理，中知人事，可以长久，以教众庶，亦不疑殆，医道论篇，可传后世，可以为宝。"《素问·阴阳应象大论》中说："贤人上配天以养头，下象地以养足，中傍人事以养五脏。"唐朝药王孙思邈在《千金要方》中指出："故体有可愈之疾，天有可赈之灾。圣人和以至德，辅以人事。"金元时期四大名医之一朱丹溪在《丹溪心法》中提出，人的心理问题"宜以人事治之，非药石所能疗也，须诊察其由以平之"。因此，在人文中医的治疗中，医生作为社会支持机构的一部分，给予患者社会的关爱，同时还会指导患者更好地了解、认识和适应社会，为身心健康而服务。

6. 人文中医的治疗目标

因势利导，顺其自然，益寿延年。《灵枢·师传》中说："夫治民与自治，治彼与治此，治小与治大，治国与治家，未有逆而能治之也，夫惟顺而已矣。顺者，非独阴阳脉，论气之逆顺也，百姓人民皆欲顺其志也。黄帝曰：顺之奈何？岐伯曰：入国问俗，入家问讳，上堂问礼，临病人问所便。……人之情，莫不恶死而喜生，告之以其败，语之以其善，导之以其所便，开之以其所苦，虽有无道之人，恶有不听者乎？"人文中医治疗的最终目标，就是应用最恰当的言语、药物、针石，顺势而为，和顺患者的意志、气血，使其达到身心健康状态。即《素问·上古天真论》所论："是以志闲而少欲，心安而不惧，形劳而不倦，气从以顺，各从其欲，皆得所愿。故美其食，任其服，乐其俗，高下不相慕，其民故曰朴。"

四 案例

1. 历代中医的人文经典案例

《吕氏春秋》中记载：文挚治闵王时是在与闵王交往的过程中，将其激怒，使其肝气升发起来而治愈其疾的。金元名医张子和更是把人文治疗发挥到了极致，他在著作中记录了自己通过给予患者药物以外的人文关怀，调整患者人事关系及其情志状态治愈疾病的大量例子。① 例如，有一个病案记载，一个患者因听说父死被贼寇所害，情绪极度忧郁和悲伤，心下产生一结块而剧烈疼痛，难以忍受。张子和认为，这个患者的病是忧郁气结所致，而喜的情绪可以舒畅血脉，喜可以治悲，所以用谑浪亵狎的言语，使病人畅怀大笑。一两天后，患者心下的结块完全消散，疾病竟然不药而愈。清代魏之琇编辑的《续名医类案》记载：医者治一富家妇人思虑之疾，就是医者在与病家交往的过程中，洞察病情，采用多取其财，饮酒数日，不处法而去的过程，将其激怒，使其肝气升发起来而治愈其疾的。金元名医朱震亨在其《丹溪心法要诀》中，对临床医生如何给予患者人文关怀，调整患者的不良心境，进行了理论和方法上的翔实论述："悲可以治怒，以恻怆苦楚之言感之；喜可以治悲，以欢乐戏谑之言娱之；恐可以治喜，以祸起仓卒之言怖之；思可以治恐，以虑此忘彼之言夺之；怒可以治思，以污辱斯罔之言触之。此五者，必诡诈谲怪无所不至，然后可以动人耳目，易人视听。"②

2.临床诊治疾病中的几个典型案例

下面是笔者临床诊治疾病中的几个典型案例，都是在常规的医学技术治疗基础上，辅助中医的人文关怀和中药的辨证施治，使复杂的病情得到非常满意的疗效，患者和医生同时收获了喜悦。

（1）矫正不良社会事件对患者的冲击。2015年6月，中国股市在短期内暴跌，很多人的财富迅速大幅度缩水，也造就了大量《黄帝内经》中所谈论的"尝富后贫，名曰失精"的"失精"病。顾名思义，"失精"病是指患者以前富有，遭遇变故后，变得贫穷，虽然没有感受外邪，但身体却如同失去精气一般，迅速消瘦，周身困倦乏力，精神恍惚，抑郁寡欢，重病难起。

我们遇到的典型患者是一位71岁的退休女性，她于2015年8月20号就诊，当时主诉周身乏力、困倦，食欲差，身体在两个月内消瘦了15斤，

---

① 张子和：《儒门事亲》，上海卫生出版社，1958。

② 田思胜：《朱丹溪医学全书》，中国中医药出版社，2006。

做任何事情毫无兴趣，自言精神恍惚，多处就诊无效，求中医调理。详问病情，才知老人投资买了基金，2015 年 6 月时最高盈利达 80 万元，但紧随其后股灾发生了，其从事证券业务的儿子让她迅速赎回，但营业部工作人员劝其沉着，等待大盘好转，随后其盈利减至 60 万元、40 万元，最后只剩下 20 万元时，工作人员绝望地告诉她："撤离吧，股灾发生了。"老人一听就蒙了，迅速赎回，眼看着赚的 60 万元打了水漂（老人退休金每月约为 5000 元）。事后儿子也抱怨他，她自己也暗自后悔，自此后吃不香，睡不着，身体迅速瘦了下来。我们当时明确告诉她，中医有这个病名，叫做"失精"病，就是这么得的。告诉她不要再发愁了，如果人不活着，留钱也没有用了，更何况还赚着 20 万元呢，虽然少赚了 60 万元，自己不乐，发愁，身体可比 60 万元重要多了。老人心悦诚服，对身体的不适所产生的恐慌疑虑消除，内心安定。我们同时给患者开了些中药疏肝解郁，养血安神。两周后，她在带他人就诊时，告知我们其病大愈。

本案例治疗的关键点：引导患者正确、乐观对待不良社会事件，促进疾病康复。

（2）矫正患者内在的纠结心理。患者是一位 28 岁的在校女博士研究生，主因小腹部疼痛，持续不缓解两周急诊入院，先后就诊于妇科、外科，其间请消化科、血液科、内分泌科、神经科、精神科、放射科、病理科、皮肤科、骨科、肾内科会诊，给予血液、B 超、核磁多项检查，最后行腹腔镜探查、肝脏组织活检，均未发现异常。怀疑为缺血性结肠炎、血卟啉病、宫外孕、黄体破裂，小肠扭转等病，请专科、专家会诊均不成立，给予对症治疗亦未见好转，遂中医会诊。查色按脉，中医认为患者心腹疼痛多源于不良情绪，耐心启发患者。患者于是道出发病前萦绕于心头的不快。原来在患者攻读博士学位期间，导师有一篇文章，曾答应让其撰写，但是不知为何，导师又将这篇文章让其同门师妹发表，自己也因此失去了一次发表文章的机会，于是心中郁郁不乐。我们见到患者时，看到其年迈的母亲默默无闻地照顾她，问问年纪，已然 70 岁。我们对她说："你母亲这么大年纪，没日没夜地照顾你，你只知道你自己委屈，腹痛难受。你可曾想过你的母亲偌大年龄，在医院照顾你的艰辛，以及对你疾苦的痛心？身体发肤，受之父母，不敢毁伤。你得病时，最痛心的是你父亲、母亲啊！你为了个人的小小利益，自己不乐，生灾长病，让母亲操心，害老母亲受如此之苦。你觉得你自己做得对吗？"患者闻听此言，心生悔意，还流下泪水。笔者随后处方中医调气和血《伤寒论》名方：大柴胡汤三剂。患者服用一剂后腹痛缓解，服用三剂后腹痛消失，两周后顽疾遂愈，出院回家门诊调理。

本案例治疗的关键点：转移患者关注的矛盾，引导患者摆正心态，化解患者纠结心理，促进其疾病康复。

（3）矫正患者的不良生活方式。患者为 29 岁女性，主因产后 5 个月，出现毛发稀疏脱落就诊。查其舌苔脉象，知是血虚所致。中医认为导致该产妇气血虚的主要原因如下：①生产消耗导致母亲气血两虚；②婴儿每日所需母乳，为母亲气血所化生，加重了母体阴血消耗；③患者每日养育婴儿，卧不得安稳，睡不得久长，劳作不断，亦耗伤气血；④患者生活特点，每日不离电视、手机、书籍，用眼阅读过多过久，中医认为"久视伤血"（《黄帝内经·宣明五气》），导致患者阴血进一步耗伤。以上多重原因累积，导致产后母亲头发稀疏脱落。头发，俗称血余。中医认为，人的毛发为阴血之余，其荣枯反映人的阴血的状态。因此，我们药物治疗以滋阴养血为法，同时叮嘱患者调整生活方式，保证充足睡眠，减少用眼，对电视、电脑、手机、书籍要有所节制，避免心血暗耗之弊，开源节流，以期疗效。

本案例治疗的关键点：引导患者调整生活方式，气血旺盛，不但可以提高母乳品质，还可以保护秀发。

（4）全面给予患者社会 - 心理 - 生理支持。患者为女性，28 岁，主因高血压，眩晕、心悸、失眠就诊，血压升高，晨起 140/90mmHg，情绪稍有波动，血压就会升高，最高到达 155/100mmHg。我们深入揭开患者高血压背后的痛苦，才发现导致患者高血压的真实病因。患者为某科研院所博士，长期处于工作、实验、学习的状态紧张。其自我反思紧张之情绪来源如下：①14 岁时目睹父亲去世，痛苦场面难以表述，常常不自觉地回忆、联想，特别是当自己有身体不适时。②奶奶患有精神疾患，在奶奶离世前期，患者有所预感，但没有什么办法给予帮助，到奶奶故去后，内心常愧疚，夜间多噩梦。③母亲之后重组家庭，与继父相处，导致其内心不快。④前期忙于自己结婚，被家乡亲戚强要红包，后又帮助丈夫的父母购房，母亲替自己鸣不平等等苦恼，多头并举，患者随即病倒。我们在治疗过程中，充分给予患者人文关怀，告知其病情与境遇的关系，给予患者真诚安慰和合理疏导，释放前期积累的不良情绪，再给予患者处理社会生活中人事矛盾的建议，以及如何锻炼健身和调整生活方式，同时配合服用中药疏肝安神清热之品，调畅患者气血，调和患者血脉，安顿患者心神，使患者血压在短期内就得以平复。后续随访半年，患者已经能够合理处理家庭复杂的人事矛盾，找了一份压力较小的工作，每日规律生活，合理运动。现在这位患者已经完全不用服用任何降压药物来控制血压，血压稳定在 120/80mmHg 以内，没有躯体不适的症状。

本案例治疗的关键点：引导患者全面调整，合理化解因"人事"所导致的社会－心理矛盾，积极调整生活状态，合理治疗，最终实现康复。

五　小结

人文中医慢病调理的核心在于被中医文化所熏陶造就的人文医生，应用人文智慧唤起患者对中医文化的情感认同，患者因此做出思想、行为的健康调整，从而维护健康，远离慢性疾病。伴随中华民族的伟大复兴，中医文化在患者疾病康复过程中的作用被重新认识，对中华民族文化的复兴有着深远的价值和意义。伴随人文中医在临床诊疗中的深入普及，中医文化逐步为广大民众所认同，中医学所蕴含的自然观、生命观、疾病观、生态观、发展观，以及中医养心摄生防病治病的基本思想、方法和技术，引导着广大民众（已病的患者和未病的健康居民）的思维方式、行为方式、生活方式；[1] 中医文化所崇尚的生命观、人生观、价值观成为国人的基本信仰，成为一种生

---

[1]　郑晓红：《中医文化研究的时代思考》，《中国中医基础医学杂志》2011 年第 17 期。

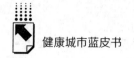
活方式、思维方式和社会愿景，中医文化真正成为大众文化。在此背景下，中国居民的健康状况一定会有巨大的改观。人文中医以中医文化为武装，一旦走进民众心里，就会达到以文化人、以文育人、以文养心、以文养生的目的，使中医学真正成为发挥重要作用的新时期的民生文化。①

面对痛苦的患者，诊治复杂的疾病，每个医生每日都在挑战着自我极限。针对疾病，当代技术几经达到极致，但针对有血有肉的患者，启动对疾病康复有着同样重要意义的人文关怀，我们医生还有很大的空间可以去拓展。作为中医医生，我们秉承着传统中医学的人文智慧和当代医学独特的技术支持，凭借对这份职业的热爱，我们会全力为患者提供更完美的医药技术服务和独特的中医人文关怀，最大限度地促进患者疾病康复，不但要努力使其形体和器官恢复康复，而且要尽力促进其以和谐的心态回归社会，以健康的生活方式维护健康。

———————————

① 郑晓红：《回归民间走向世界——中医文化发展传播的当代使命》，《中医杂志》2016 年第 57 期。

健康产业篇

Reports on Healthy Industry

B.14

医药制造业高端引领有所显现
"高精尖"发展之路任重道远

——北京"高精尖"医药制造业企业调研报告

周 冲 贺菁伟 刘陆芳*

摘 要： 本文通过统计数据和典型调研的方式，深入挖掘北京医药制
造业发展规律和特点，旨在为提升医药产业健康可持续发展
提供意见建议。研究显示，医药制造业具有四大特征：新药
研制周期长、科技投入大、风险收益高；传统、新兴领域医
药企业对市场预期判断存在较大差异；医药企业发展受政策
影响大；研发和并购是药企保持领先优势的关键所在。同时

* 周冲，硕士，北京市统计局工业处处长，高级统计师，主要研究方向为宏观经济、产业经济
和抽样调查；贺菁伟，硕士，北京市统计应用研究所副主任科员，主要研究方向为产业经济、
经济政策；刘陆芳，硕士，北京市统计应用研究所主任科员，中级统计师，主要研究方向为
统计分析。

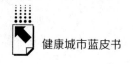
存在四个问题：药企自我创新内在动力不足；医药领域研发机制不顺；药企与终端市场对接不畅；企业外迁、产业扩张扶持政策缺位。为此，建议政策、改革双助力，打造医药领域领军企业，促进医药产业可持续发展。

关键词： 医药制造业　新药研制　高精尖

一　背景

医药制造业既是国民经济的重要组成部分，也是关系民生的重要产业，具有资本密集和技术密集双重特征。从国际角度来看，一国的医药制造业水平是衡量本国科研水平、技术创新能力的参考依据之一。美国及经济合作与发展组织分别将医药制造业划分到高端产业和高技术制造业目录中，虽然其划分方法有所区别，但都反映出医药制造业对高端人才及高研发投入的刚性需求。从产业链角度来看，医药制造业在整个医药行业中起到承上启下的作用，既能有效拉动上游原料药的开采，又可服务于下游医药批发类商业企业及医疗机构等终端销售企业，是促进医药行业发展的重要一环。从政策关注角度来看，我国自改革开放后便把医药制造业的发展纳入政府规划意见中。伴随中国全面建成小康社会已进入决胜阶段以及《中国制造 2025》等相关政策文件的出台，我国医药制造业将加快升级步伐，由大到强转变。

北京市医药制造业起步较早，政府从"七五"时期便开始对医药制造业进行技术、项目、科研等方面的投入。经过 30 多年的努力，医药制造业逐渐成为北京市工业的支柱行业之一，对地区经济发展起到了积极的拉动作用。2015 年，医药制造业增加值占北京制造业增加值的比重达 10.3%①，成为继汽车制造业之后的北京市第二大制造业行业。同时，北京市医药制造

---

① 文中制造业、医药制造业和医药制造业企业如无特殊说明，均为规模以上口径。

业在行业规模、研发投入等方面,与发达国家依旧存在较大差距;与珠三角、长三角等制药大区相比,北京市所依托的环渤海地区的医药制造业在产业链完整程度、对外辐射能力、国际市场开拓方面仍存在薄弱点。

受医药产业政策调整、医药体制改革、外部事件冲击和激烈市场竞争等众多复杂因素影响,近年来医药制造业增速呈下滑趋势,发展呈现不确定性。为把握北京医药制造业企业的发展规律和特点,巩固北京医药制造业的传统优势,本文以习近平总书记在视察北京时提出的构建"高精尖"经济结构为抓手,创新方式方法,以"高精尖"企业为切入点,通过统计数据和典型企业调研相结合的方式,梳理北京市医药制造业发展现状,解读并分析医药制造业产业特点及发展中存在的问题,旨在提出促进北京市医药制造业发展的政策建议。

二 北京市医药制造业发展现状

(一)产业规模稳步扩张

北京市医药制造业产业规模近10年来稳步提升。根据北京市统计局官方统计数据,北京市医药制造业工业总产值自2005年以来一直呈现稳步增长态势,从2005年的131.1亿元增长至2015年的733.0亿元,年平均增长率为18.8%,累计增长约4.6倍(见图1)。不仅自身体量稳步增长,北京市医药制造业在北京市工业中的比重也不断攀升。医药制造业总产值占工业总产值的比重从2005年的1.9%上升至2015年的4.2%,累计增长约1.2倍,在39个工业行业分类中上升至第5位,前进了9个名次(见图2)。产业规模的稳步提升不仅体现出医药制造业逐渐成为北京市工业经济的重要组成部分,也从侧面反映出北京市对医药制造业的重视程度、投入强度都在不断加强。

(二)产业发展好中趋稳

一方面,北京市医药制造业增加值从2005年的49.3亿元增长至2015年

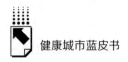

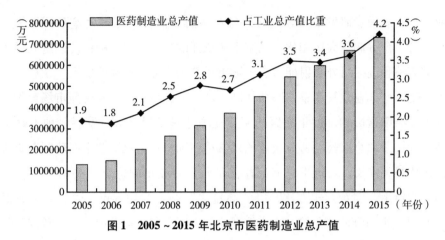

图1　2005~2015年北京市医药制造业总产值

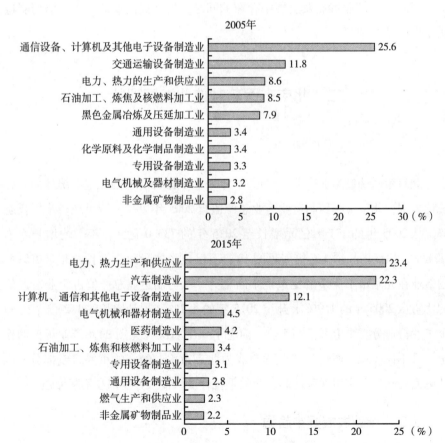

图2　北京市工业行业总产值比重前10位排名

的 302.3 亿元，年平均增速为 19.9%。医药制造业增加值占工业增加值的比重由 2005 年的 3.0% 提升至 2015 年的 8.2%（见图 3）。行业收入利润率① 10 年间一直保持在 10% 以上，2009～2015 年行业收入利润率更是稳定在 15% 以上。这些数据都反映出北京市医药制造业在扩大产业规模的同时也有效保障了行业效益、质量的稳步提升。另一方面，受金融危机余波及国内外市场竞争日趋激烈的影响，北京市医药制造业增加值增速自 2008 年来呈现下降趋势并逐渐趋于稳定。2015 年，医药制造业增加值增速不足 10%，但仍高于工业增加值增速 4.5 个百分点（见图 4）。伴随着产业转型的外在需求和制造业升级的内在推动，北京市医药制造业将继续保持平稳发展态势，产业发展迈入由全到专、去粗取精的新阶段。

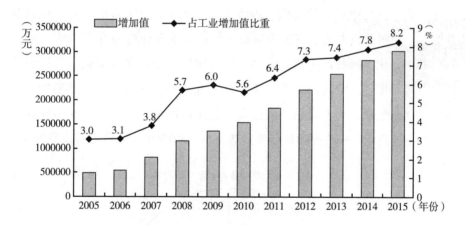

图 3　2005～2015 年北京市医药制造业增加值

（三）行业细分优势渐显

经过多年的积累，北京市已形成较为全面的医药制造业体系，所涉及行业涵盖医药制造业全部领域，并且形成了化学制药②、中成药生产③、生物

---

① 收入利润率 = 行业利润总额/行业主营业务收入 * 100%。
② 化学制药指化学药品原料制造和化学药品制剂制造。
③ 中成药生产指中药饮片加工和中成药生产。

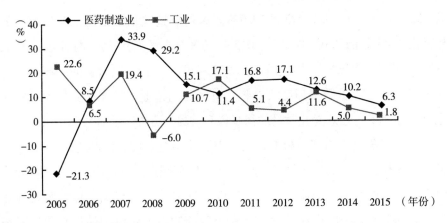

图4 2005～2015年北京市医药制造业增加值增速

药品制造"三足鼎立"的局面。2015年，三大子行业工业总产值、主营业务收入、利润总额占北京市医药制造全行业比重合计均超过97.0%（见图5）。其中，化学制药行业基础牢固、实力雄厚，拥有华润双鹤、拜耳医药等国内国际知名大型制药企业。2015年，北京市2/3的大型医药制造企业为化学制药企业，其工业总产值占全产业比重达40.0%，是北京市医药制造业的主导行业。中成药生产传统优势突出。2015年，行业主营业务收入、

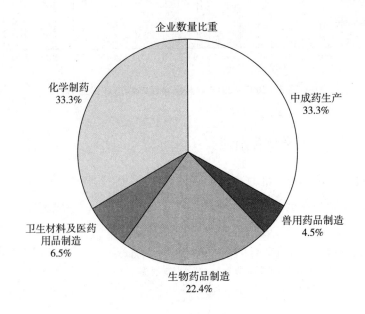

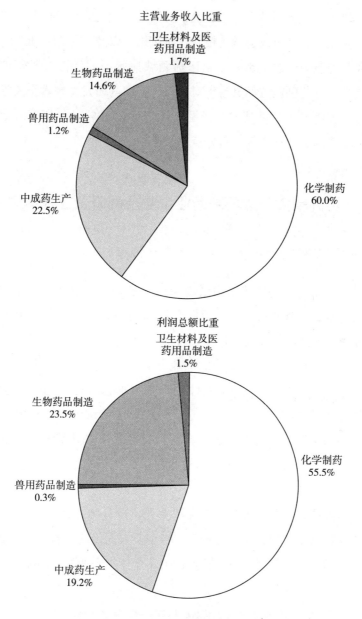

主营业务收入比重

卫生材料及医
药用品制造
1.7%

生物药品制造
14.6%

兽用药品制造
1.2%

中成药生产
22.5%

化学制药
60.0%

利润总额比重

卫生材料及医
药用品制造
1.5%

生物药品制造
23.5%

兽用药品制造
0.3%

中成药生产
19.2%

化学制药
55.5%

图5　2015 年北京市医药制造业分行业情况

利润总额同比分别增长 5.6% 和 8.4%，同仁堂更是成为北京的名片之一，其产业规模、产品的市场占有率在国内同类行业中处于领先水平，形成了良好的品牌效应。生物药品制造起步晚、发展快，成为北京市医药制造业新的增长点。依托于北京市医药类高校和科研机构，以及"一南一北"① 的生物医药产业基地布局，北京市在生物医药领域集聚了大量智力资源和技术资源，在技术研发与创新方面具有绝对优势，在新药研发、技术服务等环节上优势显著。2015 年，行业研发经费投入强度② 为 7.0%，分别高出化学制药和中成药生产 2.1 个和 5.2 个百分点。

三 "高精尖"医药制造业企业及调研企业基本情况

（一）北京市"高精尖"企业界定及分类

构建"高精尖"的经济结构已成为近年来北京市政府的工作重点，是北京适应新常态、落实新定位、迈向新目标的核心任务。北京市统计局于 2014 年成立"高精尖"课题研究小组，以"高精尖"产业为切入点，在总结国内外与"高精尖"产业相关的产业分类标准制定方法的基础上，以习近平总书记讲话精神和相关政策文件为抓手，对北京市 4 万多家规模以上企业的数据进行反复测算、比较、筛选，最终形成北京市"高精尖"企业数据库及"高精尖"企业分类标准，旨在为找准北京"高精尖"产业发展方向，促进北京"高精尖"经济结构构建提供政策依据，为政府决策提供有价值的参考。

根据测算结果，北京市"高精尖"企业主要分为三种类型：高端企业、尖端企业和精品企业。其中，高端企业指企业占据价值链的高端环节，具有高技术含量和高产出效率效益的特点；尖端企业指企业拥有国际领先技术和

---

① "南"主要指以亦庄和大兴生物医药基地为核心的高端产业基地；"北"主要指以中关村生命科学园为核心的研发创新中心。参见《北京医药产业收入达 1300 亿元成新增千亿级产业》，新华网，http://news.xinhuanet.com/tech/2016－07/08/c_129128765.htm，最后访问日期：2017 年 6 月 8 日。
② 研发经费投入强度指行业（企业）研发经费内部支出与其主营业务收入的比值，反映行业（企业）的科技创新能力。

标准定制权，在业界处于领军水平，对地区科技进步和经济发展发挥引领作用；精品企业指能够代表首都特色和最高服务水准的企业或是在提升居民生活性服务业品质上发挥重要作用的企业。高端企业主要通过研发经费投入强度、劳动生产率、收入利润率、万元地区生产总值能耗和万元地区生产总值水耗5项指标，参考国际标准和行业领先水平进行筛选。尖端企业主要指拥有有效境外发明专利申请、欧美日专利申请、PCT专利申请和国际标准制定当中的任意一项的企业。

（二）北京市"高精尖"医药制造业企业①基本情况

根据北京市"高精尖"企业筛选结果，2015年，医药制造业领域"高精尖"企业数量达到50家，占全市规模以上医药制造业企业总量的近1/4，是"高精尖"企业最为密集的领域之一。50家"高精尖"企业2015年实现产值247.4亿元，占全市医药制造业企业的33.8%；主营业务收入和利润总额分别为235.7亿元和74.0亿元，占比分别为32.9%和56.1%。从企业属性来看，"高精尖"医药制造业企业以内资和小型企业居多，占比分别为78.0%和62.0%，与全市医药制造业企业特点基本相同。

（三）调研企业基本情况

我们根据2015年"高精尖"医药制造业企业筛选结果，选取6家"高精尖"医药制造业企业开展典型调研，在此基础上提出助力北京医药制造业未来发展的对策建议。本次调研企业涉及化学制药、生物药品制造和中成药生产3个领域，6家企业的产值、主营业务收入、利润总额分别占全部"高精尖"企业的7.7%、7.8%和6.7%。其中5家企业拥有国内市场独家产品；1家企业在国内拥有多项发明专利；1家企业2015年研发经费投入强度接近20%，在研发产品的应用方面处于世界最前列。

---

① "高精尖"医药制造业企业为医药制造业行业中的"高精尖"企业，行业划分依据《国民经济行业分类》（GB/T4754-2011）标准。

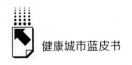

四　医药制造业的主要特点

（一）新药研制周期长、科技投入大、风险收益高

根据调研结果，医药制造业具有高投入、高风险、高回报的"三高"特征，行业进入壁垒较高。

从投入角度来看，医药制造业具有时间投入长、资金投入大的特性。一方面，一般医药制造业企业从新药研发到生产上市需要经过临床前研究（基础研究、小试、中试、稳定性研究等）、临床研究、批量生产和流通4个环节，平均花费10年左右的时间，时间成本极高。[①] 另一方面，同许多高技术制造业行业相似，医药制造业企业在发展初期需要投入大量资金进行新药研发和购买专业设备，初创企业往往处于微利或亏损阶段。

从风险承担角度来看，受技术、人员、设备、市场竞争等因素影响，新药研制能否成功具有很大的不确定性。并且，受行业法律法规特点制约，研制成功的新药能否顺利取得批准文号、及时上市流通也是未知数。在上市前，新药无法取得任何收益，制药企业要有承担"功亏一篑"风险的准备。

从回报角度来看，新药研发一旦成功并实现产业化，其收益可观。以调研中某企业为例，该企业成立于2005年，先期研发经费投入强度平均在10%左右，于2011年实现产业化。2015年，该企业收入利润率达到27.5%，高于行业平均水平9.7个百分点，处于行业领先水平。并且，在新药研发方面，某些研发成果具有"一劳永逸"的特点，表现为产品可长期获利或者对产品的再开发成本较低。在调研中我们了解到，某企业经过多年研发，成为某产品国内唯一生产商，对该产品拥有绝对话语权。2015年，在研发经费投入强度不足1.0%的情况下，该企业收入利润率仍可超过

---

① 刘泉红、刘方：《中国医药产业发展及产业政策现状、问题与政策建议》，《经济研究参考》2014年第32期。

20.0%，独家产品起到了"一本万利"的作用。

可以看出，医药制造业行业进入壁垒较高，并且，在制药业竞争格局已基本形成的背景下，部分优势企业在企业规模、技术研发、产品的市场占有率、品牌知名度等方面已拥有一席之地，新进企业若想从中分一杯羹，更是需要拥有资金、技术上的绝对优势，后发制人难度大。

（二）传统领域、新兴领域医药企业对市场预期判断存在较大差异

依托北京地缘优势，生物药品制造业逐渐成为北京市医药制造业发展的重要驱动力。从"高精尖"分类来看，2015 年，北京市"高精尖"生物药品制造业企业共有 21 家，占"高精尖"医药制造业企业的比重为 42.0%，是"高精尖"企业最为密集的领域。同时，从行业细分入手，"高精尖"生物药品制造业企业占该领域规模以上企业数量的 46.7%，分别高于化学制药和中成药生产制造领域"高精尖"企业比重 19.8 个和 39.2 个百分点。从研发投入来看，"高精尖"生物药品制造企业研发经费投入强度为 6.9%，分别高于后两者 2.0 个和 4.8 个百分点。

调研显示，在市场竞争日益加剧的大环境下，正是由于不断地创新和技术研发优势，新兴的生物药品制造类企业对市场前景判断更为乐观，对企业发展充满信心；而传统的化学药品、中成药制造企业明显感觉到市场和政策的压力，企业同质竞争激烈，利润空间微薄。2015 年，北京市规模以上化学制药和中成药生产制造类企业收入利润率分别为 17.1% 和 15.7%，分别低于生物药品制造类企业 12.6 个和 13.9 个百分点。

（三）企业发展受政策影响大

鉴于药品的特殊属性，医药制造业在保障国民健康安全、维护社会稳定、提升国家形象等方面发挥着不可忽视的作用。因此，各国政府对医药市场的监管力度普遍大于一般商品市场。[1] 随着药品管理制度的不断改进和完

---

[1] 崔雅斌：《北京市医药制造产业发展研究》，首都经济贸易大学，博士学位论文，2015。

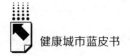

善，我国从对药品流通的监管逐渐扩展至对整个制药环节的规整以及对制药企业软、硬件的规范监督，管理范围更加全面，处罚力度有所加强。

调研显示，医药行业受政策影响非常明显。例如，随着国内医药领域监管力度的提高，医药行业整体政策环境偏紧，许多医药企业药品生产批准文号迟迟不能获批，导致企业错过市场先机，无法及时在国内市场占有一席之地或是参与国际市场竞争。再如，人力资源和社会保障部于 2017 年 2 月 23 日正式印发新一版的国家医保目录，对包括鱼腥草在内的 26 种中药注射剂使用范围进行明确限定。[①] 药品管理上的"一刀切"政策给企业发展带来了巨大冲击，行业洗牌加速。另外，下游药品销售商的违规经营和操作也会对制药企业的发展形成冲击。2016 年发生的山东省疫苗事件给以疫苗研发、生产为主的制药企业带来不利影响，其文号审批、上市流通进程被迫延后或停滞，巨额成本无法按期收回，在一定程度上制约了企业的后续研发积极性。

由于医药行业关系人民的生命健康，因此相关政策在制定和执行过程中更为严厉，相对于其他行业，医药企业受政策的影响更大。

（四）研发和并购是保持企业领先优势的关键所在

从国际经验来看，医药企业发展壮大的关键，一是技术领先、有持续推出新药的能力。根据美国"制药经理人"的统计数据，2015 年，世界级制药巨头辉瑞、诺华、罗氏继续领跑制药产业，3 家企业研发经费投入分别为76.8 亿美元、84.7 亿美元和84.5 亿美元，研发费用占处方药销售费用的比重分别为17.8%、19.9%和21.8%。[②] 在销售收入减少的情况下，制药巨头企业依旧保持稳定的研发投入，充分证明在制药行业研发才是硬道理。二是

---

① 《26 种中药注射剂被限用　行业洗牌将加速》，南方都市报网站，http：//epaper. oeeee. com/epaper/D/html/2017 – 03/02/content_ 10472. htm，最后访问日期：2017 年 6 月 8 日。

② 《2015 年全球制药 50 强研发投入排行榜》，中商情报网，http：//www. askci. com/news/dxf/ 20160628/10213734917. shtml，最后访问日期：2017 年 6 月 8 日。

走并购发展之路。由于并购可以快速获得新药研发技术、大量优秀的医药人才和完善的药品流通渠道，因此成为制药巨头竞相使用的手段。美国调查公司迪罗基（Dealogic）的数据显示，2015年，全球医疗行业以7240亿美元并购额居首位，其中，辉瑞公司以1600亿美元巨资收购艾尔建成为医药行业史上最大的并购案。① 调研企业也反映，近年来国内药企对新药研制的重视度日益提高，医药行业并购规模快速扩张。2015年，国内领军药企恒瑞医药、海正药业的研发资金同比分别增长36.8%和48.4%；研发经费投入强度在9.5%左右。② 2015年1～10月，中国药企并购金额达1000亿元，同比增长约80%，研发、并购步伐加快。③

五　医药制造业发展中遇到的主要问题

（一）药企自我创新内在动力不足

受人体和病菌自身抗药性制约，医药制造业企业需具备持续研发的条件以及时应对新病情和新病菌的挑战。只有围绕药品持续创新、加大原始创新力度、加强研发投入，制药企业才可能在竞争激烈的医药市场有立足之地，保持可持续发展，乃至独占鳌头。

调研显示，制药企业普遍存在自我创新内在动力不足的问题，主要表现为医药产品结构失衡，即高附加值的创新药品少、技术含量低的低端药品供给过剩。究其原因，一是由于新药研发周期长、投入大、风险高，而制药企业中大型企业少（即使大型制药企也很难承担如此大的风险），因此企业更

---

① 《2015年全球并购额首次超过5万亿美元，创历史新高》，商务部网站，http://www.mofcom.gov.cn/article/i/jyjl/j/201512/20151201224880.shtml，最后访问日期：2017年6月8日。
② 《2015年全球制药50强研发投入排行榜》，中商情报网，http://www.askci.com/news/dxf/20160628/10213734917.shtml，最后访问日期：2017年6月8日。
③ 《2015年中国药企并购情况分析》，中商情报网，http://www.askci.com/news/chanye/2015/12/29/8161c6u2.shtml，最后访问日期：2017年6月8日。

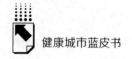

愿意选择走仿制药的发展路径以保持企业的持续性获利。二是虽然部分企业已经有自己的创新药或秘密技术，但鉴于已有产品足以支撑企业发展，加之市场扩张意愿弱，致使企业后续研发动力不强，在一定程度上存在"吃老本"的现象，不利于医药领域整体水平的提升。三是由于国内专利保护机制不健全，加之新药研发（即非仿制药）能力弱、技术创新不足，许多医药配方很容易被二次研发、仿制，迫使制药企业进入"不创新、难创新"的恶性循环之中。这一现象在传统制药领域十分明显，同质型医药产品多，品牌特性难以凸显，易导致行业陷入低价战的恶性竞争之中。近年来，北京市大型医药制造企业研发经费投入强度不足2%，与世界知名大型制药企业15%以上的水平相比，差距甚大，产业整体研发水平有待进一步加强。

（二）医药领域研发机制不顺

被调研企业普遍反映，目前中国新药不多，除了企业自身研发投入不足外，研发机制不顺也是制约新药研发的主要原因。具体表现如下：一是产学研脱节，与发达国家企业主导研发、研发成果服务市场不同，中国高校和科研院所仍是医药产业研发的主力军，因此药品研发往往远离市场端、需求端，研究成果的理论价值往往大于应用价值，离产业化距离较远。二是科研经费使用管理规定相对烦琐、滞后，难以激发高校、科研机构与企业合作攻关的热情。三是研发成果转化机制不完备，即使有好的项目和研究成果，由于缺乏对研究成果转化管理的规定，在利益、产权分配享有问题上没有明确措施，影响成果转化。四是医药研发人才的引进、留用机制不足，对高端人才吸引力不大。以"一南一北"两大医药产业中心为例，两地在交通、子女上学等配套设施建设方面与城六区存在明显差距，加之北京生活成本高、落户指标少，在一定程度上制约了青年研发人才的留京意愿，青年人才往往是"请得进来，留不下来"，人才的频繁更迭不利于企业的可持续性发展。

（三）药企与终端市场对接不畅

中国于2000年开始药品的集中招标采购，其目的是通过有效控制药品价格，促进行业良性发展，减轻患者用药负担。但在实际操作中，招标采购过程由地方政府主导，易出现地方保护主义或滋生腐败行为。并且，在"以低价论成败"的导向下，高投入、高质量的制药企业难以抵挡低成本、低工艺的制药作坊的反复冲击，易导致"劣币驱逐良币"的现象，严重影响制药产业的健康发展。

被调研企业也反映，在目前国内医药不分的体制下，作为连接生产与消费的流通领域，由于环节过多，存在大量的利益扭曲，使得制药企业与消费者不能顺畅对接，双方利益受损。例如，中国药品从出厂到被消费者购入，通常需要经过 5~7 个环节，是英国、美国、日本等发达国家的 2 倍。以每 100 元当地货币健康保险支付的药品价值构成情况来看，美国、德国、法国、日本等发达国家，药品生产环节获得的价值占比为 70% ~ 80%，流通环节占比为 20% ~ 30%；而国内以医院为终端的药品流通链条中，两者的关系正好相反，流通环节占比高达 80%，其中，招标费用、医生返利等制度性成本占比达到 50%。[①] 虽然国内医药体制改革不断推进，但"改药不改医"的现状很难从根本上改善药企的生产经营压力和消费者面临的高药价困境，药企与消费者之间依然存在难以逾越的巨大屏障。

（四）企业外迁、产业扩张扶持政策缺位

近年来，随着北京用地、用工成本的逐年上升以及医药领域改革的推进，医药企业在北京的生存压力日益加大，而疏解非首都功能、严格控制增量等政策也对在京制药企业的发展、定位提出了更高要求，不少制药企业都面临着技改升级或被迫转移的双重选择。同时，京津冀协同发展政策为药企发展提供了更大的腹地。在调研过程中我们了解到，一些企业表示已经与河北、天津等地的开发园区形成初步合作意向，有外迁、扩张的意愿。但也有企业反映，由于三地税收分享等政策在政府层面上尚未达成一致性意见，只

---

① 国家发改委经济研究所课题组：《深化中国药品流通体制改革的对策与建议》，《经济研究参考》2014 年第 31 期。

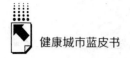

能一事一议，因此，企业在这一过程中十分被动，对企业外迁扩张十分不利。此外，即使在北京不同区域间搬迁的企业，由于注册地与经营地分离，无法享受到迁入地的优惠政策，在一定程度上也影响了企业发展热情和区域吸引力。

六　对策建议

（一）政策助力，打造医药领域领军企业

企业强则经济强，尤其是在医药领域，强者恒强的定律要求我们必须率先将医药企业做大做强。为此，我们提出以下建议：一是针对"高精尖"医药企业给予专门关注和相应支持，特别是大型制药企业，鼓励其进行兼并重组和扩张上市，提高企业整体实力。二是借鉴国外经验，通过减免企业税收、鼓励风险投资、开辟绿色通道等方式，积极引导企业增加研发投入，构建以企业为主体的医药创新体系；尤其是对已经拥有国内外领先技术的"高精尖"医药制造业企业，要鼓励其保持领先研发优势，在新型制剂、肿瘤免疫治疗、基因检测与治疗等国际前沿领域加大研究力度，争取国际市场上的话语权。三是加强政府部门间的统筹协调能力，提高依法行政、科学调控水平，避免制定"一刀切"的政策，为企业扩张发展提供良好的市场环境。

（二）改革助力，促进医药产业可持续发展

大力推进科研机制体制改革。一是积极搭建产学研合作平台，支持由企业牵头、政府引导、联合高等学校和科研院所实施的以市场为导向的药品研发项目。二是赋予医药领军人才更大的人财物支配权，完善个人科技成果转化激励办法，形成切实有效的实施方案，避免奖励政策只停留在口头，最终实现鼓励科技创新创造的分配激励机制和留住人才有效机制。三是完善法律法规，对医药制造业的专利技术加强保护，为研发主体开展创新活动提供有

力保障。

继续深入推进医药体制改革。2017 年 4 月 8 日，北京率先拉开新一轮医药体制改革大幕，将告别"以药养医"的历史，实现医生处方权与药品销售权的彻底分离。长期而言，此轮改革在促进药品价格理性回归和保证医药市场良性发展方面能够起到良好的引导作用。同时，改革中仍需继续关注药品流通市场净化、药品代理制度规范、药品流通环节简化等问题，打破地方保护主义，推动销售收益合理回流生产企业，促进行业健康可持续发展。

B.15
京东方健康园区发展浅析

许　朔[*]

摘　要：　健康服务需求的增长及国家对健康产业的支持，推动了健康
　　　　　园区的迅速发展。京东方健康园区以健康园区整体解决方案
　　　　　提供商为定位，通过整合资源，输出品牌与管理力，在全国
　　　　　范围内为众多园区项目提供整体解决方案服务，打造以健康
　　　　　为核心、可持续发展的健康园区，以智慧的力量引领绿色未
　　　　　来，助力中国健康城市建设。

关键词：　健康产业　健康服务　健康园区　京东方

一　健康服务需求快速增长

健康是促进人类社会进步的必然要求和基础条件。随着中国经济快速发展，人们的生活水平得到根本改善，同时健康观念也在逐渐转变，对健康的重视程度越来越高，健康意识越来越强，健康消费比重不断增加。

据不完全统计，2016 年末我国 60 周岁以上人口已达 2.3 亿人，占总人口的 16.7%，65 周岁以上人口达到 1.5 亿人，占总人口的 10.8%。[①] 预计

---

　* 许朔，大学本科，曾任中日友好医院国际医疗部主任，现任京东方科技集团副总裁兼机器
人医生研究院院长、临床教育中心中心长，兼任北京医师协会副会长，研究方向为医学教
育、人工智能的临床应用。
　① 国家统计局：《中华人民共和国 2016 年国民经济和社会发展统计公报》，国家统计局网站，
http://www.stats.gov.cn/tjsj/zxfb/201702/t20170228_ 1467424. html，最后访问日期：2017
年 6 月 8 日。

到 2030 年中国将迎来老龄化高峰①，从而成为全球人口老龄化程度最高的国家之一。环境和气候条件的恶化以及不良的生活方式对人类生命健康的危害越来越明显。目前，国内亚健康人群已超过总人口的 75%，且在各年龄段的分布较为均匀。② 物联网、人工智能、大数据、基因测序、量子计算等技术快速发展，信息技术与医学不断融合，创新医学技术和应用层出不穷，推动了健康医疗服务向个性化、精准化、智能化方向发展，以满足人们日趋多元的健康需求。在这样的大背景下，健康服务市场的规模正逐年快速增长。预计到 2020 年，中国健康产业总规模将达到 8 万亿元。③

二 "健康中国" 成为国家战略

从宏观政策来看，近年来国家高度重视健康产业发展，不断出台相关政策，指导和支持 "健康中国" 战略落地。2016 年，我国从国家层面提出了健康领域的中长期战略规划，发布了《 "健康中国 2030" 规划纲要》（以下简称《纲要》）。《纲要》提出，以发展健康产业为重点，加快人力资源建设，推动健康科技创新，建设健康信息化服务体系，加强健康法治建设，扩大健康国际交流合作，使我国主要健康指标进入高收入国家行列。《纲要》明确指出，要把健康城市建设作为推进健康中国建设的重要抓手之一，保障与健康相关的公共设施用地需求，完善相关公共设施体系、布局和标准，把健康融入城乡规划、建设、治理的全过程，促进城市与人民群众健康协调发展，并针对人民群众主要的健康问题，编制实施健康城市发展规划，加强健康城市建设监测与评价，到 2030 年建成一批健康城市建设的示范市。这从顶层设计了我国健康服务事业发展阶段性的方

---

① 《应对老龄化应上升为国家战略——访全国政协委员、人力资源和社会保障部副部长胡晓义》，《经济日报》2015 年 3 月 10 日。
② 潘家华主编《中国城市发展报告 No. 9——迈向健康城市之路》，社会科学文献出版社，2016。
③ 《〈 "健康中国 2030" 规划纲要〉发布附全文》，新华网，http://news.xinhuanet.com/health/2016 - 10/25/c_ 1119786029. htm，最后访问日期：2017 年 6 月 8 日。

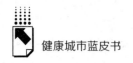

向、目标、任务及措施，为我国处在战略发展关键期的健康服务事业提供了重要的政策环境和保障。

三 健康园区悄然兴起

为促进"健康中国"战略落地，推进健康城市建设，提高人民群众健康水平，加快形成健康的生活方式、生态环境和经济社会发展模式，健康园区作为健康城市的重要子单元和健康服务事业的空间载体，在以医疗机构为主体的健康产业体系带动下，应市场的需要逐渐发展起来。当前，众多传统的商务园区、工业园区、文化园区等正在不断植入健康基因，向健康园区转型升级。同时，健康园区正逐渐成为新兴产业园区的代表，越来越多的城市和企业参与建设和运营，成为投资热点。

健康园区是健康人群、健康环境和健康社会有机结合的整体，产城可实现有机融合，整体可协调健康发展。健康园区不仅能带来可观持续的绿色经济效益，而且能提升所在区域的生活品质，塑造健康的城市品牌，为城市带来不可估量的社会效益。一个健康园区从规划建设、市场招商到运营服务等各个工作环节都应时刻以健康为核心。健康园区应该具备绿色的产业生态、优美的自然环境、健康的生活空间、智慧的配套设施、优质的健康服务和良好的人文氛围。人们能够在健康园区得到系统连续、全生命周期的健康服务，从而使人们健康生活和工作的需求得到全面保障。

四 当前健康园区发展存在的问题

随着健康园区的快速发展，中国各城市纷纷建设健康园区，但在建设和发展过程中，也暴露出一些亟须解决的问题。

（1）规划定位不清晰。各地对健康园区发展热情较高，处于不同发展阶段的城市争相进入这个领域以捕获新的发展机遇。竞相上马的健康园区项目在建设之初有一定的盲目性，前期未能根据自身特点清晰准确定位，缺乏针对健康园区规划理论和方法的研究，对后期发展不利。

（2）健康服务不完善。健康园区应满足入园企业及人群的公共健康服务需求，拥有可共享的健康基础设施、设备以及健康共享资源，可提供满足多元需求的智慧健康解决方案服务。目前大多健康园区尚未建立完善的健康服务平台和健全的配套基础设施。

（3）发展持续性较弱。目前国内健康园区多数以园区产业发展为主，注重当下经济利益，缺少前瞻性，对智慧健康、科技创新要素关注不够、导入不足，园区缺乏创新服务能力和市场竞争力，可持续发展能力较弱。

（4）行业标准不规范。我国健康园区整体发展水平正处在起步阶段，投资、规划、建设、招商、运营、服务、统计等方面尚未建立统一的管理和评估标准，导致健康园区在产业统计、企业认定、规范管理等方面存在一定混乱，不利于全面准确把握发展动态、合理配置行业资源、规范市场竞争秩序及制定合适的发展战略。

五　京东方健康园区

（一）业务定位

在健康园区迅速发展的大趋势下，近年来，京东方集团顺应时代潮流，确立了软硬融合、应用整合和服务化转型的事业战略。在显示器件事业和智慧系统事业的基础上，利用显示、传感、人工智能和大数据等技术，与医学、生命科技相结合，跨界创新，发展健康服务事业，提供物联网智慧健康产品及服务。而健康园区业务是京东方健康服务事业的五大业务板块之一，是京东方健康服务事业重要的核心资产整合及业务发展协同平台。京东方高度重视健康园区业务发展，依托二十多年园区运营与服务经验，以及投资引进、策划定位、规划设计、项目代建、客户招商、资产管理六大核心能力，本着"为了人类的健康和幸福"的使命，以园区运营的专业优势和多元化的服务能力，将自身业务定位为健康园区整体解决方案提供商，通过整合资

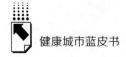

源，输出品牌与管理力，在全国范围内为众多园区项目提供整体解决方案服务，打造以健康为核心、可持续发展的健康园区。以智慧的力量引领绿色未来，助力中国健康城市建设。

（二）产品和服务

京东方健康园区业务提供的服务涵盖园区建设运营、健康空间打造、园区健康服务等多个领域，以"一站式解决智慧"，为合作伙伴不断创造价值。目前在全国范围内提供服务的规模化项目达 10 余个，运营管理资产超过 600 亿元，累积战略客户上千家，其中合肥恒通国际未来城、北京恒通国际商务园、北京恒通国际创新园、天津恒通企业港、苏州光文化科技园等众多项目已成为业内知名品牌。

1. 园区建设运营

京东方健康园区坚持以健康为中心，高度重视所服务园区的项目选址、策划定位、规划设计及业态布局，充分利用科技和智能手段，打造环境优美、配套齐全、聚集效应明显、产城融合互动、宜业宜居的可满足人们高品质生活和工作需求的健康园区。

京东方健康园区于合肥服务的恒通国际未来城项目选址于合肥市新站区少荃湖畔。近年来合肥人口增长迅速，城镇化进展很快，老龄化程度较高，健康服务市场需求旺盛。新站区因政府积极引进和打造战略性新兴产业，区域经济形势良好，未来发展潜力巨大。项目地交通便利，风景优美，自然生态优良。项目定位为科技、绿色、医养结合的健康产业综合体。整体占地面积为 1000 余亩，规划建筑面积约为 130 万平方米，功能包括数字医学中心、信息医学产业园、健康示范社区。其目标是充分发挥京东方健康园区整体解决方案服务的专业优势，整合国际顶尖战略客户资源，全力打造集聚效应明显、产城融合互动、具有国际影响力的健康园区。其中，数字医学中心与国际知名医疗机构合作，聚集高水平医师队伍，引入优质医疗资源，充分运用互联网、物联网、人工智能等技术手段，规划建设床位 1000 张，打造国际领先的数字化综合医院；信息医学产业园通过整合战略客户资源，集聚智慧穿戴、人工智能、智慧家居、移动医学、医药材料、医疗器械等信息医学前沿科技创新类企业，构建集多业态于一体的智慧健康产业生态链，区域内形成联动，高效创造价值；健康示范社区利用毗邻数字医院、信息医学产业园的优势，将以人为中心的家庭式健康服务理念充分运用到社区当中，全面植入智慧健康元素，通过智能化、信息化手段实现与数字医院及信息医学产业园产城融合、互动支撑，筑就最具完整价值体系的颐养健康示范社区。合肥恒通国际未来城建成后经济效益可观，社会效益明显，年产值预期可超过100亿元，对于展示区域形象，提升区域整体价值，引领绿色健康生活方式，高效推动合肥新站区"产业新城、生态新城、智慧新城"的发展进程，促进健康产业的发展具有十分重要的作用。

北京的恒通国际商务园、恒通国际创新园位于朝阳区"798"的南北两侧，均是20世纪的国家老工业基地。传统产品被市场淘汰后，老工业厂区处于荒废状态，如何高效利用闲置资源，使老工业厂区焕发新的生机，是迫切需要解决的问题。

恒通国际商务园前身为北京电子管厂区，占地面积约为26万平方米，规划建筑面积为50万平方米，拥有大量20世纪50年代苏联设计并监督建造的中西合璧建筑群。京东方健康园区将原残余的高耗能、高污染、低效益产能外迁后，根据园区建筑特点及市场需求，将园区定位为国际企业总部基地，在保留原有建筑特色及风格的基础上，对园区进行系统规划设计。经过精心打造，恒通国际商务园成为首都首个低密度、高绿化率的花园式健康办公园区；重点引进国际企业设立管理总部、营销总部、研发总部、科教总部，现在已经成为独具历史底蕴、高品质企业集聚、商务生态齐全的国际化园区。目前入驻客户包括艾波比集团公司（ABB）、强生、惠普、山特维克、默沙东、特斯拉等众多国内外知名企业，年产值近600亿元。随着世界500强企业及众多国际高端客户入驻，恒通国际商务园已经成为区域经济发展新的引擎，并有效带动了周边经济的快速发展。

恒通国际创新园前身为北京·松下彩色显像管有限公司厂区，占地面积为20万平方米，规划建筑面积为30万平方米，大部分建筑为20世纪80年

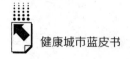

代大工业的遗迹。京东方健康园区根据园区高层建筑多、跨度大的特点，结合区域位置、政策导向、市场需求、周边竞争状况，同时考虑要保护和利用好大工业遗迹、充分利用原有电力资源等因素，将园区定位为科技与文化相融合的创新基地，重点引进五类业态，即文化艺术展览展示中心、文化产业营销结算中心、电影导演创作中心、信息传媒中心、国际企业文化博览中心。同时注重健康园区打造，不断美化环境，完善配套设施，打造高端医院，为区域企业和人群提供优质健康管理和医疗服务，建设功能齐全的体育场、体育馆，为客户提供健康生活和娱乐场所。现在恒通国际创新园已经成为极具文化内涵、大工业遗迹与现代科技完美融合的高品位园区，入驻高端客户包括民生现代美术馆、蓝色光标、中国电影导演协会、鹏博士、百度等，年产值近 150 亿元，已成为腾笼换鸟、产业升级的示范园区，为区域经济和社会的发展做出了突出贡献。

2. 健康空间打造

健康空间是健康园区的重要组成部分，是提供健康服务的重要保证。现代社会人们的办公与居住空间不仅要在功能上得到满足，更要追求健康的工作与生活方式，这要求建筑空间在设计阶段就要充分考虑对人身体和心理健康的影响，以最大限度地带给人们舒适的感受。京东方健康园区高度重视健康空间的打造，在设计、施工和使用过程中，在空间尺度、空间布局、家具尺度、空气质量、空间分贝、材料环保、空间色彩、空间材质、光照环境、设备用品、氛围营造等各个方面时刻以健康为理念，致力于构建健康工作和生活的空间生态系统。

"零秒办公"是京东方健康园区打造的知名共享办公空间品牌，针对企业发展过程中所面临的"发展、健康、共享"三大诉求，通过高效专业的服务为各类企业打造并提供集"创新空间 + 多元社群"于一体的共享办公空间。产品包括精致简约的写字楼 SOHO、创意个性的工业厂房 LOFT、时尚智慧的移动 SMART。"零秒办公"空间设置除霾抑菌新风系统、八重精华净水系统、温和环保 LED 照明、匠心绿色办公家具、实时高清安全监控、智慧便捷一卡通、智能会议共享空间、高端健身设施等，为有个性化需求的不同规模企业客户打造符合企业特色的顶级健康办公空间，提供独具特色的健康智能办公体验。入驻客户在"零秒办公"空间有独立的办公区域及共享的活动场所，营造了动静分离的办公环境。在共享空间，人们可进行洽谈、交流、头脑风暴、阅读、休息、健身、娱乐等多种活动，在轻松办公的同时享受多彩的娱乐生活。这种健康灵活的产品设计获得了业界的认可和赞誉。

在老旧工业厂房改造方面，京东方健康园区坚持把设计的思维放在时间和空间的双重维度上，充分考虑项目园区的历史业态、当前情况、规划定位以及企业特色等要素，在保护和利用好大工业遗迹的同时，体现园区创新发展的本质内涵，力求实现历史与现代、科技与文化的完美融合，成功使得废弃的老工业厂房焕然一新，成为绿色舒适、独具文化内涵的现代健康生活与办公空间。

在健康住宅打造方面，京东方健康园区提供服务的合肥恒通国际未来城项目中包含城市首座低密度精装节能住宅，将节能科技系统与智能服务配套植入建筑和社区，打造"恒温、恒湿、恒氧"的绿色舒适节能的全生命周期生活空间，是集科技、健康、生活于一体的全新人居社区。住宅采用天棚辐射系统，保暖性和舒适度高，不占用室内空间，不破坏建筑外观，使室内常年保持舒适温度，给居住者带来春天般的温暖。采用清洁可再生的能源技术，为室内采暖提供低成本、清洁、环保、可再生的能源。以科技铸就健康，用绿色引领未来，打造健康示范住宅典范。

3. 园区健康服务

高品质的园区健康服务是健康园区可持续发展的重要保障和必然要求。随着社会经济的发展，人们的健康意识越来越强，对健康服务的需求不断增加。为满足人们日益多元的健康服务需求，京东方园区健康服务以"最具品牌价值的健康服务提供商"为定位，引入国际化健康服务理念与体系，跨领域资源整合，深化战略合作，为园区企业客户和社区人群提供多元、智慧、全生命周期的高品质健康服务，打造健康的园区工作与生活环境，营造和谐的园区文化氛围，构建园区健康服务生态圈，推进园区与企业、园区与

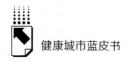

社群共赢发展。

针对入园企业，京东方健康园区以团队、速度、品质为服务理念，致力于成为解决企业健康办公需求的最佳助手，使企业专注于核心业务的发展及企业价值的创造。为此，京东方健康园区在提供高品质园区、楼宇基础物业服务的同时，创新工作思路，时刻心系客户，紧密围绕客户经营，为客户经营活动务实提供服务，倡导客户之间的开放交流、借鉴融合、促进客户之间的经营互动、合作共赢，时刻以人为本，注重人文关怀，营造以"创新务实、开放融合、协作共赢、人本和谐"为主要内容的健康园区文化。针对入园客户打造服务平台，包括创业创新空间、企业家俱乐部、政企沟通平台、增值服务中心、党群工作站、健康文体娱乐中心等。充分发挥平台作用，创新客户服务，包括开展创新创意交流等活动，组织经营管理分享等沙龙，召开政策法规研究等论坛，协调政企沟通，提供工商税务、投融资、人事、财务、法务等专业咨询代理及培训等服务，举办企业间文体赛事等联谊活动。通过搭建服务平台，创新客户服务，满足客户不同需求，助力客户经营成长，进而促进园区的健康发展。

针对社区，京东方健康园区注重社区人群的健康体验，营造健康绿色的社群文化，提供线上线下相结合、全生命周期、以人为中心的家庭式智慧健康服务。以京东方合肥健康示范社区为例，京东方健康园区充分整合自身健康医疗资源，利用物联网、互联网、人工智能、大数据的技术手段，构建社区健康服务平台，提供全方位的健康管理和安养服务，包括移动健康监测、健康管理服务、日间照料服务、居家护理服务、智能康复理疗、精神生活服务等。社区民众不仅可以获得全面及时、便捷高效的智慧健康服务，更能享受多姿多彩的社区健康生活和贴心周到的社区人文关怀。

（三）未来发展规划

近年来，京东方健康园区作为整体解决方案提供商，业务规模快速增长，经营业绩逐年提升，获得了业界多方认可和好评。成绩的取得，得益于二十几年来园区专业运营经验的积累，得益于广大战略合作伙伴和客户的支持，更得益于对以健康为核心的园区运营与服务理念的坚守。精准的园区定位、合理的业态规划、健康空间的打造、健全的公共配套、绿色企业的甄选、高端科技的运用、智慧健康的服务、健康文化的营造，无时无刻不以人的健康为核心，无时无刻不以"为了人类的健康和幸福"为使命，从而实现园区与企业、园区与社群的健康协调可持续发展。

未来 15 年，在"健康中国"战略的指引下，健康产业将迎来蓬勃发展的机遇期。健康园区作为健康产业发展的重要内容与核心载体，定将会在全国各地生根发芽、开花结果。京东方健康园区将继续贯彻落实京东方服务化转型事业战略，在协同其他各业务板块推进京东方健康服务事业快速落地的同时，进一步提升核心能力，输出品牌与管理力，整合各类资源，在全国范围内拓展布局，为众多健康园区合作伙伴提供专业服务，致力于成为最具价值创造力、受人尊敬的健康园区整体解决方案提供商，为健康城市、健康中国建设做出贡献。

B.16
食品安全可追溯体系在生产企业中的应用

——以顺鑫控股为例

和法文*

摘　要： 2017 年，针对食品安全的政策相继出台，对可追溯体系的关注也日益加强，不仅局限于区域的公共平台建设，对企业食品安全可追溯体系建设的要求也不断提高。而且，随着科技创新水平的不断提高，"互联网＋"的广泛应用，"从农场到餐桌"的食品安全保障在逐步推进。本文以顺鑫控股集团有限公司为例，阐述食品安全在企业中的应用及体系建设中存在的问题，并为企业品牌创造提出合理化建议。

关键词： 食品安全　体系建设　互联网＋

一　背景

自 20 世纪 70 年代欧洲爆发"疯牛病"以来，食品安全问题屡屡爆发，国内食品安全问题由开始的流入（如禽流感），到自产食品出问题（如劣质奶粉、瘦肉精、地沟油等），国内食品安全问题日趋严重，甚至影响到出

＊ 和法文，硕士，北京顺鑫控股集团有限公司信息资源部副经理（主持工作），主要研究方向为信息化管理、战略投资、白酒酿造、营养肉食、生态建筑、特色小镇、食品安全等。

口，出现食品出口被拒和扣留、食品退货及索赔等事件。2003 年以来，食品安全问题屡禁不止，不仅损害消费者健康、制约食品产业发展，还消磨了消费者对国家食品安全的信心。尽管"十二五"期间中国的食品工业发展取得了突出成绩，产业规模不断壮大、标准法规体系不断完善、技术装备水平持续提高，但食品质量安全水平与人民群众的期望仍存在差距，源头污染问题突出且解决困难等问题依然存在。

从目前的形势来看，食品安全挑战和机遇并存。一方面，世界经济复苏乏力，国际上食品跨国集团加快全球布局、不断提升核心竞争力，对中国食品产业发展带来一定的影响和挑战；另一方面，随着"一带一路"高峰论坛的成功举办等，农业成为中国与"一带一路"沿线国家连接的重点领域之一，是在不稳定的国际形势下促进双边乃至多边经济发展的重要基础。因为对于沿线多数国家和地区来说，解决贫困问题、免除民众饥饿、保障粮食安全与丰富食品营养的愿望尤其强烈，能够开展农业合作是中国与沿线国家和地区的共同诉求。2017 年 5 月，农业部、国家发展和改革委员会、商务部、外交部四部委联合发布的《共同推进"一带一路"建设农业合作的愿景与行动》也抓住了这一机遇。该文件指出，在"一带一路"倡议下，农业国际合作成为沿线国家和地区共建利益共同体和命运共同体的最佳结合点之一。如何保障食品安全与国际食品安全政策对接，成为中国食品出口面临的挑战。而且，由于食品消费需求呈刚性增长态势，随着消费结构升级，消费者对食品的营养与健康要求更高，品牌意识不断增长，食品工业发展模式需要从量的扩张向质的提升转变。

而食品安全可追溯体系的建设在达到与国外顺利对接的同时，还可以满足消费者对健康食品的需求，树立消费者对国内食品安全的信心。对于企业来说，食品安全有利于品牌的建立，是企业核心竞争力的体现。

二　食品安全可追溯体系建设的现状

对食品安全可追溯性的关注将追溯到 20 世纪末欧盟"疯牛病"问题时

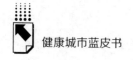

期。为应对"疯牛病"问题，欧盟对食品安全可追溯进行初步的定义与要求。而食品安全可追溯体系便是依托于现代信息技术和网络技术构建出的可实现食品安全可追溯的系统，能够连接生产、检验、监管和消费的各个环节，不论是监管还是公众，利用该系统便可以获得详细的食品安全信息，从而提高消费者放心程度的信息管理系统。

（一）国外现状

食品安全可追溯体系的建立始于欧盟。欧盟在 20 世纪针对"疯牛病"等关乎食品安全的突发事件，开始着手推动食品可追溯体系的建设。例如，英国从 1984 年便开始制定《食品安全法》等。欧盟其他国家也同样如此，在经过不断的建设与探索后，欧盟 2002 年出台的食品安全法规便能强制要求欧盟国家销售的食品自 2005 年起必须具有食品的可追溯性。至今，食品的可追溯性在欧盟国家具有普适性，并已经成为欧盟国家食品生产的基本要求。

欧盟建立的法律法规开创了食品可追溯性的先河，引领了美国、意大利、日本等国家的食品安全立法，使得在 2010 年之前便有诸多国家基本完成追溯体系建设。美国是较早具有食品可追溯性建设意识的国家之一，在 2002 年便将食品安全问题及可追溯性提升到了国家战略的高度，而且全面提出了"从农场到餐桌的风险管理"机制，虽然没有做到食品类型的全覆盖，但在肉制品企业的应用已经实现了全方位。日本《2010 年食品可追溯指南》对食品可追溯的定义、不同食品可追溯内容，以及系统建设的要求、可追溯建设的注意事项做出了明确规定。该指南早在 2003 年就已经发布，到 2010 年针对国内情况及应用反馈进行了两次修缮。加拿大要求在 2008 年实现对国内 80% 的销售食品的可追溯。韩国 2009 年修正后的《畜产品加工法案》，要求肉类及其副产品的经销商在进行营业交易时必须将产品的相关信息（包括交易记录）在显示板上进行展示，并自觉向客户提供含有肉制品详细信息的交易票据。澳大利亚为了将牛肉安全与欧盟食品安全法规对接，实现本国牛肉对欧盟国家的出口，推行了国家牲畜标识计划，将牛肉与家畜的档案数据相互关联，通过信息的自动采集，提高数据准确性和食品安全的可控性等。

（二）国内现状

中国开始发展食品可追溯体系的时间相对较晚，起初是为了应对发达国家对中国产品出口的阻碍。2001 年中国加入世界贸易组织后，发达国家不断增加设置技术型贸易壁垒，针对当时中国食品安全的薄弱环节，限制中国的对外贸易。为此，国务院启动了"无公害食品行动计划"，农业部于 2002 年 7 月发布了《全面推进"无公害食品行动计划"的实施意见》，中国农产品可追溯体系建设由此开始。但是，之后国内食品安全问题频发，生产安全食品、提高食品生产中技术的应用已不仅是为了出口，更是为了以规范管理保障人民健康。

1. 政策法规现状

中国于 2002 年开始关注食品生产技术，但那时候的食品安全问题并不很严重，到 2009 年 6 月 1 日才废止了《食品卫生法》，开始实施《食品安全法》。2012 年发布的《食品工业"十二五"发展规划》指出，在该时期要将物联网技术应用在食品安全监测中，并加以推广；2013 年发布的《2013 年食品安全重点工作安排》，要求在年底前完成国家食品安全信息平台系统和子系统的总体规划和设计工作，保证兼容完整的可追溯链条，实现可追溯编码的统一；2017 年发布了《关于食品生产经营企业建立食品安全追溯体系的若干规定》《关于促进食品工业健康发展的指导意见》《关于加快发展冷链物流保障食品安全促进消费升级的意见》《2017 年食品安全重点工作安排》等政策措施，推动食品安全建设，为食品安全保驾护航。

地方政策近几年也相继出台。北京市制定并发布了《北京市食品安全条例》，通过建立食品安全的风险分析制度、市场准入制度和可追溯制度，从市场进入、食品生产、风险分析等方面全方位监测食品安全；上海市制定并发布了《上海市食品安全信息追溯管理品种目录》，明确有 9 大类、20 个重点监管品种的食品和食用农产品生产经营单位，需要上传食品安全追溯信

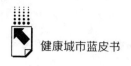

息等。

2. 建设与应用现状

在中国，上海对食品可追溯的建设较早，于2005年便开发和建立了食品质量安全信息查询系统，该系统使用的技术主要是条码查询。同年，上海市食品流通安全信息追溯系统项目建设开始，在2006年开展试点工作，选取的主要是生猪屠宰场、肉类批发市场和标准化菜市场，自2008年起连续5年列为上海市政府实施项目。到2012年，已经实现肉类、蔬菜、水产等6大品类基本覆盖，涉及流通节点企业约2000家。2013年，上海市政府扩大覆盖规模，建设的粮食追溯系统和水产追溯系统项目不仅涉及加工企业和标准化菜市场，更是将批发市场配送中心纳入建设范围。北京建立了中国首例采用国家物品编码体系（GS1）试点跟踪与追溯肉制品（猪肉和牛肉）的生产情况，通过将无线射频识别技术与条码技术相结合向产业链上下游延伸；该系统目前在国际食品安全追溯系统中应用比较广泛，并且保障了2008年北京奥运会中运动员的食品具备完整的可追溯性，成为中国食品可追溯体系应用最成功的案例之一。

除北京、上海外，其他省份也都积极在食品产业链中建设可追溯体系。初期由中国物品编码中心进行试点运行，且由于该中心是国务院授权加入国家物品编码体系的会员组织，所以其试点建设项目应用的技术基本是国家物品编码体系追溯标准。根据物品编码中心提供的资料显示，到2011年，山东已在肉制品、水产品、乳制品等方面的100家食品企业建立了食品安全追溯系统；新疆已有10个特色农产品纳入了新疆质量安全追溯体系平台，可追溯面积达100万亩；云南建立了中国第一个大规模生猪养殖射频识别管理系统和肉制品产品追溯系统的应用示范基地；等等。①

这些试点的成功建立与应用，不仅为企业建立食品安全追溯体系提供了大量宝贵经验，更提升了中国产品的质量水平和产品竞争力，取得了良好的

---

① 《商品条码食品安全追溯案例集》，豆丁网，http：//www.docin.com/p-1938404944.html，最后访问日期：2017年6月8日。

经济和社会效益。

随着中国科技创新能力不断提高，迄今为止各省份企业购买采用的追溯系统已经不单单是国家物品编码体系，还可以通过相关科技公司购买或自主开发。

3. 存在的不足

在公共追溯平台方面，各省份虽然建立了相应的追溯查询平台，但真正能够及时披露企业追溯平台建设信息的却很少，只有上海市食品安全信息追溯管理系统官方网站在 2016 年的年报中披露当年上海市追溯平台注册企业总数为 2.38 万家，上传数据为 7695 万余条。[①] 其他省份企业的系统建设情况数据无法获得。

即便是最早在全国建立起猪肉和蔬菜追溯体系的上海，目前也很难追溯到产地，以及更上游的信息，其食品安全信息追溯平台对商品的追溯也普遍只能看到产品编号、规格、企业名称、进货采购日期和出货销售日期等 5 种信息。客观来说，这 5 种信息并无法满足消费者对食品安全信息的需求。

同时，通过对各省份企业的随机抽取发现，二维码追溯系统建设多数始于 2013 年。相对于一维条码，二维条码的防伪性更好、容量更大、编码范围广，能够给消费者提供更多的信息。不可否认，条码技术的应用对食品进入终端销售时的消费管理比较适用，但在生产流通领域却并不适用。一维条码容量小、二维条码信息不可更改，这两点限制了其在产业链上下游的使用。对种植养殖、检疫防疫、仓储运输等信息的采集与录入，目前比较适用的是可读可写、可反复利用的射频识别技术，但由于该技术成本高、设备贵、编码不统一等，限制了其应用的普适性及扩展能力。

综上所述，目前，中国在整个食品安全可追溯体系的建立上仍停留在零售结算环节，实现上下游信息可追溯，甚至建立自动追溯系统的实例寥寥无几。而且与发达国家相比，中国相关技术还不成熟，可追溯范围也相对较

---

① 《上海市食品药品监督管理局年报（2016）》，上海市食品药品监督管理局网站，http://www. shfda. gov. cn/gb/node2/yjj/xxgk/syjnb/gznb/n5319/index. html，最后访问日期：2017 年 6 月 8 日。

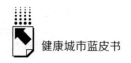

小, 加之各种有效记录不完善、体系标准化有待改进、法律法规有所欠缺等问题, 要真正做到 "从农场到餐桌一追到底" 的食品安全信息追溯体系仍然需要一个长期的过程。

三 案例分析

(一) 案例选择

通过对北京各农业企业规模、可追溯性的建设, 以及信息可获取性的比较, 最终选择了规模较大、产业较多的北京顺鑫控股集团有限公司。

北京顺鑫控股集团有限公司位是集生物酿造、营养肉食、安全农品、健康地产、环保水利、生态建筑、科技种植、金融服务、综合板块等产业于一体的综合性大型企业集团。其设立的北京顺鑫农业股份有限公司于 1998 年 11 月 4 日在深圳证券交易所挂牌上市, 是北京市第一家农业类上市公司, 集团先后荣获 "农业产业化国家重点龙头企业" "财富中国 500 强" "中国制造业 500 强" "中国食品社会责任百强" 等荣誉称号。其理念是顺鑫控股以 "食品安全第一责任人" 为理念, 肩负着保障北京市 "菜篮子" 供应的重要使命, 是北京奥运会、北京残奥会、国庆 60 周年大阅兵、亚洲太平洋经济合作组织北京峰会、南京青奥会、中国人民抗日战争暨世界反法西斯战争胜利 70 周年阅兵、"一带一路" 高峰论坛等重大活动的食品供应商。

(二) 食品安全可追溯体系在企业的建设情况

顺鑫控股十个事业部中有四个事业部涉及食品安全, 即牛栏山酒厂、鹏程食品、鑫源食品事业部和农品事业部。其中, 石门市场 2017 年 5 月因快速检测站走入大众视野, 鹏程食品因 "一带一路" 高峰论坛肉食供应再次显示出其对食品安全的保障。

1. 顺鑫控股农品事业部——石门市场

2017 年 5 月中旬, 顺鑫石门市场快速检测站以 "顺鑫石门市场防范食品安全的第一道防线"进入大众视野。快速检测站使石门市场成为北京市第一家也是目前唯一一家在进行交易前就能快速检测违禁成分的农产品批发市场。活鱼从进入石门市场到送上餐桌一共要经过三道安检关,快速检测站的特别之处在于它利用信息化手段做到了"一车一检,车车必检"的全种类、全食品检测,而且三道关以检测信息记录为辅,为食品安全追溯提供保障。

石门市场的可追溯性是建立在手工记录的基础上,而且由于其是农产品的终端销售环节、市场以小商贩为主、销售产品多而杂,信息的完全采集、统一贴码销售具有不适用性,但这种可追溯意识却是值得借鉴的。

2. 顺鑫控股鹏程食品事业部

顺鑫农业鹏程食品分公司在北京生鲜肉市场举足轻重,2016 年率先利用射频识别食品安全可追溯体系对猪肉制品供应进行了信息化建设。在肉制品生产加工过程中,以条码标贴或者电子标签作为信息载体,记录种猪源头、饲养、屠宰、分割、检疫、低温冷却、冷链运输及销售过程的全产业链信息。2017 年 5 月,完成了精加工生产线的投入使用,并在同月承担了"一带一路"高峰论坛的肉食供应任务。

通过鹏程食品在全产业链各个环节的配备可以初步判断,其可追溯性并非空洞的口号。从猪源到销售各个环节的配备有:生猪养殖环节有猪育种管理系统(GBS)和专业立体防疫系统;屠宰分割环节有智能化屠宰、立式气烫脱毛工艺、全自动清洗消毒系统、同步检疫系统、电子跟踪智能化切割系统;熟食环节有配比、配料记录;冷藏储运环节有 300 辆专业冷藏车辆及相应监测系统。全产业链各环节自动化、智能化是实现即时信息采集的有力后盾。从这些环节的配备可以看出,鹏程食品将射频识别技术与二维码技术相结合,实现肉制品全产业链信息采集跟踪、实现食品安全可追溯具有可信性。

同时,鹏程精加工车间的投入运行说明其发展模式是向精深加工发展,响应国家号召,将生产模式转向农业工业化。

3. 顺鑫控股集团总部

顺鑫控股集团总部虽然不直接进行产品生产,在管理层面上,有对其 8

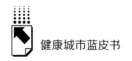

大产业1个板块业务信息及时跟踪查看的需求，需要将各个产业产品进行整合监控。而且，自2014年起，集团总部开始设计实施信息化建设，主要目的是实现决策的数据化、管控的透明化、流程的标准化、操作的规范化、信息的及时化和办公的高效化，最终保障战略落地、支撑企业运营、指导产业投资，其中食品安全可追溯平台便是建设项目之一。

顺鑫控股集团由于产业种类较多、业务较为复杂，市场上的追溯系统无法满足集团统一管理的需求，所以其食品安全可追溯平台的建设主要采用自主开发的方式。

目前，食品安全可追溯平台网页和手机应用1.0版开发完成，已纳入4个事业部的6家公司，分别为牛栏山酒厂、鹏程食品、创新食品、鑫源、牵手和华顺源，系统中有全产业链各项信息，其中生产记录基本信息有10大类，分别是产品信息、原辅材料信息、生产信息、销售信息、设备信息、设施信息、人员信息、召回信息、销毁信息和投诉信息；销售记录基本信息有3大类，分别是进货信息、贮存信息、销售信息；根据系统中记录的基础信息及运输、贮存，以及其他若干信息，可以实时监控售出商品的物流、投诉及处理情况，实现商品的全产业链状态追踪。

同时，由于食品行业的特殊性，该追溯系统还纳入了生产工人的健康信息监控模块，从原先的人管人过渡到系统精细管理的阶段，最小化人为造成的负面影响。而且该集团同步进行的信息化建设项目，为关联各事业部、提供实时生产报告、原材料投入、操作时间记录等信息提供了可能。

4.顺鑫控股集团食品安全可追溯建设的最终目标

（1）从原材料到销售直至消费的全流程监控

通过将视频识别电子标签、二维条码、无线传感和网络传输、视频监控技术等技术联合使用，实现农产品从农场到餐桌的全程物-物、物-机对话。通过电脑客户端和手机应用的开发，使消费者可以通过网络、短信、电话、互联网视频等多种方式查看农产品的"身份证"和"履历表"，达到方便消费者的目的。再配合集团信息化建设成果，实现集团智能化。

最终实现的功能有：①对农业标准化生产地域土壤、空气环境，畜牧养殖场所环境、淡水养殖无线水质等的实时监测，一旦发现监测地有超标马上记录到系统，并发出报警，同时记录当前所获的视频信息。在流通领域内，对运输环境温度进行全天候监控等。②连接全球定位系统（GPS）和地理信息系统（GIS），实现车、物、地点、温度的信息统一，对流通领域内产品、车辆、温度信息的采集和确认，实现透明管理。③通过便携式终端，对物流过程中所有信息采集和确认，避免产生纠纷。④在流通领域中，发现环境温度超标、超时，系统后台会及时发出告警。⑤系统后台开发各种分析报表，供企业和用户进行分析管理，在保证系统时效性的同时完成精准分析和定量分析。⑥为消费者提供农产品质量安全追溯信息查询服务通道，如互联网门户、查询机、短消息服务、手机二维码访问、电话语音等。

最终形成三大收益：①打假维权、产品溯源，提升品牌附加值；②通过产品质量追溯平台，规范管理渠道，能够对市场窜货情况进行有效控制，维护市场秩序；③通过提升消费者的消费信心，形成口碑，扩大市场，拓展终端消费者，并建立潜在消费者和准消费者大数据库，通过信息化系统提供能够更好地满足消费者需求的产品。

（2）将食品安全可追溯与信息化相结合

顺鑫控股目前正在进行信息化建设，3个阶段的10年规划之路已经走了1/3，完成"1+5+14+N"的信息化体系建设，实现打造智慧企业目标指日可待。通过建立数据网络中心，以大数据为依托整合生产销售情况，食品安全可追溯体系的建设会更加完善、精细，追溯内容在横向铺开的同时，也会不断向上下游延伸，真正形成全产业链条的实时追踪。同时也要不断创新，将食品安全可追溯的优势与集团信息化相结合，充分发挥资源优势、品牌效应，探索更广阔的市场空间，寻求适合自己特色的发展道路，树立好农业龙头企业的标杆。

对于食品生产商来说，食品安全可追溯系统有利于确保其原材料安全，进行质量安全控制，从而提高食品合格率；还可以通过追溯系统分析产品流向，了解市场细分情况，在出现产品质量问题时能够快速有效地查询到出问题的环节，必要时进行产品召回。实现食品安全可追溯的最终目的，是充分

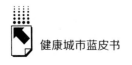

利用可追溯优势，打响品牌、赢得消费者。

以肇源县鲶鱼沟实业公司为例，即使做到了食品安全可追溯，在找到适合的销售模式之前，投入137万元打广告却只能卖出23万元的大米，与多个城市代理商无缝对接的效果也不甚理想。与阿里巴巴合作后，利用其资源优势，以食品安全可追溯为支撑，在短时间内产品知名度和美誉度大大提升，上线3天销售额就突破了1100万元，并打造出一整套"互联网＋C2F"线上销售模式。其成功之处在于利用正确的渠道解决了信任危机。将"互联网＋"与食品安全可追溯结合，通过线上销售，将其全过程、全方位管控农产品种植，注重加工源头质量安全展示给消费者，在消除消费者对农副产品的信任危机的同时，打通了实力企业有机食品和消费者对接的渠道。

顺鑫控股比鲶鱼实业公司更有规模优势及品牌优势，但主打线下市场，没有充分利用互联网优势，将"互联网＋"与销售模式进行有效结合，给自身的发展造成了一定的局限。目前有意将集团各产业产品进行整合营销，充分利用集团规模、品牌优势、信息化优势，以食品安全可追溯为基石，打开农业转型的大门，向工业化、"互联网＋"靠近。

四　总结

食品安全可追溯体系的应用十分广泛，在谷物、水果、肉类、禽蛋和水产品等领域都有可应用的空间，该体系在全国范围的建立对消费者、企业、国家都能起到很大的助推作用。但是，目前食品安全可追溯体系的建立普遍停留在终端销售，需要向产业链上下游延伸，无论是公共系统还是企业追溯平台，都要避免"僵尸"平台的出现。对于一些目前无法适用但有潜力适用的领域，如石门市场，可以先从培养可追溯意识做起。

在此基础上，还应该意识到可追溯体系的建立不是结束，它不是一种销售方式，不能形成直接收益，而是企业销售食品产品，甚至其他领域产品的强力后盾，仍然需要善于发现并创造适合自身特点的盈利模式。

健康人群篇

Reports on Healthy People

B.17

2016年北京市人群健康
发展形势分析报告

邓 瑛　黄若刚　于建平　潘 迎　郑建鹏*

摘　要：　中华人民共和国成立以来，北京市人群健康水平取得巨大提
　　　　　升，成绩举世瞩目，但当前北京市人群健康形势依然不容乐
　　　　　观。人口老龄化程度越来越高，人群健康素养较低，以及错
　　　　　综复杂的社会环境不利因素，是面临的主要问题和挑战。下
　　　　　一阶段，北京市人群健康工作应以慢性病防治为重点，大力
　　　　　倡导健康生活方式，全社会动员，多渠道、多举措将健康融

* 邓瑛，主任医师，北京市疾控中心主任、党委副书记，主要研究方向为疾病预防控制；黄若
刚，副主任医师，北京市疾控中心副主任，主要研究方向为疾病预防控制；于建平，主管医
师，北京市疾控中心业务办公室副主任，主要研究方向为疾病预防控制；潘迎，主任医师，
北京妇幼保健院保健部主任，主要研究方向为妇女儿童保健；郑建鹏，北京市卫生计生委信
息中心统计室副主任，主要研究方向为医学信息管理。

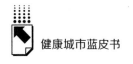

入所有政策落到实处。

关键词： 人群健康　老龄化　卫生事业　北京

中华人民共和国成立以来，随着社会的不断进步和经济的飞速发展，北京市卫生事业在党和政府的领导下，取得了举世瞩目的成就，传染病总发病率和死亡率大幅下降，人均期望寿命显著提升，公共卫生面貌明显改善，人群健康水平不断提高。但随着时代变迁、疾病谱的改变、人口年龄结构的变化，北京市人群健康也迎来了诸多严峻的挑战。为描述中华人民共和国成立以来北京市人群健康水平，分析健康发展趋势，为政府卫生与健康决策提供科学依据，研究形成本报告。

一　北京市人群健康水平与发展成果

（一）人口变动情况

1949 年，北京市户籍人口为 209.2 万人，1978 年增至 849.7 万人，2015 年达 1345.2 万人（见图 1）。中华人民共和国成立之初的 5 年间，人口迅猛增长。截至 1963 年，人口自然增长率达 35.3‰，为中华人民共和国最高出生水平。之后，北京市开始实行计划生育政策，人口出生率连续几年大幅下降。改革开放 30 多年间，北京市人口自然增长一直处于较低水平。2014 年，北京市开始逐步放开计划生育政策，人口出现较快增长趋势，当年出生人口 17.2 万人，较上一年度同期增长 26.5%。[①]

---

① 1949～1977 年人口数据来源于北京市统计局编《北京六十年》，中国统计出版社，2009；1978～2015 年人口数据来源于北京市统计局编《北京统计年鉴 2016》，中国统计出版社，2016。

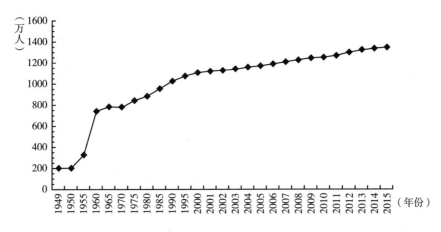

图1　北京市户籍人口变动情况（1949～2015年）

（二）人群健康水平获得巨大提升

1. 期望寿命

中华人民共和国成立以来，北京市户籍人口期望寿命持续增长，从1950年的52.84岁上升至1981年的71.57岁[1]，2015年达81.95岁[2]，65年间增长了29.11岁（见图2）。男性期望寿命均低于女性。其间，中华人民共和国成立至改革开放初期期望寿命增长较快，年均增长0.6岁。

2015年北京市户籍人口期望寿命比全国期望寿命（76.1岁）高5.85岁，低于上海（82.75岁）。[3] 已达全球高收入国家平均水平，与韩国的82.3岁、德国的81岁相当，但较全球期望寿命最长的日本（83.7岁）还有差距。[4]

2. 婴儿死亡率

中华人民共和国成立以来，随着妇幼保健和医疗卫生事业的发展，北京

① 北京卫生志编纂委员会编《北京卫生志》，北京科学技术出版社，2001。
② 黄若刚、曹红霞、焦淑芳：《〈2015年度北京市卫生与人群健康状况报告〉概述》，《首都公共卫生》2007年第1期。
③ 上海市统计局编《上海统计年鉴2016》，中国统计出版社，2016。
④ 《世界卫生统计2016》。

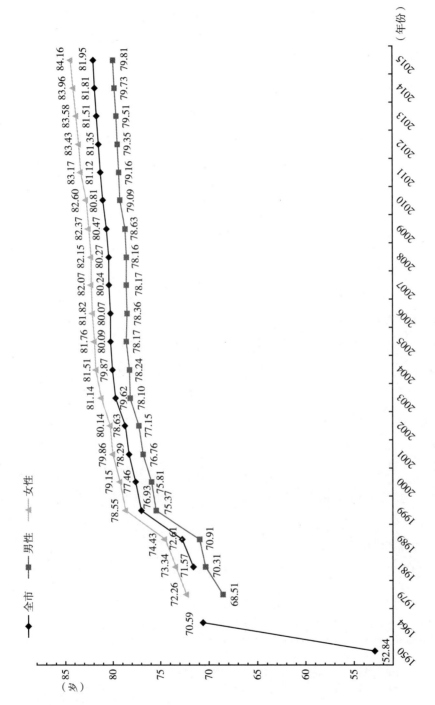

图2 北京市人口期望寿命变化趋势（1950～2015年）

市婴儿死亡率大幅下降，由 1949 年的 117.60‰降至 1978 年的 14.11‰[1]，2015 年降至 2.42，下降速度先快后慢（见图 3）。

2015 年北京市婴儿死亡率全国最低[2]，既低于广东、浙江、江苏和吉林（分别为 3.07‰、3.27‰、3.3‰和 3.68‰），也低于天津、上海和重庆（分别为 4.27‰、4.15‰和 6.91‰）。从世界范围来看，北京市 2015 年婴儿死亡率也已达发达国家水平[3]，低于英、美多数发达国家，与瑞典、挪威、日本、韩国等国接近。

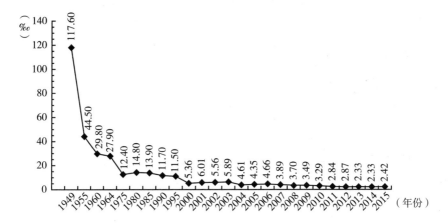

图3 北京市婴儿死亡率变动趋势（1949~2015 年）

3. 孕产妇死亡率

中华人民共和国成立后，北京市孕产妇死亡率下降显著，从 1949 年的 685.0/10 万[4]，迅速下降到 1978 年的 31.0/10 万[5]，降幅达 95.5%。之后又从 20 世纪 80 年代的 20/10 万~30/10 万，降至 2012~2015 年的 6/10 万~9/10 万（见图4）。

① 北京市统计局编《北京统计年鉴》，中国统计出版社，2016。
② 《2015 年全国妇幼卫生信息分析报告》（内部资料）。
③ 2015 年联合国儿童基金会（UNICEF）公布数据。
④ 北京妇女保健所：《1959~1983 年北京市城区孕产妇死亡分析》，《北京医学》1986 年第 2 期。
⑤ 北京市统计局编《北京统计年鉴》，中国统计出版社，2016。

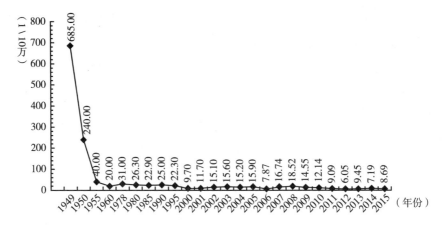

图4 北京市孕产妇死亡率变动趋势

2015 年北京市孕产妇死亡率为 8.69/10 万，居全国前列。[①] 在世界范围内处于中等发达国家水平[②]，与英国的 9/10 万、加拿大的 7/10 万相近。

4. 总死亡率[③]与死因顺位[④]

中华人民共和国成立以来，北京市户籍人口总死亡率呈下降趋势，目前已维持在较低水平。1949 年居民总死亡率为 11.91‰，1979 年降至 5.92‰，降幅超 50%。之后一直维持在 6.0‰上下，2015 年为 6.42‰（见图 5）。

随着经济社会不断发展，居民疾病谱发生明显变化。传染病死亡顺位从中华人民共和国成立初期的首位下降到目前的第 10 位，死因构成也由原来的 30% 左右下降到 0.73%。改革开放以来，慢性非传染性疾病逐渐成为北京市居民主要死因。2015 年北京市户籍居民前三位死因为恶性肿瘤、心脏病、脑血管病，分别占全部死亡的 27.4%、25.7% 和 19.6%，三项合计占全部死亡的 72.7%（见图 6）。这一情况与上海、广州、浙江等地区死因构成及顺位基本一致，与全国死因构成的变化情况基本一致。

---

① 《2015 年全国妇幼卫生信息分析报告》（内部资料）。

② 世界卫生组织网站。

③ 北京卫生志编纂委员会编《北京卫生志》，北京科学技术出版社，2001；北京市疾控中心统计资料。

④ 黄若刚、曹红霞、焦淑芳：《〈2015 年度北京市卫生与人群健康状况报告〉概述》，《首都公共卫生》2007 年第 1 期。

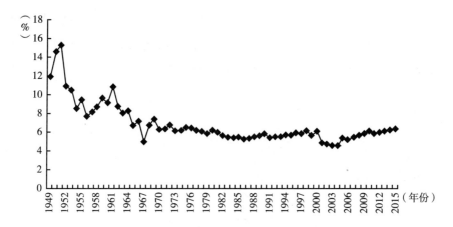

图5　北京市户籍人口死亡率变动趋势

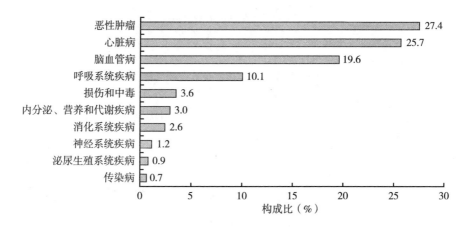

图6　2015年北京市户籍居民主要死亡原因顺位及构成

（三）传染病得到有效控制

1. 传染病发病率大幅下降①

1950年北京市传染病报告发病率143.71/10万，之后随着传染病管理

---

① 北京卫生志编纂委员会编《北京卫生志》，北京科学技术出版社，2001；郭积勇：《北京卫生防疫史料》，北京出版社，1999；黄若刚、曹红霞、焦淑芳：《〈2015年度北京市卫生与人群健康状况报告〉概述》，《首都公共卫生》2007年第1期。

体系不断健全，法定报告病种由1950年14种增至1963年的29种，加之当时基础医疗卫生条件较差，1965年甲乙类传染病报告发病率为7237.8/10万（见图7），达历史最高水平，传染病疫情十分严重。

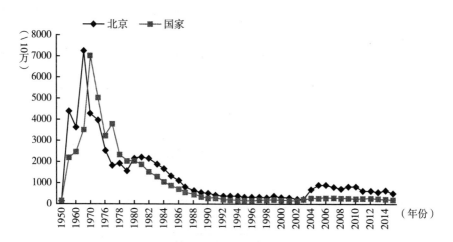

图7　北京市传染病发病率变动趋势

为控制急慢性传染病，北京市继续加强传染病法制建设，大力改善环境卫生，逐步开展计划免疫工作，截至20世纪80年代，一些主要传染病得到基本控制，脊髓灰质炎自1984年无野病毒感染病例发生，白喉、百日咳、麻疹、乙脑平均发病率较20世纪六七十年代下降了99.9%。传染病发病率持续下降。

进入21世纪以来，北京市不断完善传染病监测网络，39种传染病纳入法定报告程序，传染病信息实行网络直报，增强实验室检测能力，规范传染病疫情处置方案，实施扩大免疫规划。2015年，北京市甲、乙类传染病的发病率降至150.9/10万，比中华人民共和国成立初期最高水平降低97%以上。

2.重大传染病防控成绩突出

中华人民共和国成立以后，随着社会的全面进步、医药卫生的迅猛发展，北京市在防控重大传染病方面取得了突出的成绩。病死率高达37%的天花，经过牛痘接种工作的全面实施，于1950年下半年在北京市绝迹，并宣告消灭。20世纪50年代发病率最高的痢疾，通过搞好爱国卫生运动和食品卫生，发病率大幅下降。90年代，中华人民共和国成立初得到控制的霍乱出现明显增多的势头，北京市积极采取开设肠道门诊、开展外环境食品监测等有力措施，发病形势得到遏制。与霍乱同属甲类传染病的鼠疫，通过多年的监测、培训、演练以及北方八个省份①联防联控，至今未发生传入病例。肆虐全球的艾滋病疫情，自1985年传入北京市以来，总体保持低流行水平。

2000年以后，新发、突发传染病不断涌现。北京市不断完善监测预警机制，提升病原体检测识别能力，制订有效方案，加强部门协同，在抗击非典型性肺炎（SARS）、防控甲型H1N1流感中取得重大胜利，有效控制了人感染H7N9禽流感的传播、埃博拉、寨卡病毒病的传入，并发现和妥善处置了我国首例黄热病、裂谷热病病例。新发、突发传染病疫情的及时防控，为提高人民健康水平，维护首都社会安定、经济发展做出了重要贡献。

（四）妇幼健康发展成绩瞩目

1. 妇幼健康服务体系基本健全②

中华人民共和国成立初期，北京市妇幼保健工作薄弱。1949年，仅有妇产科病床504张、儿科病床194张、妇产科医师125人，儿科医师69人，且多集中在东城区、西城区。在60多年的时间里，政府不断完善发展政策，大力加强妇幼健康服务体系建设，建立、健全三级妇幼保健服务网络。2015年，北京市共有市级妇幼保健院1家，区级妇幼保健院17家，社区卫生服务中心429家。全市婚前保健机构为18家、助产机构为132家、产前筛查与产前诊断机构为94家、计划生育手术机构为491家。儿童专科医院有9家，开设儿科门诊医疗机构181家，开设儿科病房医疗机构96家。全市有产科医护人员6300余人，儿科医护人员4500余人，产科床位近5000张，

---

① 原卫生部于2005年组织成立了北方八个省份鼠疫联防工作委员会，开展鼠疫联防联控，其中八个省份包括北京、天津、河北、山西、内蒙古、辽宁、吉林、黑龙江。

② 1949年数据来源于《北京卫生志》(2001年)，2015年数据来源于市卫生计生部门统计数据。

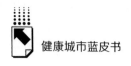

儿科床位数1900余张，成为维护妇女儿童健康的重要力量。

2. 妇幼重大健康问题得到基本解决

针对影响妇女儿童健康的重大疾病和主要健康问题，启动实施住院分娩补助，增补叶酸，"两癌"检查，孕产妇艾滋病、梅毒、乙肝检测，贫困地区新生儿疾病筛查，儿童营养改善和儿童医疗保健人员培训，实施免费为孕产妇和儿童建立健康档案，免费进行新生儿疾病筛查和0~6岁儿童健康体检，免费为孕产妇进行5次产前检查和2次产后访视等数项妇幼重大公共卫生项目，影响妇女儿童健康的突出问题得到基本解决。全面两孩政策实施以来，本市在修改人口和计划生育条例、加强出生人口监测、提升妇幼健康服务能力等方面做了大量工作，妥善保障了明显增加的妇幼健康服务需求。

（五）医疗卫生服务和医疗保险优势明显

1. 医疗卫生服务能力全国领先①

1949年，北京市仅有公共卫生机构2家，医院45家，基层卫生机构以厂矿门诊和村卫生室为主。目前，北京市已经建立了由公共卫生机构、医院、基层医疗卫生机构等组成的覆盖城乡的医疗卫生服务体系，拥有各级各类专业公共卫生服务机构115家，医院701家，基层医疗卫生机构9487家。2015年北京市医疗卫生机构数、床位数和卫生人员数比中华人民共和国成立初期分别增长了169.9倍、36.2倍和54.3倍。2015年每千户籍人口执业（助理）医师数、注册护士数、拥有床位数分别为7.17人、8.50人、7.76张，医疗卫生服务能力全国领先（见图8）。

2. 医疗保险保障效果卓越

2001年3月21日，北京市政府正式发布《北京市基本医疗保险规定》。根据规定，从当年4月1日起，北京市实行了50年的公费医疗和劳保医疗制度将逐渐成为历史，一种以基本医疗保险为基础，可以满足不同层次、不

---

① 北京市公共卫生信息中心统计数据；北京市统计局编《北京统计年鉴2016》，中国统计出版社，2016。

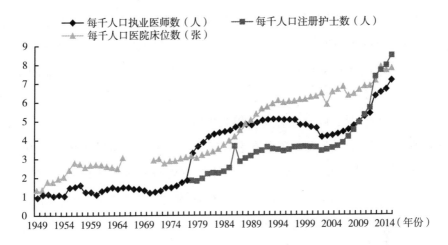

图8 北京市每千人拥有卫生资源情况

同人群需求的医疗保险制度逐步建立。目前，北京市医疗保险制度已实现全覆盖，职工医保参保人员由 2001 年的 210.2 万人增加到 2015 年的 1475.7 万人，新型农村合作医疗参合率由 2004 年的 71.9% 提升至 2015 年的 99.3%。基本医保待遇不断提高，2001 年北京基本医疗保险一人一年最多可以报销 17 万元，2015 年这一限额已提高至 32 万元。北京市制定了门诊特殊病政策和城乡居民大病保险制度，报销政策进一步向大病患者倾斜，如肾透析、恶性肿瘤放化疗、血友病等 9 种特殊病的患者个人负担的医药费由每年平均 7 万 ~ 8 万元降低到 5000 元以下，大大减轻了特殊病患者的医疗负担。同时，北京市进一步深化付费方式改革和分级诊疗制度建设，持续提升本市医疗保险服务保障能力。

（六）健康环境和健康因素日益改善[①]

1. 环境和饮水卫生明显改善

中华人民共和国成立后，环境和饮水卫生得到广泛重视。围绕预防传染

---

① 北京卫生志编纂委员会编《北京卫生志》，北京科学技术出版社，2001；郭积勇：《北京卫生防疫史料》，北京出版社，1999；黄若刚、曹红霞、焦淑芳：《〈2015 年度北京市卫生与人群健康状况报告〉概述》，《首都公共卫生》2007 年第 1 期。

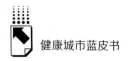

病的发生和流行，配合群众性爱国卫生运动，北京市于 20 世纪五六十年代大力开展"两管五改"①工作，使北京市农村环境和饮水卫生得到巨大改善。于 70 年代开展地下水、地面水和大气卫生监测，环境和饮水监测体系初步建立。

改革开放以后，随着环境卫生相关法律法规的逐步健全，公共场所卫生质量明显提高，公共场所监测合格率由 1985 年的 30% 提高到 1998 年的 96%。

2000 年以来，北京市重点加强饮水、室内空气等环境危害因素监测，及时发现并处置饮用水突发事件，消除群众的饮水安全风险；针对南水北调开展实地考察和风险评估，对南水涉及水厂出厂水进行水质监测，确保北京市管网水水质合格。2015 年，北京市全年末梢水样合格率为 99.2%，较 20 世纪 80 年代城镇饮用水 80% 的合格率有大幅提高。

2. 食品卫生状况显著提升

中华人民共和国成立初期，北京市的食品经营主要是流动摊贩，加工技术和卫生条件落后，食品的微生物污染严重，肠道传染病流行。为改善食品卫生状况，北京市先后制定了《北京市饮食物卫生管理细则》等一系列法规和卫生标准，不断加强对食品经营企业、餐饮单位等的卫生监管，大力开展食品抽样监测。至 20 世纪 90 年代末，北京市食品生产、经营逐步规范，肠道传染病发病率明显下降，食品监测合格率 1983 年的 73.8% 上升到 1998 年的 87.3%。

进入 21 世纪，北京市在改善食品卫生状况的基础上，不断健全食品安全风险监测体系。建成覆盖本市的食品污染物和有害因素监测体系、食源性疾病监测体系、人群营养健康监测体系，可以对北京市谷类、蔬菜等 24 类食品及食品接触材料进行监测，监测指标覆盖重金属、生物毒素、农残、食源性致病菌等 299 项。能够掌握北京市居民主要消费食物种类的污染物及有害因素污染状况、变化趋势和食源性疾病的病原谱、发病趋势，食品安全隐

---

① "两管五改"即管水、管粪，改良水井结构、改良取水方式、改良厕所、改良牲畜圈、改良施肥方式。

患监测预警能力显著增强。2015年，北京市65大类食品统一监测抽检总合格率达97.6%，食品卫生状况得到显著提升。

（七）公共卫生服务水平保持在较高的水平

1. 免疫规划服务成绩突出①

北京市免疫规划工作一直走在全国的前列。北京市宣布消灭天花时间比全国提前了10余年，比全球提前了28年。从1960年起，北京市逐步开始脊髓灰质炎疫苗、百白破混合制剂、麻疹疫苗、流脑疫苗的预防接种工作，计划免疫的雏形已然形成。1969年北京市率先在全国开始建立预防接种登记制度，1972年开始全面实施计划免疫工作，而全国计划免疫工作1978年才起步，北京较全国提前了近10年。

北京目前每年接受计划免疫的儿童有400万人次以上，不仅有效地保护了儿童的健康，也大大地降低了北京市传染病的发病率。截至2015年，北京市已连续31年无脊髓灰质炎野毒病例发生，连续20年无白喉发生。麻疹、百日咳、新生儿破伤风、乙脑、流脑等疾病的发病率和死亡率均已降到历史最低水平。特别是20世纪80年代末随着乙肝疫苗逐步纳入免疫规划，北京市乙肝表面抗原流行率和乙肝发病率都呈现出了明显下降。2014年的调查显示，北京市人群中乙肝表面抗原流行率已经由1992年的6.03%下降到了2.73%。25岁以下儿童的乙肝表面抗原流行率已达到1%以下。依此推算，自1993年至今，北京市至少有60万人因接种乙肝疫苗而免于乙肝病毒的感染，有约11万人避免成为乙型肝炎患者。

北京市也是全国首个开展流动人口扩大免疫规划工作的省份。截至2015年底，北京市已连续10余年在学龄前流动儿童和外来务工人员中开展免疫规划服务，累计接种达440多万人次，不仅有力地保障了外来务工人员的身体健康，也为北京市人群健康的保护起到了重要作用。

---

① 北京卫生志编纂委员会编《北京卫生志》,北京科学技术出版社,2001;郭积勇:《北京卫生防疫史料》,北京出版社,1999。

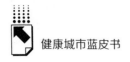

2. 学生健康改善明显①

中华人民共和国成立 60 多年以来，北京市学校卫生防病工作取得明显成效，中小学生体质健康状况得到极大改善。2014 年学生体质调研结果显示，北京市男、女儿童身高比 1955 年分别增高 13.14 厘米和 10.75 厘米，体重分别增加 15.95 公斤和 6.87 公斤，处于历史最高水平；比日本男、女儿童平均高出 5.94 厘米、5.22 厘米，体重平均重 7.37 公斤、3.71 公斤。

北京市学生常见病防治取得显著效果。北京市中小学生沙眼、蛔虫、贫血检出率分别由中华人民共和国成立初期的 60%、84%、27.6% 降至目前的 5.14%、0 和 2.51%。沙眼、蛔虫、贫血已不再是影响北京市学生健康的主要问题。从 2005 年起，北京市广泛开进全面实施适龄儿童免费窝沟封闭防龋，中小学生恒牙龋患率由 1992 年的 57.44% 降至 2014 年的 15.92%，防龋效果显著。2000 年以来，北京市中小学生视力不良和肥胖检出率呈现快速增长的态势，经大力推广眼保健操和家庭护眼按摩操等适宜技术，落实每天 1 小时学校体育锻炼，进行视力不良分级与管理等，目前视力不良、肥胖的上升趋势得到初步缓解，进入平台期。

3. 精神卫生成果显著

多年来，北京市将精神卫生工作作为保障和改善民生、加强和创新社会管理的重要举措，列入了北京市国民经济和社会发展总体规划，积极采取一系列政策措施，在发展精神卫生事业、规范精神卫生服务、维护精神障碍患者合法权益、促进人民群众身心健康等方面，取得重大成就。形成了综治部门牵头抓总，卫生计生、公安、民政、残联为核心单位，其他部门协调配合，齐抓共管、综合施策的工作格局；推行北京市门诊使用免费基本药品治疗严重精神障碍政策和严重精神障碍患者监护人看护管理补贴政策，为患者家庭减轻经济负担；打造心理健康健康促进行动"四心"工程，推动心理服务创新升级。2015 年，精神卫生防治体系和工作网络覆盖率达 100%，全

---

① 数据来源于北京市疾控中心。

市精神科编制床位为 9888 张，平均为 4.59 张/万人，精神科医师为 1115 人，平均为 5.18 名/10 万人，均处于全国领先水平。

二 北京市人群健康发展的挑战与问题

（一）人口老龄化与国际性大都市带来的双重健康挑战

1. 慢性非传染性疾病负担沉重

随着改革开放所带来的社会经济和人口的快速转型，我国慢性非传染性疾病导致的疾病负担目前已占总疾病负担的 70%[1]，远超传染病和其他伤害所造成的疾病负担。北京市老龄化程度居全国第二，慢性非传染性疾病负担尤为沉重。2014 年北京市 18~79 岁常住居民高血压患病率为 34.9%，糖尿病患病率为 9.0%；2005~2014 年 10 年间户籍居民肺癌的发病率增长了 23.6%；2015 年户籍居民主要死亡原因前三位为恶性肿瘤、心脏病和脑血管病，占全部死亡人数的 72.7%。慢性非传染性疾病已成为危险本市居民健康的主要威胁。因此，在未来很长时期内，防控慢性病将是提升北京市居民健康水平的重要工作内容，也是促进北京市可持续发展、建设健康北京的必然要求。

2. 传染性疾病形势依然严峻

虽然中华人民共和国成立以来我们在传染病防治工作上取得了巨大成就，但面对新发传染病不断涌现、已被控制传染病死灰复燃的双重威胁，传染性疾病的防控形势依然不容乐观。北京作为一个拥有 2000 多万常住人口的国际性大都市，国际交往频繁，人口流动复杂，新发传染病的输入风险严峻。近 30 年来，北京市共发现新发传染病十几种。新发传染病具有不确定性、传播速度快、范围广、人群无免疫力等特点，一旦发生和流行，将会对

---

[1] 《中国疾病预防控制工作进展（2015 年）》，中国政府网，http：//www.nhfpc.gov.cn/jkj/ s7915v/201504/d5f3f871e02e4d6e912def7ced719353.shtml，最后访问日期：2017 年 6 月 8 日。

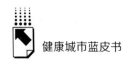

本市人类健康造成严重危害，给社会经济带来极大损失。同时，一些已得到控制的传染性疾病卷土重来。其中，由于郊区畜牧养殖业的发展，已于20世纪绝迹的皮肤炭疽再次发生传播，给北京市传染病防控带来严峻挑战。

（二）人群健康意识和不良生活方式亟待提升和改变

1. 健康素养水平需进一步提升

健康素养水平的高低是评估一个地区和国家健康教育与健康促进的工作效果的重要指标。2012 年，北京市城乡居民健康素养的总体水平为 24.7%[①]，较同年全国居民健康素养水平 8.8% 高出近 3 倍。2015 年，该指标在 2012 年的基础上提高了 3.3 个百分点，达 28.0%。[②] 总体来看，北京市居民健康素养水平虽然高于全国平均水平较多，但绝对值不高，与目前北京市经济的高速发展和世界性国际大都市的地位不相匹配，距离健康北京要实现的目标有差距。加之，目前北京市面临着首都功能疏解、产业结构转型升级、人口老龄化加快、多种健康影响因素交织等深刻变化，正处在从"以治病为中心"向"以健康为中心"转变之中，迫切需要提升居民的健康素养。

2. 不良生活方式及行为亟待改变

改革开放以来，居民生活水平不断提高，但健康意识淡薄，吸烟、酗酒、营养过剩等不健康生活方式普遍存在。目前，北京市 18～79 岁常住居民吸烟率为 28.6%，饮酒率为 31.2%，肥胖率为 21.9%，血脂异常率为 44.1%，体力活动不足率为 26.0%[③]；具有 3 种及以上慢病高危因素[④]的人群比例高达 33.5%。不良生活方式和有害健康的行为已成为当今危害人群健康、导致疾病及死亡的主因。

---

① 北京市人民政府编著《2012 年度北京市卫生与人群健康状况报告》，人民卫生出版社，2013。

② 北京市人民政府编著《2015 年度北京市卫生与人群健康状况报告》，人民卫生出版社，2016。

③ 北京市人民政府编著《2014 年度北京市卫生和人群健康状况报告》，人民卫生出版社，2015。

④ 高危因素指高血压、糖尿病、血脂异常、吸烟、超重肥胖 5 种。

（三）环境中健康危险因素影响不容忽视

1. 雾霾[①]和室内空气质量[②]危害不能小视

2013 年北京市 PM2.5 年均浓度值为 89.5 微克/立方米，超过《环境空气质量标准》中标准值 35 微克/立方米约 1.5 倍。近两年来，市政府采取多项措施治理大气污染，2015 年 PM2.5 年均浓度值降至 80.6 微克/立方米，虽然降幅达 10%，但依然高于标准值 1.3 倍。国外研究证明，大气细粒子能吸附大量有致癌物质和基因毒性诱变物质，给人体健康带来不可忽视的负面影响，包括提高死亡率、使慢性病加剧、使呼吸系统及心脏系统疾病恶化、改变肺功能及结构、影响生殖能力、改变人体的免疫结构等。[③] 有数据显示，北京市每次出现重度雾霾的天气，来市属各大医院的呼吸科就诊的患者就增加两到五成。[④] 因此，雾霾对健康的影响不容小觑。

近年来，室内空气质量也越来越受关注。2015 年北京市住宿场所室内空气质量主要问题是 PM10、二氧化碳和甲醛超标，合格率分别为 94.2%、94.0% 和 95.7%；购物场所空气质量主要问题为甲醛超标，合格率为 96.2%。公共场所室内 PM2.5 总体合格率为 61.6%。[⑤] 相关数据显示，人一生中有 80% 的时间是在室内度过的，因此室内空气质量有待进一步提高，以降低室内空气污染对身体健康的威胁，保护人体健康。

2. 食品安全风险仍需重视

虽然北京市居民食品安全取得了很大成绩，但"十二五"时期本市食品安全风险监测结果显示，瘦肉精等禁用药物的使用仍较为常见，如牛肉中瘦肉精检出率从 2013 年的 3% 上升到 2015 年的 19%。某些食品添加剂

---

① 北京市环保局公布的2013年、2015年全年空气质量状况数据。
② 北京市人民政府编著《2015年度北京市卫生和人群健康状况报告》，人民卫生出版社，2016。
③ 美国环保署：《关于空气颗粒物综合科学评估报告》，2009。
④ 北京市卫生行政部门统计数据。
⑤ 参照《环境空气质量标准》（GB3095 - 2012），以 PM2.5 $\leqslant$ 75μg/m³ 判定合格。

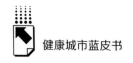

滥用问题突出，如 2015 年街头油炸食品铝超标率达到 23%，长期食用将对健康造成危害。同时，以前已经消除的食品安全风险，现在又有抬头趋势，例如可危及孕产妇生命的李斯特菌病，2012～2015 年新报告 35 例。而食源性致病菌中的耐药也十分严重，沙门氏菌的耐药率高达 83%。[①] 由此可见，北京市食品安全隐患依然存在，对健康的影响仍需给予足够的重视。

（四）全社会对健康的重视和协同还有待统筹和提升

1. 重视健康的社会氛围尚未形成

改革开放近 40 年来，社会经济发展成就举世瞩目，居民物质生活水平也大幅提升，但当下社会人群健康意识薄弱，健康行为不足，健康没有进入主流价值观，重视健康的社会氛围也尚未形成。这也是目前人群健康素养水平不够，健康影响因素纷繁复杂，慢性非传染性疾病高发的根本原因。因此，加强顶层设计，动员全社会，积极构建以健康为主流价值观，以健康为一切工作的出发点和落脚点，人人重视健康，人人参与健康的社会氛围十分必要。

2. 健康行动的协同有待统筹

当前，工业化、城镇化以及人口老龄化带来的问题非常多元，疾病谱、生态环境、生活方式的变化让多种健康影响因素相互交织，均对人群生存和健康具有重要影响。健康相关政策的推广、措施的实施、行动的开展，均迫切需要统筹规划，协同落实。以意外伤害为例，北京市 2015 年因交通事故死亡 734 人，是东京的 10 倍；安全生产事故全年发生 963 起，死亡 1031 人。如果卫生与交通、安监部门合作，在降低交通事故死亡、安全生产事故死亡上协同开展工作，势必会取得事半功倍的效果，为提高人群期望寿命，提升人群健康水平做出重要贡献。也必将成为落实习近平总书记"将健康融入所有政策"重要讲话精神的典型实践。

---

① 北京市疾控中心统计数据。

三 促进北京市人群健康水平提升的建议

中华人民共和国成立以来，衡量北京市人群健康的重要指标均取得巨大改善，总体健康水平已经达到发达国家的平均水平，但同时也要面对慢性非传染性疾病患病率增高、大气污染危害严重、居民健康素养不高、重视健康社会氛围尚未建立等诸多挑战。健康是一切工作的基石，是广大人民群众的共同追求，为了迎接挑战，贯彻落实习近平总书记在全国卫生与健康大会上的重要讲话精神，进一步提升北京市人群健康水平，提出以下建议。

（一）慢性病防治将是未来北京市健康工作的重点

不管是从患病率、死因顺位来看，还是从所造成的疾病负担来看，慢性病均已成为影响北京市人群健康的主要威胁，在未来很长一段时期内，慢性病防治将是北京市健康工作的重点内容。建议提高各级政府、部门及社会各界的重视程度，充分认识慢性病对人群健康、劳动力资源、社会经济的危害，认识到做好防控工作可以惠及千家万户、提高人民生活质量、提高期望寿命、减少医疗费用支出。建立健康管理中心，统筹全市卫生服务资源，为慢性病患者、高危人群和普通人群提供多层次、宽领域、全方位、全周期的健康咨询、指导、评估和管理，力争将慢性病防治关口前移。持续加大投入：一方面，财政预算应增加专项工作经费投入，并建立长效机制；另一方面，医保政策应进一步向慢性病预防和治疗倾斜，对恶性肿瘤等重大慢性疾病治疗加大保障力度，将与慢性病防控相关的疫苗接种等费用纳入医保范畴。

（二）传染病防控与健康危险因素监测干预仍需加强

当前，新发传染病不断涌现，食品、药品、水污染、空气污染等健康危险因素错综复杂，要降低其对健康的危害，就要持续加强传染病防控力度，

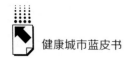
做好健康危险因素监测与干预工作。建议建设现代化的、国际一流的、与首都功能定位相适应的疾病预防控制体系，强化重大疾病防控能力，提升免疫规划水平。进一步完善传染病监测网络，提升新发传染病检测和预测预警技术，对新发、突发或重大传染病疫情，力争早发现、早识别、早控制。搭建健康危险因素监测信息平台，整合卫生、食药、环保、水务、农业、交通、体育、出入境等部门的健康相关数据，分析各种危险因素的基本特征，掌握其对健康的影响程度。转变健康危险因素干预模式，由以前卫生单一部门开展逐渐向各部门协同开展转变，由以前简单、粗放式的干预方式逐渐向科学、规范、有计划的干预方式转变，由以前群体式干预逐渐向个体化干预转变。

（三）应大力培养和倡导健康素养和健康生活方式

世界卫生组织对影响健康的因素进行过总结，遗传因素占15%，环境因素占17%，医疗因素仅占8%，而个人生活方式占60%。由此可见，提高个人健康素养、培养健康生活方式对健康的影响至关重要。建议建立北京市健康科普基地，为市民提供一个集科普展览、参观学习、互动体验、健康课堂于一体的综合平台。在中小学基础教育中设立健康教育课，让中小学生从小树立健康意识，树立健康观念，规范健康行为，正确认识人类自身，珍爱生命，提高公众健康素养从娃娃抓起。加大健康宣传力度，充分利用新老媒体资源，向公众提供科学、权威、准确的健康信息。总结、开发一批健康生活方式养成方法和适宜技术，向公众推广。倡导公众树立"我是自身健康的第一责任人"的观念，增强其主观意识，持之以恒，逐渐养成健康的生活方式。

（四）健康融入所有政策需要政府、部门、单位、个人共同担责和推进

经过60余年的发展和进步，首都人群健康水平已经取得举世瞩目的改善和提高。但是，从期望寿命、婴儿死亡率和孕产妇死亡率变动趋势来看，

均受到"天花板效应"① 的影响,指标向好速度放缓,健康水平改善越来越困难。而此次全国卫生与健康大会上提出将健康融入所有政策正是恰逢其时,为北京市健康水平提升注入了强心剂,增添了新动力。

为将健康融入所有政策落到实处,建议要明确四方责任:政府负责制定相关法律、规章、制度,主导健康融入所有政策;相关部门在制定公共政策、管理公共事务过程中要始终贯穿和体现健康导向;各单位要把职工健康放在首位,坚决贯彻好、落实好健康相关政策、要求;个人要积极主动地树立健康观念,提升健康素养,养成健康生活方式,传播健康知识和理念,共同为构建健康环境,建设健康北京而努力。

为促进各部门政策融入与协同落实,建议建立北京市健康研究院,以人群健康为核心,重点研究社会、经济、政治与健康的关系,健康的影响因素,以及提升健康水平的关键性措施,健康融入所有政策的实施路径、评估方法等,为政府制定卫生与健康决策提供理论支持和数据支持。同时,建议政府立法制定健康影响评价制度,对政府的政策、措施和项目进行健康影响评估,全面考虑可能影响人群健康的社会、经济、政治、环境、遗传、健康服务等因素,促进对健康融入政策、融入社会、融入具体的民生项目,也促进相关的法律法规的修改,更加强了建设健康北京过程中各部门的协同,取得"一加一大于二"的效果。

---

① 天花板效应指因变量水平趋于完美(接近于"天花板"),或者趋于零效应的现象。

B.18
北京市老年人生活方式、体质现状及变化情况的探讨

孙金秋　史江平*

摘　要：　本文的目的是明确目前北京市老年人的生活方式、体质现状，并探讨规律、提出相应的对策及建议，旨在为"大健康"理念下的老年人体质的改善提供有益的数据参考和支持方法。研究结果显示：因北京市经济条件较发达、医疗水平较高、老年人本身文化水平相对较高，交通方式、工作、体力活动、体育锻炼等表现出相应的特点，身体形态的保持较好，身体机能、身体素质均较好。本文建议，在老龄化加剧的时代，加强老年人健身科学指导，开发针对老年人的体育锻炼活动和项目，研制防治不同慢性病的个性化的运动处方，都是关注老年人科学健身的有效手段。

关键词：　老龄化　生活方式　体质

一　背景

人口老龄化是指年轻人口数量相对减少、老年人口数量相对增加导致的

---

* 孙金秋，北京市体育科学研究所群众体育研究室，主要研究方向为体质健康；史江平，高级经济师，北京市体育局群众体育处处长，主要负责研究拟订北京市群众体育发展规划和政策，组织实施全民健身计划，牵头制定"十三五"规划、全民健身实施计划和全民健身工作督查评估体系等工作。

社会总人口中老年人口比例相对增长的动态过程。根据联合国的统计标准，如果一个国家或地区 60 岁以上老年人口占总人口比重达到 10%，或者 65 岁及以上的老年人口占总人口的比重达到 7%，那么这个国家（地区）就属于人口老龄化国家（地区）。

根据这一标准，北京在 20 世纪 90 年代中期就已经进入人口老龄化阶段。2000 年第五次人口普查数据显示，全市 65 岁及以上的老年人口占常住人口的比重已经达 8.4%；2010 年第六次人口普查数据显示，这一比重已提高至 8.7%；2012 年根据人口抽样调查数据推算，这一比重进一步提高至 9.2%。截至 2014 年底，北京市 60 周岁及以上户籍老年人口为 296.7 万人，占户籍总人口的 22.3%。当前，北京市老年人口以每年 15 万人、年递增率 6% 的速度增加，预计 2020 年北京市老年人将达 400 万人，占总人口的 20%。2050 年老年人口将达 670 万人，占总人口比重高达 35%。①

体质即人体的质量，它是在遗传性和获得性的基础上表现出来的人体形态结构、生理功能和心理因素的综合的、相对稳定的特征，包括身体形态、身体机能和身体素质三个方面。② 20 世纪 70～90 年代，中国的体质研究侧重于儿童青少年生长发展规律的研究；90 年代以来加强了对幼儿、成年人和老年人的体质探索研究；2000 年国家体育总局组织联合十部委进行了国民体质监测工作，这是中国首次进行的规模最大、范围最广、监测样本最多、统计数据最详尽的国民体质监测，其结果纳入了国家社会发展综合指标体系，作为国家资源加以管理③，此后先后进行了 2005 年、2010 年、2014 年三次全国国民体质监测工作。2014 年北京市在完成国家体质监测任务的同时，扩大监测样本量，范围涉及北京市各区。

---

① 北京市统计局：《人口老龄化》，北京市统计局网站，http://www.bjstats.gov.cn/zt/rkjd/zbjs/201603/t20160322_340752.html，最后访问日期：2017 年 6 月 8 日。
② 陈明达主编《实用体质学》，北京医科大学、中国协和医科大学联合出版社，1993，第 93～99 页。
③ 郭敏主编《2000 年国民体质监测报告》，北京体育大学出版社，2002。

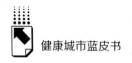

国民体质监测老年人部分根据年龄分为 60～64 岁和 65～69 岁两个年龄段，根据老年人的体质特点和安全等各方面因素，测试指标分为身体形态（身高、体重、胸围、腰围、臀围）、身体机能（血压、安静脉搏、肺活量）和身体素质（握力、坐位体前屈、闭眼单脚站立和选择反应时）三个方面。

对近 15 年来我国老年人体质变化情况的分析不多。洪家云等采用 2000 年全国城乡 60～69 岁老年人的体质监测结果，分析我国老年人素质指标和城乡差别发现，我国男、女老年人两年龄组所有指标 60～64 岁组均明显优于 65～69 岁组（$P < 0.05$），说明随着机体的衰老，老年人的肌肉力量下降，机体的平衡能力、体位的感觉能力、神经冲动的传导速度以及关节韧带的柔韧性将明显减退；城乡比较结果显示，男、女老年人同年龄组之间握力、反应时方面，城市明显优于农村。[1]

李晓平等对第一和第二次监测的老年人身体素质指标做了比较分析，发现：2000 年我国男女老年人两年龄段握力、坐位体前屈、闭眼单脚站立、选择反应时四项指标，60～64 岁年龄组均明显优于 65～69 岁年龄组。老年男性的握力、闭眼单脚站立优于同年龄段的老年女性，坐位体前屈为女性明显优于男性。[2] 同性别、同年龄段相比较，城市老年人的握力、选择反应时指标优于农村老年人。2005 年我国男女老年人握力、坐位体前屈、闭眼单脚站立、选择反应时四项指标 60～64 岁年龄组均明显优于 65～69 岁年龄组。男性老年人的握力、闭眼单脚站立、选择反应时三项指标优于同年龄段的老年女性，坐位体前屈为女性优于男性。同性别、同年龄段相比较，城市老年人的握力、坐位体前屈、闭眼单脚站立、选择反应时四项指标均优于农村老年人。5 年间，老年人的坐位体前屈、闭眼单脚站立呈现下降趋势，说明老年人的身体柔韧性和身体的平衡能力下降。《2010 年国民体质监测公报》指出，与 2005 年相比，60～69 岁老年人的体质总体水平有一定程度的

---

① 洪家云：《我国老年人体质调查与分析》，《体育科学》2004 年第 4 期。
② 李晓平：《2000～2005 年中国老年人体质比较分析》，太原理工大学，硕士学位论文，2011。

下降，在身体素质方面，坐位体前屈和选择反应时有所提高，握力、闭眼单脚站立明显下降。[①]

本研究以北京市第四次国民体质监测老年人数据为依据，探讨北京市老年人的生活方式、身体形态、身体机能和身体素质等方面的特征，并结合2010年第三次国民体质监测的数据，进一步探讨北京市老年人体质变化情况、规律、原因并提出相应的对策及建议，旨在为"大健康"理念下的老年人体质的改善提供有益的数据参考和支持。

二 研究方法

（一）研究对象及基本情况

本研究的对象是2014年北京市市民体质监测的老年人群部分。我们按照60~64岁、65~69岁两个年龄段，根据不同性别，共分为4个组。共计有效样本为8499人，男性占48.7%，女性占51.3%；60~64岁年龄组占51.3%，65~69岁年龄组占48.7%（见表1）。

表1 研究对象的分组情况

单位：人

性别	年龄组	小计
男	60~64岁	2088
	65~69岁	2055
	合 计	4143
女	60~64岁	2275
	65~69岁	2081
	合 计	4356
总 计		8499

---

① 《2010年国民体质监测公报》，国家体育总局网站，http://www.sport.gov.cn/n16/n1077/n297454/2052709.html，最后访问日期：2017年6月8日。

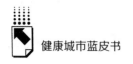

（二）研究方法

1. 文献资料法

检索并研读了老年人健康状况研究方面的文献资料。

2. 问卷调查法

主要是对老年人的生活方式进行调查，包括交通方式、工作时状态、闲暇时间体力活动情况及参加体育锻炼的情况等方面。

3. 现场测试法

具体测试工作由各区测试工作人员按国家体育总局测试细则要求利用标准器械完成，指标包括身高、体重、腰围、臀围、血压、安静脉搏、肺活量、握力、闭眼单脚站立、选择反应时等。

4. 数据统计法

在数据处理方面，问卷数据计算各项研究内容的频数、百分比。测试数据计算平均数及标准差。不同年龄段的比较采用独立样本 T 检验，$P < 0.05$ 为有统计学意义。

三 研究结果

（一）老年人的生活方式特点

1. 交通方式

从交通方式上看，步行（44.0%）和骑自行车（26.7%）是老年人的主要交通方式。且随着年龄的增长选择以自驾车、骑摩托车或电动车、骑自行车为交通方式出行的人数占比减少，以乘车（船）、步行为交通方式出行的人数占比增加（见图1）。

老年人平均每天出行的时间在 60 分钟左右。其中以女性老年人选择骑自行车出行的时间最短，为 48 分钟（见表2）。

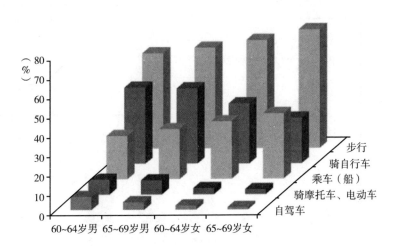

图1　60～69岁老年人各年龄组选择各种交通方式的人数占比

表2　60～69岁老年人每天交通时间平均数

单位：分

性别	年龄组	自驾车	骑摩托车或电动车	乘车（船）	骑自行车	步行
男	60～64岁	61	52	65	52	59
	65～69岁	60	53	62	53	64
女	60～64岁	66	51	64	48	58
	65～69岁	54	50	62	53	58

2. 工作时状态

在调查人群中，有10.2%的男性老年人和9.1%的女性老年人仍然坚持工作。随着年龄的增长，男、女性老年人坚持参加工作的人数均减少（见表3）。

在参加工作的老年人中，以静坐伏案、走为主要工作方式的人数较多。其中，以女性60～64岁年龄组选择以走为主要工作方式的人数占比最高，为40.1%（见图2）。

271

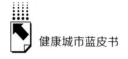

表3　60～69 岁老年人参加工作人数占比

单位：%

性别	年龄组	参加工作人数占比	平均
男	60～64 岁	12.5	10.2
	65～69 岁	7.9	
女	60～64 岁	10.4	9.1
	65～69 岁	7.6	

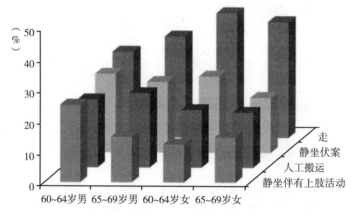

图2　60～69 岁老年人各年龄组各种工作方式的人数占比

在参加工作的老年人中，每天工作时间基本在 5～6 个小时。其中，以选择以走为主要工作方式的、65～69 岁的男性老年人，平均每天工作时间最短，为 183 分钟（见表4）。

表4　60～69 岁老年人各种工作方式每天工作时间平均数

单位：分

性别	年龄组	以静坐伏案为主	工作中静坐伴有上肢活动，或者以站为主	以走为主	以人工搬运、举重物或挖掘为主
男	60～64 岁	309	311	286	287
	65～69 岁	286	273	183	260
女	60～64 岁	300	296	203	326
	65～69 岁	323	201	228	331

3. 闲暇时间体力活动情况

老年人闲暇时间的体力活动，多以看电视、听广播等静态活动，轻家务劳动和散步为主。例如，男、女性老年人各个年龄组选择在闲暇时间的体力活动为看电视、听广播的人数占比都在80%以上。且调查发现，选择每周不做重家务劳动的男性老年人占97.8%，女性占98.1%（见图3），说明随着年龄的增加，处理日常生活中的重家务劳动，已经成为老年人的主要困难。

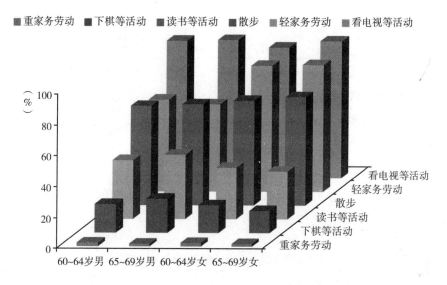

图3　60～69岁老年人闲暇时间各种体力活动人数占比

选择在闲暇时间的体力活动为散步、读书、看报等活动的老年人群中，男、女性老年人平均每天用时基本相同，为70～80分钟。选择在闲暇时间的体力活动为下棋等活动、看电视等活动的老年人群中，男、女性老年人平均每天用时基本相同，为100～120分钟。而在选择闲暇时间的体力活动为轻家务劳动（轻家务劳动是指，与平时相比，劳动时吃力和疲惫感不明显，如擦地、扫地、做饭等）的老年人群中，男、女性老年人用时差距较大，女性比男性多30～40分钟。而选择在闲暇时间的体力活动为做重家务劳动〔重家务劳动是指劳动时，明显感觉到比平时吃力和疲惫，如搬（举）重物

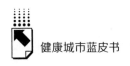

等］的老年人群中，男、女性老年人均表现出 65～69 岁年龄组的老年人比 60～64 岁年龄组老年人少 20～30 分钟（见表5）。

表5　60～69 岁老年人闲暇时间各种体力活动每天使用时间平均数

单位：分

性别	年龄组	看电视、听广播等活动	下棋、打牌、打麻将、练习书法等活动	读书、看报、用电脑等活动	散步(如饭后百步走、公园或广场散步等)	轻家务劳动	重家务劳动
男	60～64 岁	119	99	76	74	81	96
	65～69 岁	118	106	77	77	80	70
女	60～64 岁	114	103	71	72	115	92
	65～69 岁	112	110	69	75	117	57

4. 参加体育锻炼的情况

在调查人群中，在过去一年中有 67.7% 的男性老年人和 70.4% 的女性老年人参加体育锻炼（见表6），且随着年龄的增长，男、女性老年人参加过体育锻炼的人数占比均减少。在锻炼频度上，以平均每周 5 次及以上为主；在锻炼时间上，以每次 60 分钟及以上为主；锻炼时的身体感受，以呼吸、心跳加快，微微出汗为主。

表6　60～69 岁老年人参加锻炼人数占比

单位：%

性别	年龄组	占比	合计
男	60～64 岁	68.2	67.7
	65～69 岁	67.1	
女	60～64 岁	71.4	70.4
	65～69 岁	69.4	

在调查人群中，老年人经常参加体育锻炼（每周 3 次，每次 30 分钟的中等强度体育锻炼）的人数占比最高。男、女性老年人各年龄段均在 50% 以上，其中以女性 60～64 岁老年人经常锻炼人数占比最高，为 59.6%。男性老年人经常参加体育锻炼的人数百分比低于女性老年人，且 65～69 岁男性老年人人数百分比最低，为 53.9%（见表7）。

表7　60～69岁老年人体育锻炼参与度人数占比

单位：%

性别	年龄组	体育锻炼参与度		
		不锻炼	偶尔锻炼	经常锻炼
男	60～64岁	31.8	13.0	55.2
	65～69岁	32.9	13.1	53.9
女	60～64岁	28.6	11.8	59.6
	65～69岁	30.6	9.9	59.5

在调查人群中，老年人经常参加体育锻炼的项目，男性选择参加的项目排名前四位的分别为走（39.0%）、骑车（11.3%）、球类活动（9.9%）、跑步（9.6%）。而女性选择参加的项目排名前四位的分别为走（40.3%）、舞蹈（15.9%）、体操（8.6%）、骑车（6.5%）。具体如表8所示。

表8　60～69岁老年人参加各种体育项目的人数占比

单位：%

性别	年龄组	走	跑步	骑车	球类活动	体操	舞蹈
男	60～64岁	19.8	4.9	6.0	5.2	1.2	1.5
	65～69岁	19.2	4.7	5.3	4.8	1.0	1.6
	合计	39.0	9.6	11.3	9.9	2.2	3.1
女	60～64岁	20.9	2.1	4.1	3.5	4.4	8.9
	65～69岁	19.4	2.2	2.3	2.0	4.2	7.0
	合计	40.3	4.3	6.5	5.4	8.6	15.9

分析老年人参加体育锻炼的原因和主要障碍，"防病治病"是首要原因，其次为"消遣娱乐""增加体力活动"。而"家务忙"是影响老年人参加体育锻炼的最主要障碍。

（二）老年人的体质特点

1.北京市老年人身体形态的现状和特点

如表9所示，男、女性老年人身高平均数随着年龄的增长而减小，变化

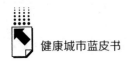

范围男性为 167.7~167.2 厘米，女性为 156.8~155.7 厘米。男性各年龄组身高平均数均高于女性，差异具有统计学意义（$P < 0.05$）。

男、女性老年人体重平均数随着年龄的增长而减小，变化范围男性为 71.6~70.8 千克，女性为 63.6~62.7 千克。各年龄组体重平均数，男性高于女性，差异具有统计学意义（$P < 0.05$）。

男、女性老年人身体质量指数平均数随年龄增长变化不大，各年龄组男性均为 25.4 千克/平方米，女性均为 25.9 千克/平方米。各年龄组身体质量指数平均数，男性低于女性，差异具有统计学意义（$P < 0.05$）。

男、女性老年人胸围平均数随年龄增长而减小，变化范围男性为 94.5~94.0 厘米，女性为 92.9~91.9 厘米。各年龄组胸围平均数，男性高于女性，差异具有统计学意义（$P < 0.05$）。

男、女性老年人腰围平均数随年龄增长而增长，变化范围男性为 90.0~90.3 厘米，女性为 87.1~87.3 厘米。各年龄组腰围平均数，男性高于女性，差异具有统计学意义（$P < 0.05$）。

男性老年人臀围平均数随年龄增长无统计学意义变化，为 96.3 厘米；女性老年人臀围平均数随年龄增长而减小，变化范围为 97.9~97.4 厘米。各年龄组臀围平均数，男性低于女性，差异具有统计学意义（$P < 0.05$）。

表9　北京市老年人身体形态指标均值描述

测试指标	男		女	
	60~64 岁	65~69 岁	60~64 岁	65~69 岁
身高（厘米）	167.7 ± 5.9	167.2 ± 5.9	156.8 ± 5.3*	155.7 ± 5.3*
体重（千克）	71.6 ± 9.8	70.8 ± 9.7	63.6 ± 9.1*	62.7 ± 9.4*
身体质量指数（千克/平方米）	25.4 ± 3.1	25.4 ± 3.0	25.9 ± 3.4*	25.9 ± 3.6*
胸围（厘米）	94.5 ± 7.6	94.0 ± 7.5	92.9 ± 7.6*	91.9 ± 8.0*
腰围（厘米）	90.0 ± 9.6	90.3 ± 9.6	87.1 ± 9.9*	87.3 ± 10.0*
臀围（厘米）	96.3 ± 7.4	96.3 ± 7.3	97.9 ± 7.8*	97.4 ± 8.2*

注：同年龄段不同性别比较 $*P < 0.05$。

2. 北京市老年人身体机能的现状和特点

如表 10 所示，男、女性老年人安静脉搏平均数随年龄增长而减小，变化范围男性为 78.5~77.2 次/分，女性为 78.0~77.4 次/分。男、女性各年龄组差异无统计学意义（$P > 0.05$）。

男、女性老年人收缩压平均数随着年龄的增长而增大，变化范围男性为 133.5~134.7 毫米汞柱，女性为 129.9~132.8 毫米汞柱。男性各年龄组收缩压平均数均高于女性，差异具有统计学意义（$P < 0.05$）。

男、女性老年人舒张压平均数随着年龄的增长而减小，变化范围男性为 79.0~77.2 毫米汞柱，女性为 74.4~73.1 毫米汞柱。男性各年龄组舒张压平均数均高于女性，差异具有统计学意义（$P < 0.05$）。

男、女性老年人肺活量平均数随着年龄的增长而减小，变化范围男性为 2665.3~2501.7 毫升，女性为 1846.8~1746.4 毫升。男性各年龄组肺活量平均数均高于女性，差异具有统计学意义（$P < 0.05$）。

表 10　北京市老年人身体机能指标均值描述

测试指标	男		女	
	60~64 岁	65~69 岁	60~64 岁	65~~69 岁
安静脉搏（次/分）	78.5±11.2	77.2±10.7	78.0±10.7	77.4±10.3
收缩压（毫米汞柱）	133.5±15.5	134.7±15.3	129.9±16.0*	132.8±16.1*
舒张压（毫米汞柱）	79.0±9.6	77.2±9.6	74.4±9.6*	73.1±9.6*
肺活量（毫升）	2665.3±736.4	2501.7±731.2	1846.8±542.3*	1746.4±527.3*

注：同年龄段不同性别比较 *$P < 0.05$。

3. 北京市老年人身体素质的现状和特点

如表 11 所示，男、女性老年人握力平均数随着年龄的增长而减小，变化范围男性为 38.4~36.2 千克，女性为 24.2~23.4 千克。男性各年龄组握力平均数均高于女性，差异具有统计学意义（$P < 0.05$）。

男、女性老年人坐位体前屈平均数随着年龄的增长而减小，变化范围男性为 3.7~3.2 厘米，女性为 8.5~8.3 厘米。男性各年龄组坐位体前屈平均数均低于女性，差异具有统计学意义（$P < 0.05$）。

男、女性老年人闭眼单脚站立平均数随着年龄的增长而减小，变化范围男性为8.8~8.1秒，女性为7.9~7.3秒。男性各年龄组闭眼单脚站立平均数均高于女性，差异具有统计学意义（$P < 0.05$）。

男、女性老年人选择反应时平均数随着年龄的增长而增大，变化范围男性为0.61~0.64秒，女性为0.65~0.66秒。男性各年龄组选择反应时平均数均低于女性，差异具有统计学意义（$P < 0.05$）。

表11　北京市老年人身体素质指标均值描述

测试指标	男		女	
	60~64 岁	65~69 岁	60~64 岁	65~69 岁
握力（千克）	38.4±7.5	36.2±7.4	24.2±5.2*	23.4±4.9*
坐位体前屈（厘米）	3.7±9.2	3.2±9.3	8.5±8.8*	8.3±9.0*
闭眼单脚站立（秒）	8.8±10.2	8.1±10.5	7.9±8.3*	7.3±9.0*
选择反应时（秒）	0.61±0.2	0.64±0.2	0.65±0.2*	0.66±0.2*

注：同年龄段不同性别比较*$P < 0.05$。

四　结论与建议

因北京市经济条件较发达，医疗水平较高，老年人本身文化水平相对较高，交通方式、工作、体力活动、体育锻炼等表现出相应的特点。从交通方式上看，步行和骑自行车是老年人的主要交通方式。从工作情况看，在调查人群中，有10.2%的男性老年人和9.1%的女性老年人仍然坚持工作。在参加工作的老年人中，以静坐伏案、走为主要工作方式的人数较多。从体力活动情况看，闲暇时间的体力活动，多以看电视、听广播等静态活动，轻家务劳动和散步为主。从体育锻炼情况看，在过去一年中，有67.7%的男性老年人和70.5%的女性老年人参加体育锻炼。锻炼频度以平均每周5次及以上为主，锻炼时间上以每次60分钟及以上为主，锻炼时的身体感受以呼吸、心跳加快，微微出汗为主。经常参加体育锻炼的男性老年人较女性老年人多。从老年人经常参加体育锻炼的项目来看，选择走（健步走等）的老年人的人数最多。从老年人参加体育锻炼的主要原因来看，防病治病是首要原因，其次为消遣娱乐、增加体力活动。从锻炼障碍来看，家务忙是影响老年人参加体育锻炼的最主要障碍。

目前，北京市老年人身体形态保持较好，身体机能、身体素质均较好。北京市老年人的体质从身体形态看，除腰围、男性臀围外，男、女性老年人身高、体重、胸围、臀围等形态指标平均数均随着年龄的增长而减小。身高、体重、胸围、腰围平均数，男性高于女性；臀围平均数低于女性。从身体机能看，男、女性老年人安静脉搏、舒张压、肺活量平均数随年龄的增长而下降。收缩压随年龄的增长而增大。收缩压、舒张压、肺活量平均数，男性高于女性。从身体素质看，男、女性老年人力量素质、柔韧素质、平衡能力和反应能力均随年龄增长而下降。

在老龄化加剧的时代，应特别注意老年群体的健康。老年人随着年龄的增长心肺功能、力量、柔韧度、平衡能力和反应能力均下降，在参与相关健身活动时要量力而行，不能为了健身却损害了身体。首先，老年人应根据自身条件、季节和天气情况适度锻炼；其次，加强健身科学指导，尤其要关注老年群体的健身安全，采用多种方式和手段宣传老年人健身安全，避免不必要的运动损伤；再次，开发针对老年人的体育锻炼活动和项目，以满足老年人健身需求；最后，研制个性化、"对症下药"的运动处方，指导老年人科学锻炼，从而达到预防和治疗慢性病的效果。

B.19
北京森林促进公众健康研究

周彩贤　张嘉琦　南海龙　朱建刚*

摘　要：　森林疗养处于林学、医学、心理学等诸多自然及人文学科的
　　　　　交叉领域，其对于人群健康的意义正被逐渐认知。通过收集
　　　　　资料、实地调研及问卷调查等，本文分析表明，北京市具备
　　　　　多样化的森林疗养资源，能够发挥治疗、康复、预防、保健
　　　　　等作用，满足居民相应的健康需求。应结合林业发展规划，
　　　　　充分利用森林这一基础资源推进森林疗养产业，有针对性地
　　　　　解决人群健康问题、促进健康城市建设。

关键词：　森林资源　人群认知　健康需求　森林疗养

一　选题背景

随着全面建设小康社会工作的有序推进，在满足衣食住行等基本生活需求之后，人们必将寻求满足更高层次物质与精神需求的途径。国家"十三五"规划纲要中明确提出"适度开发公众休闲、旅游观光、生态康养服务和产品"①；

---

*　周彩贤，北京市林业碳汇工作办公室，高级工程师，主要研究方向为林业生态；张嘉琦，北京林业大学，硕士研究生，主要研究方向为园林植物应用及园林生态；南海龙，北京市林业碳汇工作办公室，高级工程师，主要研究方向为森林多功能经营；朱建刚，北京市林业碳汇工作办公室，高级工程师，主要研究方向为林业生态。

①　中华人民共和国国家发展和改革委员会：《中华人民共和国国民经济和社会发展第十三个五年规划纲要》，新华网，http：//news. xinhuanet. com/politics/2016lh/2016 – 03/17/c _ 1118366322. htm，最后访问日期：2017 年 6 月 8 日。

《林业发展"十三五"规划》也提出促进林业产业的转型升级,"开发和提供优质的生态教育、游憩休闲、健康养生养老等生态服务产品"。①

森林疗养是一种新兴的服务性产业,是国民经济发展达到一定水平的产物。据初步核算,北京 2016 年三次产业构成由上年的 0.6∶19.7∶79.7 调整为 0.5∶19.2∶80.3②;全年实现市场总消费 19926.2 亿元,其中服务性消费 8921.1 亿元,增长 10.1%;旅游业继续保持平稳发展,旅游总收入为 5021 亿元,增长 9%;接待游客总计 2.85 亿人次,增长 4.6%。③ 北京市经济结构的变化和消费的多元化,反映出其巨大的社会需求和市场潜力。

另外,城镇化、人口老龄化,以及生活方式、疾病谱等不断变化,使我国仍面临多种健康影响因素交织的复杂局面。2016 年 8 月中共中央政治局会议审议通过了"健康中国 2030"规划纲要,要求重点"优化健康服务、完善健康保障、建设健康环境、发展健康产业"。④ 对北京市森林疗养资源进行基础性研究和评估,调查人群对森林疗养服务的意向,能够为合理选择和建设森林疗养基地提供科学依据,促进森林疗养产业的发展,满足不同群体的森林疗养需求。

二　研究方法

(一)资料及文献收集

资料来源于首都园林绿化政务网的统计信息、中国知网公开发表的相关论文,以及国内外相关专著。

---

① 国家林业局:《国家林业局关于印发〈林业发展"十三五"规划〉的通知》,中央人民政府门户网站,http://www.gov.cn/xinwen/2016 – 05/20/content_ 5074981.htm,最后访问日期:2017 年 6 月 8 日。
② 北京市统计局、国家统计局北京调查总队:《北京市 2016 年国民经济和社会发展统计公报》,北京市统计局网站,http://www.bjstats.gov.cn/tjsj/tjgb/ndgb/201702/t20170227_ 369467.html,最后访问日期:2017 年 6 月 8 日。
③ 北京市旅游发展委员会:《2016 年北京旅游业概况》,北京市旅游发展委员会网站,http://www.bjta.gov.cn/xxgk/tjxx/388930.htm,最后访问日期:2017 年 6 月 8 日。
④ 《中共中央国务院印发〈"健康中国 2030"规划纲要〉》,中央人民政府门户网站,http://www.gov.cn/gongbao/2016 – 11/20/content_ 5133024.htm,最后访问日期:2017 年 6 月 8 日。

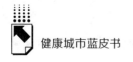

（二）实地调研和试验

按照示范基地认证的要求，在森林资源质量较高的松山地区进行实地调查，并通过 SPSS19.0 软件分析人体生理心理指标数据，开展森林疗养效果实证研究。

在密云史长峪地区开展森林疗养基地建设和示范工作，涉及林分改造、疗养步道铺设等多项试验性工作。

（三）问卷调查

通过网络平台向公众发放问卷，涉及户外活动习惯、对森林疗养的认知以及对森林疗养服务的意向等方面。对获得的数据采用 Excel 软件进行比例计算和分析。

三 结果与分析

（一）北京市森林疗养资源状况

1. 北京市森林的自然疗养因子

（1）森林自然疗养因子。与城市环境相比，森林具有空气质量好、负离子浓度高、植物有益有机挥发物多、小气候环境优越、噪声少等多种环境优势。多样的森林资源是提供不同环境选择、开展各类森林疗养活动的保证。比如，一般认为针叶树较阔叶树释放更多的有机挥发物，针叶林、针阔混交林的降温增湿功能较强，等等。

（2）森林疗养对于人群健康的作用。森林疗养与按摩、催眠和针灸一样，均属于替代疗法，是介于保健和治疗两个层面的过渡区域。

一是治疗作用：主要集中在心理疾病领域，如认知障碍、自闭症等。欧美和日本对此效果有大量证实报告。[①] 根据 2016 年京津冀心理健康大数据，

---

① 李卿主编《森林医学》，科学出版社，2013。

京津冀地区心理体检筛查异常率约为1.8%，30~49岁人群心理负担最大。[①]

二是预防作用：主要针对由不良生活习惯所造成的亚健康状态，大多由心理压力传导为生理病态，包括肥胖、高血压等。

三是康复作用：针对治疗疾病后的健康恢复。近年森林康复机构在国内兴起，2010年，"室内森林环境康复中心"现身上海，模拟原始森林环境；2014年，北京协和医院在大兴安岭建设了第一家森林康复医院。[②]

四是保健作用：以高端休闲业态存在。现阶段与养老产业结合的实践项目取得了一定成效。

（3）北京市森林资源及其疗养应用。近年来，一系列生态保护、林业生产政策和措施使北京市森林资源得到数量和质量的提升，为森林疗养奠定了基础。北京市森林资源统计数据显示，2015年森林面积达到73.45万公顷，森林覆盖率达到41.6%（见图1）。[③]从区域上看，北京市郊区的森林覆盖率普遍较高（见图2），已建有松山国家森林公园、八达岭国家森林公园等数十个森林公园。

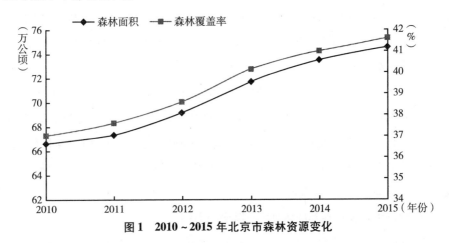

图1　2010~2015年北京市森林资源变化

① 贾晓宏：《心理健康大数据发布：40至49岁人群心理异常状况最突出》，《北京晚报》2016年3月23日。

② 南海龙、王小平、陈峻崎等：《北京森林疗养工作展望》，《河北林业科技》2015年第5期。

③ 《2015年北京市森林资源情况》，首都园林绿化政务网，http：//www. bjyl. gov. cn/zwgk/tjxx/201604/t20160401_ 178533. html，最后访问日期：2017年6月8日。

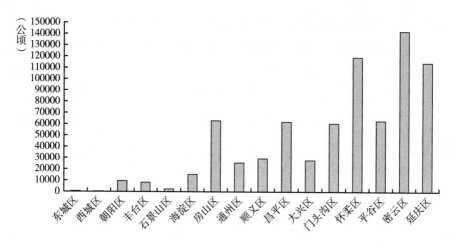

图2　2015年北京市各区森林面积

北京山区原始植被已很少见，次生植被占主要地位，随着山地气候、土壤的垂直分异表现出一定的垂直分布规律。一般可分为低山落叶阔叶灌丛和灌草丛带、中山下部松栎林带、中山上部桦树林带、山顶草甸带四个植被带，在东灵山、海坨山、百花山的山顶有寒温性针叶林。海拔400米以下的丘陵区土层深厚，多开辟为经济林用地或者其他耕作地。海拔800米以下，代表乔木树种有油松、侧柏、栓皮栎和槲树。海拔800米以上的山区，森林覆盖率逐渐增大，辽东栎常与椴属、槭属、山杨、大叶白蜡等树种混生。海拔1000～1800米，黑桦、白桦等组成的桦树林增多，混有黄花柳、蒙古栎等。较适宜开展森林疗养活动的海拔800～1000米地段，物种多样性较高，针阔叶林分布合理，作为森林公园等的利用率也较高，经过科学选择和规划，可广泛应用于森林疗养。

2.北京市森林疗养基地认证——以松山为例

根据国际先进经验，为确保森林疗养环境合格，需对开展森林疗养的森林进行认证，除反映自然疗养因子水平的环境物理化学指标的分析、食宿接待能力等的评估，更要关注森林疗养对人体的实际效果。2016年进行了城区环境与松山林区的人体生理指标对比试验。

（1）试验流程：将14名女性志愿者（平均年龄为21.2±1.25岁）随

机分为两组，2016 年 9 月 11 日在北京城区采集生理指标的基线数据；12～13 日，分别在延庆城区和松山森林公园进行上午 60 分钟步行和下午 40 分钟坐观活动。试验过程中尽量控制饮食种类、休息时长等除环境外的其他变量一致。

（2）评估指标：①使用欧姆龙电子血压仪采集血压指标；②使用 Masimo Pronto - 7 无创血红蛋白测试仪测量总血红蛋白、动脉血氧饱和度、血流灌注指数和脉搏率；③使用 Polar 心率仪采集全部窦性心搏 RR 间期的标准差作为心率变异性指标。

（3）试验结果。在进行户外试验前，两组血压、心率、血氧值之间均无统计学差异。我们将第一天和第二天的数据叠加（即样本量为 14），比较森林组与城市组活动后的差异（见表 1）。

表 1　活动后测城市组与森林组对比

指标		组别	平均数	标准差	*Mann-Whitney U* 检验
血压	收缩压	森林组	108.44	9.501	-2.854 *
		城市组	97.93	10.425	
	舒张压	森林组	69.56	8.672	-3.270 ***
		城市组	59.00	5.778	
血氧	总血红蛋白	森林组	12.914	1.485	-2.142 *
		城市组	11.014	0.840	
	动脉血氧饱和度	森林组	99.00	1.240	-0.393
		城市组	99.07	0.730	
	脉搏率	森林组	76.86	6.407	-0.943
		城市组	73.29	7.151	
	血流灌注指数	森林组	1.939	1.448	-2.481 *
		城市组	3.779	1.966	
心率	全部窦性心搏 RR 间期的标准差	城市组	8.41	9.14	-1.905 *
		森林组	17.34	12.33	

注：$*P < 0.05$；$**P < 0.01$；$***P < 0.001$。

数据显示，森林疗养活动后森林组与城市组的收缩压和舒张压存在显著差异。森林组收缩压的提升幅度高于城市组，且仍稳定于健康的血压指标范

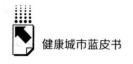

围；舒张压有所提升，较城市组更为稳定，表明适度的森林疗养活动对于锻炼心肺功能有一定的作用。

试验后的森林组的总血红蛋白与血流灌注指数值都好于城市组，且达到显著水平。血红蛋白在人体起到运输氧气以供新陈代谢的作用。总血红蛋白值表明森林环境能提升人的新陈代谢率；血流灌注指数值则反映脉动血流情况，人体的神经调节系统或精神状态会对其产生影响。血流灌注量小，表明森林能提升副交感神经强度，使人感到平静，心率变异性（HRV）是检测功能紊乱的重要参数，全部窦性心搏 RR 间期的标准差反映自主神经总的调控能力。森林组比城市组更高（$P < 0.05$），说明在森林环境中，身体自主调控的能力显著提高，对心率变异性的积极影响大于城市环境。

3. 北京市森林疗养基地建设及示范——以密云史长峪为例

森林疗养基地一般选在森林本底条件较优的地段，但森林疗养基地也是一个地域概念，对交通、食宿等基础设施和配套设施均有一定的要求。密云史长峪地区规划建设的森林疗养基地，就是依托浅山近自然林和乡土农业资源的综合体。

（1）区域概况。史长峪村隶属北京市密云区东邵渠镇，沿巨各庄出口向南，通过密三路经石峨村继续向东可达。基地面积约为 210 公顷，北、南、东三面环山，最高海拔为 510 米，最低为 240 米。周围山体植被大部分为人工林及野生灌木和地被。场地内乔木多为果树，比如，胡桃、柿树和山楂等。

（2）主要措施。

一是林分调整和提升。在现实中，完全适合疗养的理想林分非常少见，林分组成的调整必不可少。林分调整要依靠乡土植物：首先，满足"适地适树"的补植原则，避免破坏原来生态系统的稳定性；其次，要能够提供丰富的五感刺激，可观、可闻、可触、可食等，作为森林疗养的素材（见表2）。

就林分空间结构来说，与风景林追求的一般复层结构不同，开展森林疗养需要郁闭度 0.7 左右的遮阴以及 50～100 米的通视距离，以增加访客的舒

表2 史长峪森林疗养基地规划补植材料

类型	名称	拉丁文学名	特性及应用方向
乔木	圆柏	*Sabina chinensis*	常绿,维持冬季景观;有机挥发物浓度高,杀菌树种
	山杏	*Armeniacasibirica*	早春开花,提高场地利用率
	元宝枫	*Acer truncatum*	秋色叶美观,丰富视觉刺激
	黄栌	*Cotinuscoggygria*	秋色叶美观,丰富视觉刺激
灌木	沙地柏	*Sabina vulgaris*	常绿,维持冬季景观;有机挥发物浓度高,杀菌树种
	迎春	*Jasminumnudiflorum*	早春开花,提高场地利用率
	紫丁香	*Syringaoblata*	提供嗅觉刺激;有机挥发物浓度高,杀菌树种
	沙枣	*Elaeagnusangustifolia*	幼枝叶密被银白色鳞片;芳香油含量高;提供触觉、嗅觉刺激
地被、观赏草本	匍枝委陵菜	*Potentillaflagellaris*	乡土物种或栽培适应良好;抗性强;形成低维护缀花地被
	蒲公英	*Taraxacummongolicum*	
	马蔺	*Iris lactea*	耐旱涝耐盐碱;花期5~6月;观赏花卉
	八宝景天	*Hylotelephiumerythrostictum*	耐旱耐寒;花期7~10月,夏秋主要观赏花卉;叶片肉质,提供触觉刺激
	东方狼尾草	*Pennisetumorientale*	耐寒耐旱;花序大,提供触觉刺激

适感和安全感;为了保护森林土壤,一般不鼓励访客离开步道进入森林,但在冥想、瑜伽等活动场所,需做必要清理,保证访客能够安全进入森林。因此,需合理调整林分密度。

二是设施建设和完善。森林疗养基地的硬件建设,应当以森林疗养人才培养和活动编制等软件的提升为主导,才能保证服务质量。从疗养师开展森林疗养课程的角度出发,结合当地情况,规划建设各种设施(见表3)。

4. 北京市森林疗养人才培养

森林疗养不同于传统意义上的森林游憩,需要专业人员进行科学的指导。森林疗养师业务能力培训包含各种替代疗法在森林中的具体运用,如运动疗法、芳香疗法、作业疗法、食物疗法等;还涉及多领域的相关知识和技能,如森林物理环境的基本作用机理、国内外实践案例、沟通与管理方法和应急措施等。

在2015年启动的首次森林疗养师培训中,北京市园林绿化国际合作项目管理办公室和北京林学会参考日本培训体系,安排了相对系统的课程。截

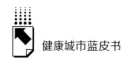
表3　史长峪森林疗养基地规划设施

设施	服务活动	特征及要点	规划数量
健康面谈区	与体验者深入沟通	空间有一定私密性,桌椅等舒适	2处
入口广场	准备运动	容纳10人左右	2处
疗养步道	运动疗法、体能培养	软质铺装为主,质感多样化;设计无障碍路段;可组合多种长度、坡度	1.5公里
雾化设施	负离子浴	提高空气清新度	1.5个/公顷
平台	森林冥想、森林瑜伽、身体扫描等课程	材质自然;最好有物品寄存和热饮设备	2个
工具房	作业疗法	服务于手工、园艺等互动课程	3处
手足浴水池	水疗法	设置在赤脚体验路段终点	2处
桌椅	休息、交谈等	密度合理;利用就地取材的石头、伐桩等;部分可移动	沿路不低于每400米2个

至2016年9月,已有16位学员通过理论考试,进入实践经验积累阶段,独立指导了多次森林疗养体验活动,期满一年则可申请实操考核。第二届培训工作同时开始,以"四有"(有专业、有热情、有时间、有诚信)为标准进行初步筛选。对于首要的专业背景,既考虑教育背景,也重视相关工作经历。在接受培训的123名学员中,受教育背景呈一定梯度,本科学历最多,其次为硕士;本科以下学历人员的年龄基本在35岁以上,大部分有丰富的相关工作经历,如园林园艺、旅游、培训讲解、教育咨询等。职业集中在科教文卫事业上,大多为林业、教育、医护等(见图3、图4)。其中也不乏具备专项技能者,如瑜伽训练、芳疗等,可与森林疗养服务相结合。

第二届报名者遍布全国,半数以上为在京人士;年龄范围为21~60岁,以18~45岁中青年人居多;女性比例更高(见图5、图6、图7)。为便于各地学员受益于免费培训,北京市园林绿化国际合作项目管理办公室于2017年1月开通远程培训系统(见图8),上线了部分集中培训课程和函授教材。主要包括森林医学研究、自然体验教育、森林植物、特定人群疗育、特定疗法操作等。同时加强考核,在线学习后即进行理论考核,通过者才可参加集中培训,时间从5次10天压缩为连续5天,仍由国内外知名专家主

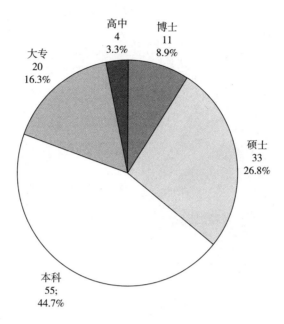

图3　学员学历构成

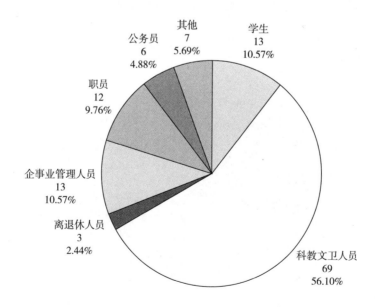

图4　学员职业构成

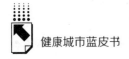

讲。预计华北区的培训地点为上文所说的史长峪森林疗养基地，最终通过人数控制在 30 人以内。

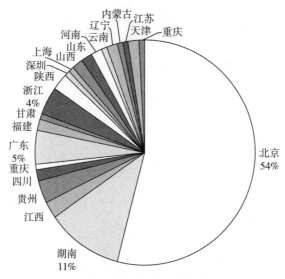

图 5　学员所在地分布比例

注：部分省份占比低于 4%，故未在图中标明具体数据。

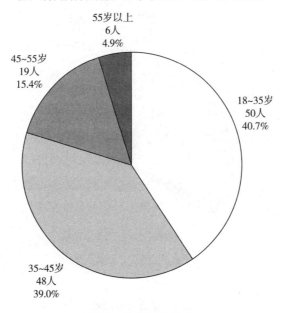

图 6　学员年龄分布

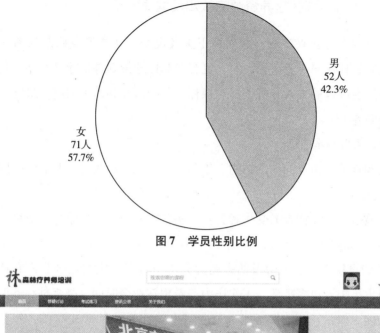

图7　学员性别比例

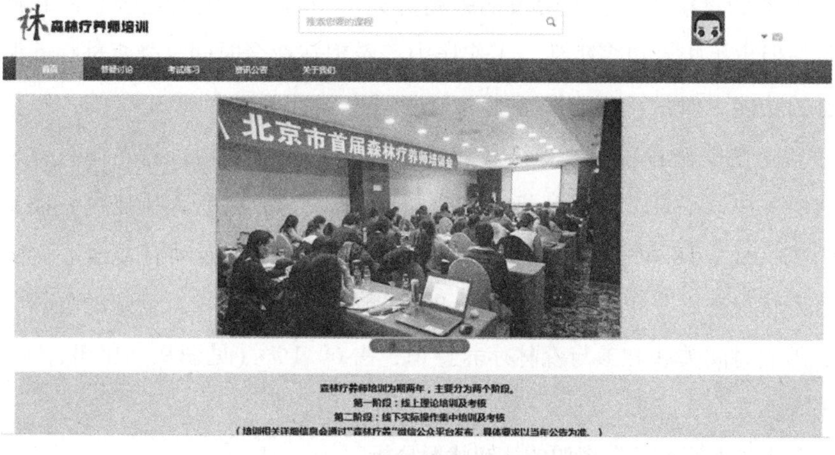

图8　森林疗养师远程培训系统页面

5. 小结

森林疗养需要对森林环境进行评价，疗养效果需要得到医学证实，也需要森林疗养师等第三方介入指导。目前，北京市在森林资源的开发利用、疗养基地建设、疗养课程国际合作，以及相关人员的配备上开始了全方位、多层次的实践，为各类森林疗养资源的整合奠定基础。

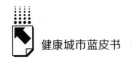

（二）人群对森林疗养资源的认知及健康需求

森林疗养作为新兴产业，必须真正惠及民众，才能形成稳定的消费群体。为把握森林疗养产业市场动向，更有针对性地策划森林疗养产品，我们通过网络问卷调查的方式分析人群对森林疗养的认知和需求情况，最终回收有效调查问卷 1318 份。

1. 受访人群基本信息

本次调查了受访者的性别结构、年龄结构、家庭年收入、职业结构四大人口学特征。

结果显示：参与调查的受访者男女比例基本平衡，男性略少。对森林疗养活动感兴趣的受访者有 89.8% 为年龄 20~55 岁的中青年，其中 56.5% 为 20~40 岁的青年人。这个阶段的人精力充沛、具有一定的经济收入和社会地位，但也承担着更多生活、工作压力，希望在业余时间享受森林疗养调养身心的功能。但是，此结果可能也与网络发放问卷这种形式有关，年龄在 55 岁以上的受访者较少。受访者职业结构分布较为平均，各界均对森林疗养有所关注，平日工作强度集中的公司职员、教师/科研人员比例较高，分别为 27.0%、18.6%，在周末或节假日参与森林疗养活动有益身心。从家庭收入状况来看，年收入为 10 万~20 万元、经济基础相对稳定的群体，更具在闲暇时间关注和参与森林疗养意识，占 60.1%（见图 9、图 10、图 11、图 12）。

2. 人群对森林疗养资源的认知状况分析

对森林疗养资源认知状况的调查包括参与森林相关户外活动的频率、对森林医疗保健功能的了解程度、最关注的森林疗养效果三个方面。

由于目前尚缺乏专业的森林疗养活动，此次调查的是参与森林相关户外活动的频率。相当一部分受访者表示很少参加；也有 1/3 以上受访者经常参加。在没有参加过的群体中，女性比例显著高于男性（见图 13）。大多数人对森林医疗保健功能有所了解，15.4% 的受访者还表示非常了解（见图 14）。最受关注的森林疗养效果调查（多项选择）设置的选项均为获得证

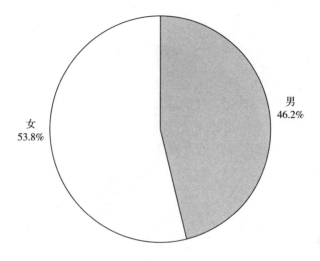

图 9 受访者性别比例

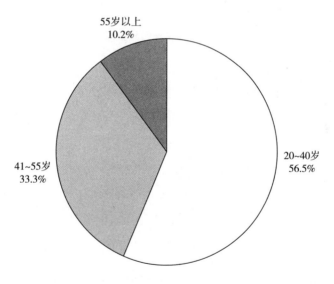

图 10 受访者年龄分布

实的效果。首先，"平衡自律神经，放松身心，预防生活习惯病"受到最广泛的关注（82.7%）；其次为提高免疫力；再次为抗癌。不同性别、不同年龄段群体对不同疗养功能，或者说对不同疾病和症状的关注程度有所差异。较明显的是 41～55 岁的中年人群关注各项效果的人数在该年龄段人群中比

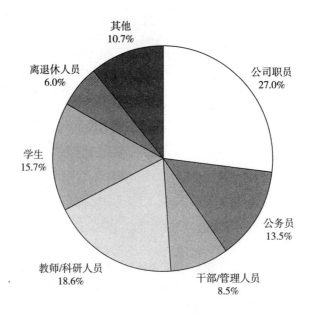

图 11　受访者职业结构

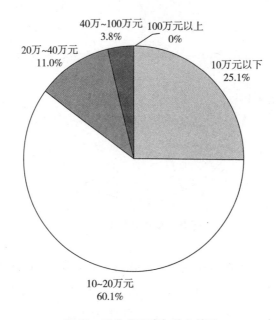

图 12　受访者家庭年收入情况

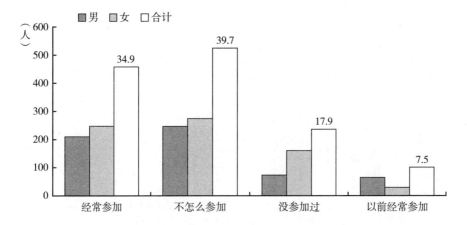

图13　受访者参与森林相关户外活动频率的人数分布（按性别）

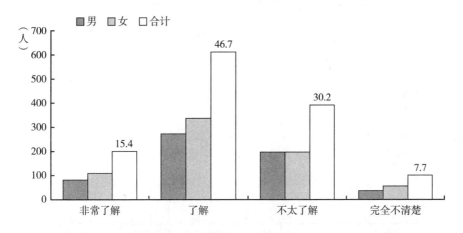

图14　受访者对森林医疗保健功能了解程度的人数分布（按性别）

例均最高，尤其是抗癌效果。这体现出现代社会生活压力下癌症所引发的健康焦虑、保养身心意识在41～55岁年龄段最普遍，反映出这些人群迫切的健康需求（见图15、图16）。

3. 人群对森林疗养产业的需求分析

关于人群对森林疗养产业的需求，基于性别、年龄、收入水平分别分析。

（1）绝大多数人（91.8%）愿意在时间允许的情况下参加森林疗养体

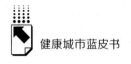

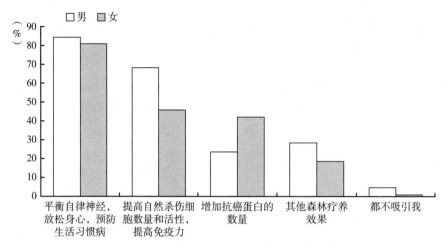

图15　受访者关注不同森林疗养效果的人数分布（按性别）

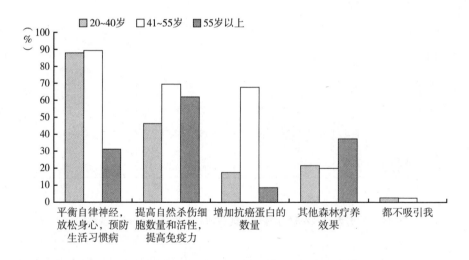

图16　受访者关注不同森林疗养效果的人数分布（按年龄）

验，男女比例基本均衡；只有 1.9% 的人表示不会参加。20～55 岁人群参与
意愿突出；55 岁以上人群参与意愿稍低，但表示不会参加的仅有 5% 左右，
不到 30% 的人不确定是否参加（见图 17、图 18）。

（2）首先，选择和朋友一起参加的比例最大（42.1%）；其次为和家人
（30.8%），选择公募团出游的较少（11.0%），选择独自体验的最少

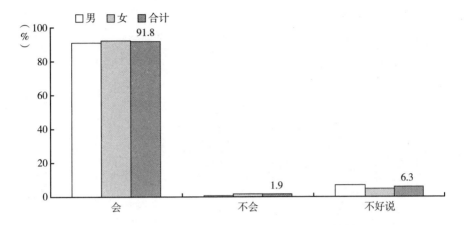

图 17　是否会在闲暇时间体验森林疗养（按性别）

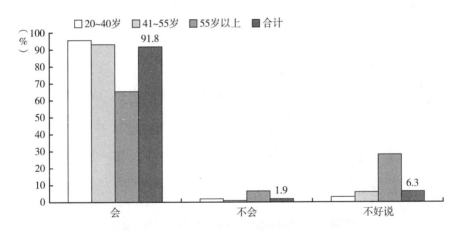

图 18　是否会在闲暇时间体验森林疗养（按年龄）

（9.4%）。不同性别人群选择差异较大，更多女性希望同家人一同体验，选择公募团的也明显比男性多；而男性更倾向于和朋友一起参与，比例超过60%。至于不同年龄层，20～55岁受访者中选择和朋友一同参加的比例最高；在55岁以上人群中，希望和家人共同参与的比例最高，希望和朋友一同参与的比例与之相近。20～40岁年龄段人群对公募团的接受度最高（见图19、图20）。

（3）由于大部分受访者工作日需要工作或学习，产品策划也需要关注时长设置。首先，2天1夜行程的接受度最高（51.9%）；其次为当天往返

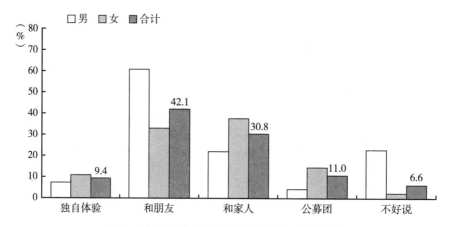

图19 希望的森林疗养活动组织形式（按性别）

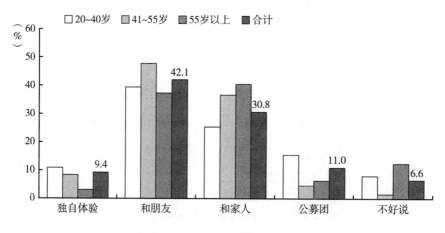

图20 希望的森林疗养活动组织形式（按年龄）

（20.1%）。3天及以上的行程在女性或55岁以上群体中接受度稍高（见图21、图22）。

（4）针对瑜伽、冥想、芳疗、心理疏导、作业疗法、草本茶这几项流行课程的吸引力调查显示，六成受访者对所有或多种课程感兴趣，其中女性的兴趣更为广泛，近90%的女性对全部或大部分活动感兴趣。这些活动在20~40岁的受访者中受到更广泛的欢迎，对全部或大部分活动感兴趣的比例约为80%；随着年龄增长，人群呈现出兴趣集中在少数几种活动上的特征。也有4.7%的人对这些传统活动形式不感兴趣，表示完全没有吸引力（见图23、图24）。

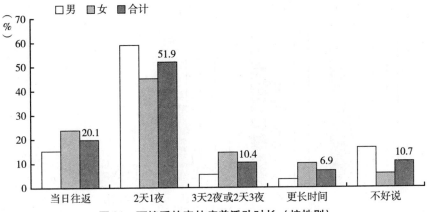

图 21　可接受的森林疗养活动时长（按性别）

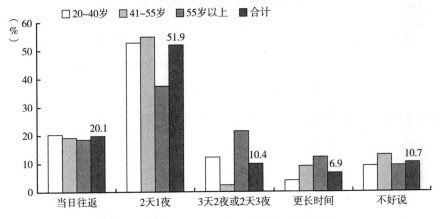

图 22　可接受的森林疗养活动时长（按年龄）

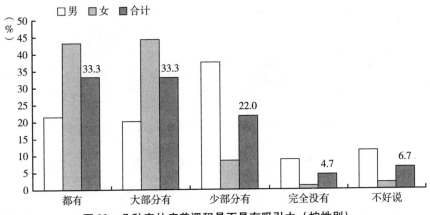

图 23　几种森林疗养课程是否具有吸引力（按性别）

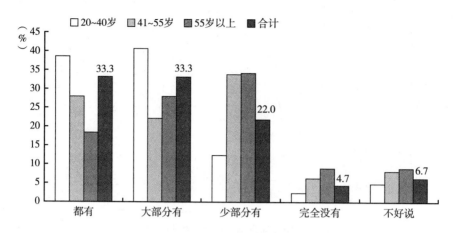

图24　几种森林疗养课程是否具有吸引力（按年龄）

（5）在选择森林疗养师的考虑内容上，采用了多项选择的方式。对其专业特长的考虑是最主要的需求，其次是公开照片留下的第一印象，涉及形象仪态。考虑性别和年龄的比例均偏低。但在55岁以上的群体中，对各方面加以考虑的比例都较高，考虑更为全面（见图25、图26）。

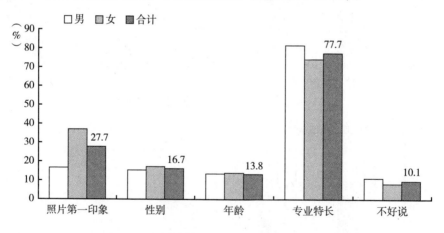

图25　选择森林疗养师的考虑内容（按性别）

（6）人群消费习惯也影响森林疗养服务产品的开发。对于2天1夜的短期疗养项目，费用在1000元以下的接受度很高，500元以下比500～1000元的接受度稍高（见图27、图28）。20～40岁和41～55岁群体的选择差异

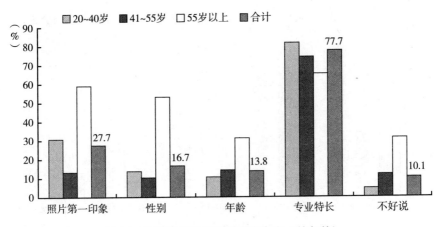

图26 选择森林疗养师的考虑内容（按年龄）

很大，20~40岁群体更倾向于500~1000元的价位，而41~55岁群体有70%以上选择500元以下的价位。从收入水平来看，年收入10万元以下家庭多选择500~1000元的价位，无人选择1500元以上；收入10万~20万元的家庭选择500元以下的比例反而更高，也无人选择1500元以上；收入20万~40万元的家庭各个价位均有人选择，大多选择500~1000元的价位，选择1500~2000元的比例高于收入40万~100万元的家庭；收入40万~1000万元的家庭均选择500元以上价位，集中在500~1500元的范围内。这体现了不同收入群体对森林疗养产品的期待值有所不同。

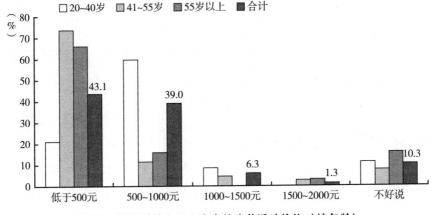

图27 可接受的2天1夜森林疗养活动价位（按年龄）

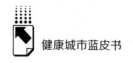

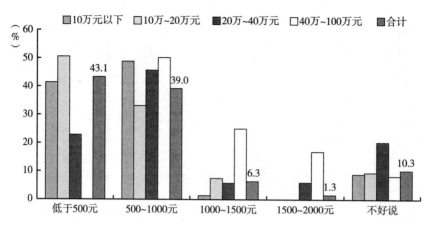

图28 可接受的 2 天 1 夜森林疗养活动价位（按家庭年收入水平）

4. 小结

目前，人们对森林疗养资源和产业模式有一定的了解，对森林疗养的效果也较为认可，群众参加森林疗养体验的意愿较高。不同类型人群的需求显示出一定差异，体现在课程内容、陪同人员、愿意付出的时间和费用、对森林疗养师的要求等各个方面，这是有针对性地开发森林疗养服务产品的重要参考。但是，公众参与森林户外活动的频率并不高，参与森林疗养活动的渠道则更为有限，森林疗养产业存在供需不平衡现象。

四 结论与讨论

（一）森林疗养产业在北京属于新兴产业，各类森林疗养资源的丰富和整合有待加强

目前，在国内，森林疗养产业在林业发展实践中与传统的森林旅游等的界限尚不明确。北京市的森林生态恢复和公益林营造均有较大的提升空间，是建设专门的"休养林"的保障。但是，现有森林公园的服务多以景观和游憩功能为主，对森林疗养资源的开发利用不足，还难以支撑森林疗养的产业化开发需求。德国作为森林疗养的发源地，其近百年来森林经营中有以疗

养为主导的模式。森林疗养应以"疗"为核心，以"养"为延伸，在松山自然保护区和密云史长峪的森林疗养示范基地认证与建设中进行资源综合利用的有益尝试。森林疗养从业人员也是主要资源之一，但目前由于资源整合不到位，学员较难开展实操训练；使用森林疗养这一替代疗法的医生也很少。可见，北京市森林疗养产业的各类资源都有蓬勃发展的态势，但调度与整合的缺失对产业的快速发展形成了一定的阻碍。

（二）北京市森林疗养资源开发的总体进展在全国处于领先水平，但仍需加强国内合作和国际交流

近年来，在日本、德国、俄罗斯等国家的林区出现了许多森林医院。国内也有在天然高负离子区建立森林浴场、负离子呼吸区的做法，如广东肇庆鼎湖山自然保护区的负离子呼吸区、湖南张家界金鞭溪标明空气负离子含量的健身游道。但是，这些设施多关注单一的森林疗养资源。北京市自2012年推动森林疗养工作以来，在松山、西山和八达岭建设多条森林疗养步道，不仅考虑空气质量，还结合运动疗法相关需求进行设计。北京市已培训2批次100多名森林讲解员；借鉴日本的先进经验，第二届森林疗养师正在培训中，吸引了全国各地的学员，第一届学员进入实操经验积累阶段。目前，四川也成立了森林康养西部推广中心，开办"森林康养管理实训班"。北京市具有巨大的人才及国内外交流优势，应主动引导和带动产业的发展。

（三）森林疗养效果得到了一定的科学认证，但仍需通过跨领域研究确定更为科学的认证和应用方法

从国内外学者目前的研究状况来看，由于涉及领域较多，对森林疗养的大多数研究方法相对粗放，尚未形成成熟的森林疗养生理与心理学理论体系。北京市已结合林学和环境心理学，在森林疗养基地认证中对森林疗养效果进行了初步的实证研究。为丰富森林疗养的理论成果，应在收集国内外有关研究结果的基础上，结合北京市资源特点，引入生物科学、生态学、医学

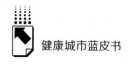
等各学科的相关资源和操作方法，重点针对森林疗养优化神经、免疫和内分泌功能的方法展开研究。

（四）民众有较高的消费热情，需结合人群需求准确把控森林疗养服务产品的开发

通过对北京民众的调查发现，不同群体对森林疗养产业的需求存在差异。例如，针对不同年龄层，对森林疗养活动涉及的课程也要做出不同的安排：对兴趣广泛的青年人力求课程安排的多样化，对中老年群体则针对其兴趣点开展专题活动；在老龄化日趋严重的形势下，应针对老龄群体获取信息的习惯，丰富活动信息传播渠道。结合北京市森林资源的区域分布，在郊区开展短期森林疗养活动符合人群实际需求。总的来说，可根据人群的性别、年龄、职业、收入等的不同进行服务产品开发。但是，要制定森林疗养基地及相关服务的行业标准，避免跟风开发。目前，北京市林业碳汇工作办公室编写的《森林疗养基地建设技术导则》进入专家审核阶段，服务质量标准的制定也提上日程，体现了北京市对产业规范化的重视和严谨态度。

五 展望与建议

（一）制定森林疗养产业规划，并将森林疗养这一替代疗法融入医疗、康复、养老等各项人群健康相关规划工作中去

利用森林开展疗养服务的理念，在多项政策中有所体现。北京市"十三五"规划包括扩大森林绿地面积、增加市民绿色休闲空间等方面的要求，并指出这些生态空间要"增强生态服务功能，让市民更方便地亲近自然"，但产业本身缺乏专门的规划指导。应鼓励社会资本投入，例如在资金上给予配套，在税收上给予减免，在土地利用、设施修建上给予支持，等等；改善森林疗养场所的基础设施，如将周边道路、水电和通信等基础设施建设纳入当地经济社会发展规划中。除林业部门制定产业规划外森林疗养也需要卫生部门等的共同努力，建立畅通的跨部门合作机制，引导特定人群走进森林体验疗养，以及在医生的参与下进行森林疗养课程研究、森林疗养基地认证和森林疗养师培养。

（二）拓宽面向宣传和普及途径

目前，北京市从引进森林疗养理念不久，仅在某些场所进行了初步尝试，无论是政府、社会服务机构还是普通百姓，都了解较少。应加强宣传推广工作，引导政府部门和社会服务机构更新理念；更要引导公众了解森林疗养相关知识及其对身心健康的意义。但要注意真实性，确保森林疗养作为替代疗法的效果不被夸大、推广工作始终在正轨上；另外，应向能够供给相关服务的机构多加宣传，让森林疗养与旅游、养老、培训等各产业结合起来，最大限度地实现供需平衡，促进森林疗养产业化发展。

（三）坚持长期、系统的科学技术研究，开发北京市森林疗养的科学模式

通过对国内外文献的分析可见，大多数对森林疗养的研究属于短时观测、社会学调查和统计分析等，且大多集中在单一或少数几个因子的影响；由于与医学领域缺乏合作，森林环境对人体健康的影响多通过间接测算得到。在产业开发之初，不能忽视基础研究工作。可借鉴生态系统服务功能的相关模型，对如何调控森林疗养效果进行模拟研究，形成科学的北京市森林疗养产业发展模式。

附　　录

Appendices

B.20
中共北京市委北京市人民政府关于促进
卫生与健康事业改革发展的意见*

为深入贯彻落实全国卫生与健康大会精神和《"健康中国 2030"规划纲要》，动员各方面力量促进北京市卫生与健康事业改革发展，全面推进健康北京建设，进一步提高人民群众健康水平，现提出以下意见。

一　深刻认识促进卫生与健康事业改革发展的重大意义

健康是促进人的全面发展的必然要求，是经济社会发展的基础条件，是国家富强、民族振兴的重要标志，也是广大人民群众的共同追求。新中国成立以来特别是改革开放以来，北京市卫生与健康事业取得长足发展，卫生与

---

* 《中共北京市委北京市人民政府关于促进卫生与健康事业改革发展的意见》，《北京日报》2017年3月18日。

健康工作体系基本建立，健康服务能力全面提升，健康保障体系不断完善，健康生活方式加快普及，居民健康水平显著提高，主要健康指标已经达到发达国家水平。

随着经济社会持续发展和人民生活水平不断提高，本市卫生与健康事业面临新的机遇和挑战。一方面，落实首都城市战略定位和京津冀协同发展战略，对卫生与健康事业改革发展提出了新要求；另一方面，人口老龄化速度加快、慢性疾病患者逐年增多、境外传染病输入风险增大、健康环境等问题也给卫生与健康事业带来了新挑战。

促进北京市卫生与健康事业改革发展，是满足市民健康需求和促进社会和谐发展的客观需要，是保障超大型城市安全运行的必然要求，是推进供给侧结构性改革的重要举措，也是率先全面建成小康社会的重要任务，对于加快建设国际一流的和谐宜居之都具有十分重要的意义。

二　总体要求

（一）指导思想

全面贯彻落实党的十八大和十八届三中、四中、五中、六中全会精神，深入学习贯彻习近平总书记系列重要讲话精神和治国理政新理念新思想新战略，始终坚持以习近平总书记视察北京重要讲话精神为根本遵循，认真落实党中央、国务院决策部署，坚持以人民为中心的发展思想，牢固树立和贯彻落实新发展理念，坚持正确的卫生与健康工作方针，把保障和促进人民健康作为各项工作的出发点和落脚点，全力推进健康北京建设。

（二）基本原则

（1）坚持正确的卫生与健康工作方针。坚持以基层为重点，推动卫生与健康工作重心下移；坚持以改革创新为动力，推进理论创新、制度创新、科技创新、管理创新、技术创新；坚持预防为主、中西医并重，实现从

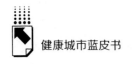

"以治病为中心"向"以健康为中心"转变；坚持将健康融入所有政策，统筹解决各类影响健康的问题；坚持人民共建共享，广泛调动全社会参与卫生与健康事业改革发展的积极性、主动性和创造性。

（2）坚持公益性与公平性。始终坚持基本医疗卫生事业的公益性，坚持以社会效益为卫生与健康事业改革发展的最高原则。坚持健康公平性，促进城乡、区域卫生与健康事业均衡发展，保障人人享有基本医疗卫生服务，加大对妇幼、老年人、残疾人等群体健康权益的保障。

（3）坚持政府主导与发挥市场机制作用相结合。在基本医疗卫生服务领域，坚持政府主导，落实政府的领导责任、保障责任、管理责任、监督责任。在非基本医疗卫生服务领域，注重发挥市场在资源配置中的决定性作用，鼓励社会力量积极参与，满足群众多样化、差异化、个性化的健康需求。统筹发展健康事业与健康产业，推动两者有机衔接、相互促进。

（4）坚持服务首都城市战略定位，优化医疗卫生资源布局。将健康融入所有政策，加快形成有利于健康的生活方式、生态环境和经济社会发展模式，更好地服务于"四个中心"的城市战略定位。坚持疏解与提升并重，统筹考虑人口、空间布局和市民健康需求，优化资源分布，提升医疗服务效能。发挥首都医疗资源丰富的优势，深入推进京津冀卫生与健康事业协同发展。

（三）发展目标

到 2020 年，城市健康基础设施水平全面提升，城乡健康环境明显改善，影响健康的主要因素得到有效治理，居民健康生活方式广泛普及；人均期望寿命高于 82.4 岁，5 岁以下儿童死亡率低于 5‰，孕产妇死亡率低于 11/10 万，市民健康水平明显提高，健康城市建设水平位居全国前列。

到 2030 年，与国际一流的和谐宜居之都相适应的现代化卫生与健康治理体系基本建立，人人享受健康生活、人人享有基本医疗卫生服务、人人拥有健康环境的局面基本形成，经常参加体育锻炼市民的比例明显提高，健康服务质量和健康保障水平不断提高，人均期望寿命、婴幼儿死亡率、孕产妇死亡率等主要健康指标继续保持国际先进水平。

三　普及健康生活

（一）加强健康教育

大力倡导"人人是自己健康第一责任人"的理念，开展市民健康素养提升行动，引导形成健康的生活方式。建立健全以健康教育机构、健康生活展示馆、健康教育栏目为主体的健康教育促进体系，形成以科普专家为核心的健康知识传播网络，借助新媒体拓展健康教育。将健康教育纳入国民教育体系，作为所有教育阶段素质教育的重要内容，特别是要以中小学为重点，建立学校健康教育推进机制。（责任单位：北京市卫生和计划生育委员会、北京市教育委员会、中共北京市委宣传部、北京市规划和国土资源管理委员会，各区）

（二）塑造良好健康行为

设立北京健康周，集中开展全民健康促进活动。实施国民营养计划，全面普及膳食营养知识，发布适合不同人群的营养膳食指南，开展"三减三健"（减油、减盐、减糖，健康体重、健康骨骼、健康口腔）行动，引导市民形成科学的膳食习惯。加强对学校、幼儿园等单位营养健康工作的指导，培养健康生活方式。严格落实《北京市控制吸烟条例》，大力推进禁烟控烟工作。（责任单位：北京市卫生和计划生育委员会、北京市教育委员会、北京市体育局，各区）

（三）促进全民健身

落实《北京市全民健身条例》，深入开展全民健身行动，完善全民健身

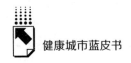
公共服务体系。统筹建设全民健身公共设施，推动机关、企事业单位、社区的健身设施向社会开放。探索建立健康促进服务中心，建立完善针对不同人群、不同身体状况、不同环境的运动处方库，推动体育健身与医药预防相结合。开展国民体质测试，完善体质健康监测体系。发挥 2022 年北京冬奥会、冬残奥会等重大赛事的带动作用，激发市民参与体育运动的热情。加强青少年体育工作，实施青少年体育活动促进计划，确保中小学生在校每日体育活动时间不少于 1 小时，熟练掌握 1 项以上体育运动技能。（责任单位：北京市体育局、北京市教育委员会、北京市卫生和计划生育委员会、北京市残疾人联合会，各区）

四 优化健康服务

（一）强化公共卫生服务

完善重大疾病流行病学定期调查制度，强化突发急性传染病源头治理。完善以社区为基础的慢性病防控网络，针对高危人群进行早期有效干预和监测评价。全面开展中小学生健康监测，对学生免费开展健康体检。逐步扩大疫苗免疫规划。多渠道扩大产科、妇幼保健等健康服务供给，推进市区两级妇幼保健机构提升服务能力。开展老年健康服务行动，创新老年健康服务模式，建设居家照护、社区照护与机构照护分工合作、协调连贯的老年健康服务体系。加强严重精神障碍患者日常服务管理。开展心理健康促进行动，规范心理治疗、心理咨询等心理健康服务。加快残疾预防和残疾人康复服务体系建设，完善残疾人护理补贴制度。（责任单位：北京市卫生和计划生育委员会、北京市教育委员会、北京市民政局、北京市残疾人联合会、北京出入境检验检疫局）

（二）完善医疗服务体系

统筹考虑人口空间布局和市民健康需求，建设布局合理、功能完善、层次分明的医疗服务体系。严控城六区医疗机构床位规模，有序推动医疗资源疏解；高水平建设北京城市副中心医疗卫生服务体系；加强生态涵养区及新城医疗服务体系建设，积极推动本市不同区域医疗卫生服务均衡发展。加强对薄弱学科、短板专科的监测评估，完善学科、专科发展规划。加强基层医疗卫生服务体系建设，促进优质医疗资源下沉，大力推行家庭医生签约服务制度。合理确定基层医疗卫生机构工资总额，缩小不同层级公立医疗机构医务人员的薪酬差距。完善财政差异化补偿政策，推进医药分开、医疗服务价格改革，建立科学合理的价格形成机制与动态调整机制，引导医疗资源合理配置。同时，进一步建立京津冀三地相互融合、协同发展的医疗服务工作机制，探索跨区域医联体建设，推行区域内分级诊疗和双向转诊制度，健全医务人员交流和人才培养机制，不断提升三地医疗协作水平。（责任单位：北京市卫生和计划生育委员会、北京市医院管理局、北京市人力资源和社会保障局、北京市财政局、北京市发展和改革委员会）

（三）支持中医药振兴发展

建立健全中西医协同工作机制，开展重大疑难疾病中西医协同攻关，发挥中医药在治未病、疾病康复等方面的积极作用。实施中医药当代名家收徒传承工程，加大对名老中医药专家传承工作室的支持力度。开展对中医药民间特色诊疗技术的调查、挖掘整理、研究评价及推广应用。加大对中医药科技创新项目和创新平台类重点示范项目的支持力度。（责任单位：北京市中医管理局、北京市卫生和计划生育委员会、北京市医院管理局、北京市食品药品监督管理局、北京市科学技术委员会、北京市财政局）

（四）完善现代医院管理制度

坚持管办分开、政事分开，合理划分政府与公立医院的权责，增加公立医院管理自主权。健全以公益性为导向的公立医院绩效考核指标体系，加强对公立医院功能定位落实情况的评估和监管。建立公立医院医疗费用监测体系和医疗费用控制考核问责机制。完善公立医院内部决策机制，强化党委领

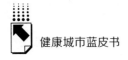

导，严格实行"三重一大"集体决策制度，发挥职工代表大会民主监督作用。健全院长选拔任用制度。建立薪酬动态调整机制，允许公立医疗机构突破现行事业单位工资调控水平，根据内部考核评价结果合理确定医务人员薪酬水平。完善公立医院财务制度与会计制度，在三级医院普遍建立总会计师制度，实施全面预算管理，健全内部控制制度，加强成本核算与控制。严禁公立医院举债建设、举债购置大型医用设备。推进药品阳光采购，鼓励开展集团采购和区域联合采购，降低采购价格。（责任单位：北京市卫生和计划生育委员会、北京市医院管理局、北京市中医管理局、北京市人力资源和社会保障局、北京市财政局）

（五）加强健康服务综合监管

完善医疗机构质量管理制度，探索建立医疗质量认证体系，强化医疗质量控制。落实和完善巡查制度，加强对公立医院的综合监管。建立价格监测和预警机制，整顿和规范医药价格秩序。完善医疗纠纷综合调解处置机制。发挥社会综合治理机制作用，依法严厉打击涉医违法犯罪活动。（责任单位：北京市卫生和计划生育委员会、北京市医院管理局、北京市中医管理局、北京市公安局、首都社会治安综合治理委员会办公室）

五　完善健康保障

（一）完善医疗保障制度

建立统一的城乡居民基本医疗保险制度，加大政府投入力度，逐步建立与经济社会发展水平、各方承受能力相适应的筹资机制。逐步完善基本医疗保险制度、补充医疗保险制度、大病保险制度和医疗救助制度，推动不同保障制度的有序衔接，形成覆盖全体、待遇公平的医疗保障体系。推进医保支付方式改革，探索实施在总额预算管理模式下，住院以按病种付费为主、门诊以按人头付费为主，以及按项目付费、按服务单元付费相结合的复合式付费制度。提高医保经办机构管理服务的专业化、精细化水平，健全医保经办机构与医疗机构的谈判协商与风险分担机制，发挥医保对医疗服务的规范、监督和引导作用。（责任单位：北京市人力资源和社会保障局、北京市卫生和计划生育委员会、北京市民政局、北京市财政局）

（二）完善基本药物制度

完善现有免费治疗药品政策，逐步扩大艾滋病、结核病、精神病等特殊疾病治疗药物的品种供给。健全基本药物供应保障机制。完善激励约束机制，引导医疗机构优先配备和使用基本药物。（责任单位：北京市卫生和计划生育委员会、北京市人力资源和社会保障局、北京市财政局）

六 建设健康环境

（一）建设绿色生态环境

践行绿色发展理念，实行最严格的生态环境保护制度。建立健全环境与健康监测、调查、风险评估制度，重点抓好大气、水、土壤污染防治工作，强化京津冀及周边地区大气污染防治联防联控，全面加强水源涵养、促进水质提升，推进土壤污染修复，切实解决影响人民群众健康的突出环境问题。加强园林绿化建设，推进"一道绿隔城市公园环、二道绿隔郊野公园环、环首都森林湿地公园环"建设，提高城市公园绿地 500 米服务半径覆盖率。（责任单位：北京市环保局、北京市水务局、北京市规划和国土资源管理委员会、北京市园林绿化局、北京市卫生和计划生育委员会，各区）

（二）构建健康人居环境

发扬爱国卫生运动优良传统，持续开展城乡环境卫生整洁提升行动，建设健康、宜居、美丽家园。加快生活垃圾处理设施建设，加强生活垃圾分类管

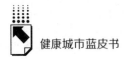

理，促进生活垃圾源头减量。加快城市公厕服务体系建设，推动农村家庭无害化厕所全覆盖。实施农村饮水安全巩固提升工程，深入开展饮用水水源地综合整治，建立健全农村供水设施维护长效机制，全面提升农村地区饮用水质量。开展"健康细胞"建设工程，深入开展健康村镇、健康社区、健康单位、健康家庭建设，推动各区创建国家卫生区。（责任单位：北京市城市管理委员会、北京市水务局、北京市卫生和计划生育委员会、北京市农村工作委员会，各区）

（三）完善公共卫生安全体系

加强安全意识教育，提高市民自救互救能力。强化突发公共卫生事件应急能力建设，有效预防、及时控制和消除突发公共卫生事件的危害，保障公众身体健康与生命安全。加强食品药品全过程、全链条安全监管。加强对饮用水卫生、职业卫生、放射卫生等领域的公共卫生监督。健全覆盖城乡的急救服务体系，推进突发事件卫生应急监测预警体系和紧急医学救援能力建设。（责任单位：北京市卫生和计划生育委员会、北京市食品药品监管局、北京市突发事件应急委员会办公室、北京出入境检验检疫局，各区）

七　发展健康产业

（一）发展健康服务业

优先支持慈善组织等社会力量举办非营利性医疗机构。鼓励符合条件的医师开办个人诊所。鼓励利用社会资本发展康复护理、儿科等供给不足的专科医疗服务，大力发展独立的检验、检查医疗机构，支持发展连锁医疗机构。创新健康管理服务模式，发展健康体检、健康咨询、健康管理等健康服务业。探索政府与社会资本合作模式，允许公立医院在保障资产安全、医疗质量安全的前提下，以特许经营的方式与社会资本开展合作。积极发展商业健康保险，鼓励商业保险公司提供重大疾病、住院、长期护理、医疗责任、医疗意外等保险产品和服务。鼓励保险机构参与本市健康服务业产业链整合。(责任单位:北京市卫生和计划生育委员会、北京市发展和改革委员会、北京市人力资源和社会保障局、中国保险监督管理委员会、北京市金融工作局)

(二)促进医药产业发展

打造医药产业研发中心和总部基地,面向全球吸引高端人才和团队,支持其在重大疾病生物制药、中药新药、高端医疗器械、新型诊断试剂、新型检测检验及精密仪器等领域,突破前沿关键技术,掌握核心技术。培育行业领军企业和知名品牌,推动本市生物医药、医疗器械及相关产业向高端化发展,形成全国领先的产业集群。改革完善药品器械审评审批制度,支持企业提高创新和研发能力。严格执行药品生产质量管理规范,建立完善药品信息全程追溯体系。建立短缺药品监测与预警机制,完善调控政策,确保药品供应。整顿医药市场流通秩序,实行药品购销"两票制",减少流通环节,提高医药配送能力与效率。(责任单位:北京市经济和信息化委员会、北京市发展和改革委员会、北京市食品药品监督管理局、北京市科学技术委员会、北京市卫生和计划生育委员会、北京市商务委员会)

(三)发展健康服务新业态

加强健康产业与养老产业融合发展,加快建设多元化健康养老服务网络,推动医疗机构与养老机构建立协作关系,支持在养老机构内设立医疗机构,实现养老机构医疗保障全覆盖。加强健康服务业与旅游产业融合发展,培育以健康服务为主要内容的旅游项目和产品。积极发展基于互联网的健康服务,促进云计算、大数据、移动互联网、物联网等信息技术与健康服务深度融合,大力推进远程医疗服务体系建设。积极引导体育健身消费,推动健身休闲产业快速发展。推进健康产业与文化产业融合发展。(责任单位:北京市卫生和计划生育委员会、北京市民政局、北京市旅游发展委员会、北京市经济和信息化委员会、北京市体育局、北京市国有文化资产监督管理办公室,各区)

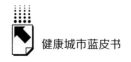

（四）完善健康产业支持政策

推进健康产业领域"放管服"改革，精简取消与安全质量无关的审批事项。对健康服务连锁企业实行企业总部统一办理工商注册登记手续。对社会力量举办的健康服务机构给予政策保障，使其公平获得土地、资金、人才等生产要素，在人才培养、职称评定、科研项目等方面与公立医疗机构享受同等待遇，非公立医疗机构用能、用水与公立医疗机构同价。创新融资方式，推动政府投资引导基金、各类创业投资机构支持健康服务业发展。扩大健康服务业市场空间，健全政府向社会购买健康服务机制。综合考虑参保人群需求、基金支撑能力等因素，在公平竞争的前提下将符合条件的非公立医疗机构纳入基本医疗保险定点范围。完善财税价格政策，符合条件的健康服务机构可纳入本市现有产业引导资金和政府相关财政补贴资金支持范围，非公立医疗机构经认定为高新技术企业后可按照相关规定享受税收优惠。完善健康服务规范与标准，积极探索政府、行业协会等多方参与的协同监管机制，加强诚信体系建设。（责任单位：北京市工商局、北京市财政局、北京市发展和改革委员会、北京市人力资源和社会保障局、北京市卫生和计划生育委员会、北京市规划和国土资源管理委员会、北京市金融工作局、中国保险监督管理委员会、北京市食品药品监督管理局、北京科学技术委员会、北京市地方税务局、北京市国家税务局，各区）

八　健全支撑与保障

（一）将健康融入所有政策

建立将健康融入所有政策的实现机制，市、区政府及其部门在制定公共政策、管理公共事务的过程中要始终关注健康影响、追求健康目标。完善健康相关法规体系，加强中医药、环保、交通、体育等重点领域的立法工作；健全标准体系，促进健康管理标准化。将与健康服务业相关的卫生、体育、

民政、人力社保等指标纳入卫生与健康统计指标体系。(责任单位:各相关部门,各区)

(二)加强队伍建设

建立健全卫生与健康人才培养机制,完善院校教育、毕业后教育和继续教育有机衔接的医学人才培养体系。加快推进住院医师规范化培训社会化,完善专科医师规范化培训制度。加强以全科医生为主体的基层卫生与健康人才培养,强化乡村医生队伍建设,逐步提升基层卫生与健康从业人员专业素养和能力;落实和完善职称倾斜政策,稳定基层队伍。加强儿科、康复治疗、精神等急需紧缺专业人才培养,提高待遇水平。加大高层次人才队伍建设力度,建立国际化人才培养机制,着力培养医学顶尖人才。加强护理人才队伍建设,大力培养各类专科护士特别是老年专科护士。支持高等院校和职业院校开设健康服务相关专业,鼓励社会资本参与健康职业教育和技能培训。充分发挥用人主体在人才培养、引进和使用中的主导作用,创新医疗卫生事业单位编制管理方式。注重从能力和实绩评价人才,建立医学人才分类评价标准。强化医德医风建设和行业自律,增强责任感和使命感。(责任单位:北京市卫生和计划生育委员会、北京市医院管理局、北京市教育委员会、北京市人力资源和社会保障局、北京市机构编制委员会办公室)

(三)加强科技创新

发挥中关村国家自主创新示范区的带动作用,聚焦影响市民健康的重大问题,加大对公共卫生和食品安全保障、重点人群健康管理等领域的科技创新支持力度,推进创新成果转化。设立卫生与健康科技战略专家咨询委员会,支持产学研用深度融合的卫生与健康科技创新信息服务平台、转化医学中心、生物医学资源中心和医学大数据中心等建设,实施健康北京学科发展计划、医学科技转化能力提升计划和卓越创新团队建设计划。积极对接国家科技计划(专项、基金),深入实施"十大疾病防治科技攻关

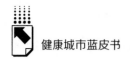

与成果推广""生命科学前沿研究"等市级重大科技计划，加强疾病预防、诊断、治疗、康复等各环节的科技支撑。（责任单位：北京市科学技术委员会、北京市卫生和计划生育委员会、中关村科技园区管理委员会、北京市医院管理局、北京市食品药品监督管理局、北京市经济和信息化委员会）

（四）推动信息化建设

完善卫生与健康信息化标准，建设涵盖公共卫生、医疗服务、卫生监督、人口管理等内容的人口健康信息平台。建成覆盖全市常住人口的人口信息、电子健康档案和电子病历三大数据库，并实现数据动态更新、综合运用。建设智慧医院，推进医疗服务机构医疗服务信息互联互通。实行参保群众就医、困难群众享受医疗救助刷卡即时结算。（责任单位：北京市卫生和计划生育委员会、北京市经济和信息化委员会、北京市科学技术委员会、北京市公安局、北京市人力资源和社会保障局、北京市民政局）

（五）深化国际合作

按照国家统一部署，积极参与全球卫生与健康领域的各项活动，向国际社会展示北京市卫生与健康事业的发展成果。深化与友好城市等交流合作，充分发挥卫生与健康工作在增进双边多边关系中的积极作用。着眼于国家工作大局，打造一支能够快速有效应对国际卫生事务的高水平公共卫生防控和医疗救治队伍，增强服务保障外交工作的能力。（责任单位：北京市人民政府外事办公室、北京市卫生和计划生育委员会）

九　强化组织实施

各级党委和政府要充分认识健康北京建设的重要意义，将促进卫生与健康事业改革发展纳入重要议事日程，将主要健康指标纳入各级党委和政府考核体系，完善考核机制，做好相关任务的落实工作。充分发挥首都医药卫生协调委员会、各级爱国卫生运动委员会（健康促进委员会）的作用，注重发挥群团组织以及其他社会组织的作用，积极发挥民主党派、工商联和无党派人士作用，最大限度地凝聚社会共识和力量，形成齐抓共管的工作局面。要加强舆论引导，增强社会各界对健康北京建设的普遍认知，形成全社会关心支持卫生与健康事业改革发展的良好氛围。

B.21
"健康北京2030"规划纲要[*]

为贯彻落实全国卫生与健康大会精神和《"健康中国2030"规划纲要》，全面推进健康北京建设，进一步提高人民群众健康水平，建设健康中国首善之区，制定本规划纲要。

一 规划背景

（一）发展回顾

市委、市政府历来高度重视人民健康。新中国成立以来，本市大力发展医药卫生事业，创建城乡三级医疗预防保健网，全面落实免疫规划，广泛开展群众性爱国卫生运动，城乡居民健康水平不断提高。改革开放以来，特别是2008年北京奥运会之后，健康北京理念深入人心，健康北京发展环境不断优化，卫生与健康服务保障体系日趋完善，居民健康水平稳步提升。到"十二五"时期末，本市居民健康素养水平达到28.0%，人均期望寿命、婴儿死亡率、5岁以下儿童死亡率、孕产妇死亡率等主要健康指标已经达到或接近发达国家水平。

（二）形势分析

随着经济社会持续发展和人民生活水平不断提高，健康北京建设面临新的机遇和挑战。一方面，党的十八届五中全会将健康中国建设上升为国家战

---

[*] 《中共北京市委 北京市人民政府关于印发〈"健康北京2030"规划纲要〉的通知》，京发〔2017〕19号，2017年9月7日。

略,《"健康中国2030"规划纲要》明确要求各地区要开展健康城市建设,为健康北京建设带来重大发展机遇;落实首都城市战略定位、实施京津冀协同发展战略,对健康北京建设提出了新的要求;健康融入所有政策的理念得到广泛认同,健康与其他产业加速融合,新一代信息技术在健康领域的广泛应用,为健康北京建设提供了广阔空间和强劲动力。另一方面,人口老龄化速度加快,慢性疾病患者逐年增多,境外传染病输入风险增大,多种健康影响因素叠加交织;健康服务供需矛盾依然突出,健康服务资源结构不合理、分布不均衡、基层服务能力相对薄弱等问题尚未得到根本解决,迫切需要全方位、多层次、高水平地推进健康北京建设,统筹解决关系健康的重大和长远问题,为建设国际一流的和谐宜居之都提供坚实的健康基础。

二 总体战略

(一)指导思想

全面贯彻落实党的十八大和十八届三中、四中、五中、六中全会精神,深入学习贯彻习近平总书记系列重要讲话精神和治国理政新理念新思想新战略,深入学习贯彻习近平总书记两次视察北京重要讲话和对北京工作的一系列重要指示精神,坚持以人民为中心的发展思想,牢固树立和贯彻落实新发展理念,牢牢把握首都城市战略定位,坚持正确的卫生与健康工作方针,以提高人民健康水平为核心,以体制机制改革创新为动力,以普及健康生活、优化健康服务、完善健康保障、建设健康环境、发展健康产业为重点,把健康融入所有政策,全人群、全方位、全生命周期维护和保障人民健康。

(二)基本原则

——坚持健康优先,将健康融入所有政策。将保障和促进人民健康作为工作的出发点和落脚点,将促进健康的理念融入公共政策制定实施的全过程,实现健康与经济社会良性协调发展。

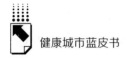

——坚持政府主导，人民共建共享。充分发挥政府主导作用，完善多部门统筹协调机制，调动全社会参与健康北京建设的积极性、主动性和创造性，形成人人参与的良好氛围。

——坚持深化改革，实现创新发展。解放思想，攻坚克难，破除利益固化藩篱，实现关键领域改革突破。加强体制机制创新，发挥科技创新和信息化的引领支撑作用，激发健康北京建设活力。

——坚持公益性与公平性，推动均衡发展。坚持基本医疗卫生事业的公益性，不断完善制度、扩展服务、提高质量，使人民群众享受公平可及、系统连续的预防、治疗、康复、健康促进等健康服务。推动全市范围内卫生与健康事业均衡发展，缩小城乡、区域间健康服务和健康水平的差异，促进社会公平。

——坚持服务首都城市战略定位，优化医疗卫生资源布局。加快形成有利于健康的生活方式、生态环境和经济社会发展模式，更好地服务于首都城市战略定位。坚持疏解与提升并重，统筹考虑人口、空间布局和市民健康需求，优化医疗卫生资源分布，提升服务效能。发挥首都医疗资源丰富的优势，深入推进京津冀卫生与健康事业协同发展。

（三）总体目标

到 2020 年，城市健康基础设施水平全面提升，城乡健康环境条件持续改善，影响健康的主要因素得到积极治理，居民健康生活方式广泛普及，人均期望寿命稳步增长，市民健康水平明显提高，健康城市建设水平位居全国前列。

到 2030 年，与国际一流的和谐宜居之都相适应的现代化卫生与健康治理体系基本建立，人人享受健康生活、人人享有基本医疗卫生服务、人人拥有健康环境的局面基本形成，人均期望寿命、婴幼儿死亡率、孕产妇死亡率等主要健康指标继续保持国际先进水平，健康中国首善之区基本建成。

到 2030 年具体实现以下目标：

——人民健康水平持续提升。居民身体素质进一步增强，人均期望寿命超过83.4岁,婴儿死亡率、5岁以下儿童死亡率、孕产妇死亡率分别达到3.0‰以内、4.0‰以内和8/10万以内,城乡居民健康水平差距逐步缩小。

——健康生活方式得到全面普及。健康知识广泛传播,健康行动深入开展,自主自律的健康行为得到塑造,体医结合的健康服务模式基本形成。居民健康素养水平达到45%。

——健康服务更加优质高效。整合型医疗卫生服务体系和完善的全民健身公共服务体系全面建立,医疗卫生服务供给模式进一步完善,医疗服务水平和质量稳步提升。本市每千常住人口执业(助理)医师数达到5.8人。

——健康保障体系更加健全。全民医保体系进一步健全,医保管理服务体系进一步完善,药品供应保障更加顺畅。个人卫生支出占卫生总费用比例低于18%。

——健康环境更加优美宜居。森林绿地面积进一步扩大,国家卫生城镇建设水平进一步提升,人居环境不断改善,生产、生活环境更加优美。人均公园绿地面积和空气质量优良天数比例持续提高。

——健康产业具有国际竞争力。社会办医格局逐步形成,商业健康保险规范发展,形成一批具有较强创新力和国际竞争力的健康企业,健康产业与相关产业实现融合发展。本市健康服务业总规模达到1.6万亿元。

健康北京建设主要指标

编号	指标名称	单位	2020 年	2030 年	属性
1	人均期望寿命	岁	82.4	≥83.4	预期性
2	婴儿死亡率	‰	≤4	≤3	预期性
3	5 岁以下儿童死亡率	‰	<5	≤4	预期性
4	孕产妇死亡率	1/10 万	<11	≤8	预期性
5	居民健康素养水平	%	≥40	≥45	预期性
6	成人吸烟率	%	≤20	≤17	预期性
7	重大慢性病过早死亡率	%	<10.5	<9.9	预期性
8	严重精神障碍患者接受社区康复服务率	%	>60	>70	约束性
9	每千常住人口执业(助理)医师数	人	4.7	5.8	约束性
10	个人卫生支出占卫生总费用的比例	%	<20	<18	约束性

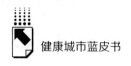
续表

编号	指标名称	单位	2020 年	2030 年	属性
11	中医药健康服务覆盖人群	%	>40	>50	约束性
12	城乡居民达到《国民体质测定标准》合格以上的人数比例	%	>93	>97	预期性
13	经常参加体育锻炼人数	万人	1000	1200	预期性
14	人均公共体育用地面积	m^2	0.65	0.7	约束性
15	森林覆盖率	%	44	≥45	约束性
16	建成区人均公园绿地面积	m^2	16.5	16.8	约束性
17	空气质量优良天数比例	%	≥56	持续改善	约束性
18	细颗粒物（$PM_{2.5}$）年均浓度	$\mu g/m^3$	56 左右	持续改善	约束性
19	重要江河湖泊水功能区水质达标率	%	77	95	约束性
20	城市市政供水合格率	%	100	100	约束性
21	城乡污水处理率	%	95	≥99	约束性
22	全市公厕达标率	%	≥95	≥99	约束性
23	生活垃圾无害化处理率	%	99.8	99.8	约束性
24	绿色出行比例	%	>75	≥80	约束性
25	重点食品安全检测抽检合格率	%	98.5	98.7	约束性
26	药品抽验合格率	%	≥99.5	≥99.7	约束性
27	每千名户籍老年人养老机构床位数	张	40	≥40	预期性
28	健康服务业总规模	万亿元	0.8	1.6	预期性

三 开展全民健康促进行动

（一）健康素养提升行动

（1）完善全民健康教育体系。广泛宣传"人人是自己健康第一责任人"的理念，强化自我健康管理意识。将促进居民健康素养提升纳入国民经济和社会发展中长期规划。落实全民健康素养促进行动规划。建立市、区两级健康教育专业机构，完善健康教育网络，加强规范化管理。建立以北京市健康展示馆为核心的现代化健康教育基地。建立健康教育专家库。

建立健全健康知识和技能信息发布制度。针对影响群众健康的主要因素和问题，建立居民健康素养基本知识和技能传播资源库，构建数字化健康传播平台，提高健康教育的针对性、精准性和实效性。鼓励和引导媒体办好健康类栏目，加大公益宣传力度，引导公众科学理性应对健康风险。在幼儿园、学校、医院、机关和企事业单位建设健康促进场所，推广健康主题公园。深入推进全国健康促进区、国家慢性病综合防控示范区建设，到2030年各区均完成全国健康促进区、国家慢性病综合防控示范区创建工作。

（2）加强青少年和儿童健康教育。将健康教育纳入国民教育体系，作为所有教育阶段素质教育的重要内容。以中小学为重点，建立学校健康教育推进机制。将健康教育纳入教师职前教育和在职培训内容，培养专（兼）职健康教育师资队伍。以健康生活方式和习惯养成教育为核心，开发适合不同年龄阶段儿童、青少年特点的健康教育读本，丰富学校健康教育内容。加强学校健康教育组织管理，强化中小学卫生保健机构职能，理顺学校卫生专业人员职称晋升渠道，加强学校卫生专业人员队伍建设，满足学校卫生防病工作基本需求。建立中小学生健康管理家校合作模式，将学校健康教育延伸至家庭，加强对青少年近视、肥胖、吸烟、心理等健康问题的研究干预。重视儿童早期发展，研究适合幼儿特点的健康教育内容和教育方法，探索加强幼儿园健康教育工作的有效模式。

（3）普及健康生活方式。实施国民营养计划，全面普及膳食营养知识。深化"三减三健"（减油、减盐、减糖，健康体重、健康骨骼、健康口腔）行动，引导群众建立合理膳食、适量运动、戒烟限酒和心理平衡的健康生活方式。建立健全居民营养监测制度，对重点区域、重点人群实施营养干预。加强重点人群性健康教育，开展全社会毒品危害教育。加强对各类健康志愿者的培训并充分发挥其作用，强化对家庭和高危个体健康生活方式的指导及干预。到2020年，居民健康素养水平达到40%以上，人均每日食盐、食用油摄入量控制在8.5克和33克以内。到2030年，居民健康素养水平达到45%以上，人均每日食盐、食用油摄入量持续下降。

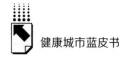
（二）全民健身普及行动

（1）完善全民健身基础设施。通过政府鼓励、社会参与和市场调节，鼓励和支持利用旧厂房、仓库、老旧商业设施等闲置资源，以及非首都功能疏解腾退空间，改造建设全民健身场地设施。合理利用城市公园、郊野公园、户外广场、公共绿地等空间资源，建设体育健身活动场所。公共体育设施应当对学生、老年人、残疾人等免费开放或给予优惠。鼓励具备条件的学校、机关、企事业单位体育设施向社会开放。

（2）发展体育健身社会组织。支持各级体育行业协会发挥枢纽型社会组织作用，促进带动各行各业开展全民健身活动。重点培育发展在基层开展体育健身活动的城乡社区服务类社会组织，完善内部治理结构，提升服务管理能力。发挥市体育志愿者联合会及各级志愿服务组织优势，发展形成以社会体育指导员为主体，优秀运动员、教练员、体育教科研人员、专业社工等积极参与的全民健身志愿服务长效机制。到2030年，公益社会体育指导员达到8万人，职业社会体育指导员达到2.5万人。

（3）广泛开展全民健身活动。落实《北京市全民健身条例》，深入开展全民健身实施计划。大力支持发展健身跑、健步走、游泳、自行车骑行、球类、冰雪运动等群众喜闻乐见的运动项目；积极培育击剑、赛车、马术、极限等具有休闲消费引领特征的运动项目；扶持推广武术、围棋、象棋、龙舟、风筝等传统体育项目；着力开展足球、篮球、排球、乒乓球、羽毛球等项目的群众性赛事。贯彻实施青少年体育活动促进计划和义务教育阶段学生课外活动计划，保障中小学生每天在校体育活动时间不少于1小时，每人熟练掌握1项以上体育运动技能。制定中小学生体育课监测与评价地方标准，培养青少年体育兴趣爱好和终身体育锻炼的习惯。实行工间健身制度，鼓励和支持新建工作场所建设适当的健身活动场地。推动残疾人康复体育和健身体育发展。到2030年，学校体育场地设施与器材配置达标率达到100%，青少年学生每周参与体育活动达到中等强度3次以上，国家学生体质健康标准优秀率25%以上。

（4）积极普及群众冰雪运动。以举办2022年冬奥会和冬残奥会为契机，大力开展各类冰雪活动，扶持推广冰壶、花样滑冰、速度滑冰、高山滑雪等运动项目，积极培育"一区一品"冰雪活动，开展丰富多彩的冰雪嘉年华和群众冰雪健身活动。优化完善群众冰雪健身设施，满足群众冰雪健身需求。建立健全市、区两级冰雪运动协会等体育社团，引导冰雪体育组织品牌化建设。

（5）加强体医融合和非医疗健康干预。发布体育健身活动指南，建立完善针对不同人群、不同环境、不同身体状况的运动处方库，发挥全民健身在慢性病防治以及健康促进等方面的积极作用，推动形成体医结合的疾病管理与健康服务模式。加强全民健身科技创新平台和科学健身指导服务站点建设。开展达标测验和体质测定工作，完善体质健康监测体系；开发应用国民体质健康监测大数据，开展运动风险评估。到2030年，市民体质达标率超过97%，市民体质明显改善。

（三）心理健康促进行动

（1）开展心理健康促进。加大科普宣传力度，引导公众关注心理健康，强化公众心理健康促进和精神障碍预防意识，预防精神障碍发生。加强精神障碍发生状况、发展趋势监测，健全社会心理疏导和危机干预机制，提高突发事件心理危机干预能力，及时进行心理援助。搭建心理健康促进服务平台，提供公众心理健康公益服务。借助心理援助热线，拓展公众心理健康服务内涵和服务范围，提高心理健康服务的及时性和普及性。到2030年，普通人群心理健康知识知晓率达到75%。

（2）加强常见精神障碍防治。加强对抑郁症、焦虑症、儿童孤独症等常见精神障碍和心理行为问题的早期发现、早期诊断和早期治疗，加大重点人群心理行为问题干预力度。加强对综合医院非精神科医生的精神卫生知识培训。注重发挥基层卫生人员和心理专家、志愿者作用，及时开展常见心理行为问题干预服务。到2030年，常见精神障碍防治和心理行为问题识别干预水平显著提高。

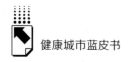

（3）完善严重精神障碍患者管理机制。以精神疾病预防控制机构为主体、医疗机构为骨干、社区为基础、家庭为依托，健全严重精神障碍患者预防控制体系。完善重性精神病患者门诊免费服用药物品种目录。全面推进精神障碍社区康复服务，提高服务可及性。加强严重精神障碍患者报告登记、康复服务和救治救助管理，完善鼓励严重精神障碍患者监护人认真履行监护责任的看护补助制度，维护精神障碍患者合法权益。建立社区、社会组织和社会工作者联动机制，鼓励专业社会工作者参与精神卫生服务，帮助严重精神障碍患者得到更为全面的服务，促进其心理社会功能恢复，减少危险行为发生。到 2030 年，85% 以上的二级以上医疗机构开设临床心理相关科室，严重精神障碍患者接受社区康复服务率高于 70%，精神分裂症治疗率达到85% 以上。

（四）无烟环境推进行动

（1）完善社会共治的控烟体系。深入贯彻《北京市控制吸烟条例》，进一步强化"政府管理、单位负责、个人守法、社会监督"的无烟北京建设体系。落实属地管理责任，保障控制吸烟工作的财政投入，推进控制吸烟工作体系建设。加大控烟法规执行力度，强化重点场所控烟监督执法。广泛动员社会力量参与控烟，注重发挥控烟专家指导委员会作用。完善烟草流行及烟草控制的监测及评估体系，对控烟工作实施系统监测和科学评估，监测结果及时向社会公布。

（2）营造清洁无烟的社会氛围。以开展"世界无烟日""世界卫生日"活动为契机，加大宣传力度，营造无烟北京建设氛围，进一步提高全社会对烟草危害的认识和公民守法意识。拓展宣传渠道，创新宣传方法，重点对未成年人、烟草经营者、流动人口进行宣传教育。研究制定公共场所室外吸烟区设置规范，对吸烟行为进行合理引导。加强无烟校园建设。

（3）开展形式多样的戒烟服务。加强专业戒烟门诊规范化建设，实施戒烟门诊分级管理，为不同戒烟需求者提供咨询、行为干预和药物治疗等服务。充分利用戒烟咨询热线向吸烟人群提供规范的戒烟咨询服务，帮助吸烟者主动戒烟。在全市医疗机构普通门诊和社区卫生服务机构提供简短戒烟干预服务，推广戒烟提示系统。到 2030 年，构建专业戒烟门诊、戒烟热线、临床简短戒烟干预三位一体、具有北京特色的戒烟服务体系，成人吸烟率下降至 17% 以内。

（五）重大疾病防控行动

（1）实施慢性病综合防控。强化对高血压、糖尿病等常见慢性病的早期发现和健康管理，基本实现高血压、糖尿病患者管理干预全覆盖，推动癌症、脑卒中、冠心病等慢性病的机会性筛查，为患者提供预防、筛查、干预、治疗、护理、康复全程防治管理服务。完善慢性病信息管理系统，提高慢性病危险因素监测质量。到 2020 年，市级慢性病防治示范区覆盖率达到 100%，社区高血压和糖尿病患者规范化诊疗管理率达到 80%，总体癌症 5 年生存率提高 10%，重大慢性病（心脑血管疾病、癌症、慢性呼吸系统疾病和糖尿病）过早死亡率控制在 10.5% 左右。到 2030 年，慢性病危险因素水平得到有效控制，社区高血压和糖尿病患者规范化诊疗管理率达到 85%，总体癌症 5 年生存率提高 15%，重大慢性病过早死亡率低于 9.9%。

（2）加强重大传染病防治。完善传染病监测预警机制。进一步扩大免疫规划疫苗种类和覆盖人群，建立有效免疫屏障。加强艾滋病的检测、抗病毒治疗和随访管理，全面落实临床用血核酸检测，预防艾滋病母婴传播。建立和完善结核病防治综合服务模式，加强耐多药肺结核筛查和监测，规范肺结核诊疗管理。健全口岸公共卫生服务体系，防止传染性疾病传入和传出。加强突发急性传染病防治和应急处置，加强鼠疫、霍乱、肺炭疽等甲类和甲类管理传染病防控，有效应对人感染高致病性禽流感等突发急性传染病，积极防范埃博拉出血热、寨卡病毒等新发传染病疫情。到 2030 年，本市免疫规划达到发达国家水平，重大传染病稳定在低流行状态。

（3）强化重大动物源性传染病的源头治理。鼓励并规范开展禽畜疫苗接种，提升养殖、屠宰等环节生物安全控制水平，有效降低人畜共患传染病传播风险。持续加强疾病监测，分析人畜共患传染病对人体健康的风险，开

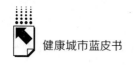

展针对性课题研究。加大公共场所卫生监督力度，广泛开展健康风险宣传提示活动，提高群众对动物源性传染病的认知程度。

四　优化全周期健康服务

（一）优化孕产妇健康服务

完善以基层医疗卫生机构为基础，妇幼保健机构为主体，综合医疗机构、妇女儿童专科医院及相关科研教学机构为支撑的妇幼健康服务体系。推进妇幼保健机构规范化、标准化建设与发展。强化孕产保健，推进优生优育全程服务，搭建多部门信息互联共享平台，构建涵盖婚前、孕前、孕期、新生儿各阶段的疾病筛查、监测和防治网络，扩大新生儿疾病筛查病种，预防和减少出生缺陷。优化服务流程，提高婚前保健及孕前优生健康检查覆盖面。推广产前筛查和产前诊断一体化服务模式，提高产前筛查服务覆盖率和产前诊断水平。不断扩大覆盖孕产妇健康服务的公共卫生项目范围，将预防艾滋病、梅毒、乙肝母婴传播综合服务纳入妇幼保健常规工作，逐步实现建档孕妇免费筛查全覆盖。规范孕产期医疗保健服务，健全危重孕产妇转诊网络，提升孕产妇和新生儿危急重症救治能力，保障母婴安全。到 2020 年，孕产妇死亡率低于 11/10 万。到 2030 年，孕产妇死亡率控制在 8/10 万以内，消除艾滋病、梅毒、乙肝母婴传播，妇幼健康主要服务指标继续保持发达国家水平。

（二）优化婴幼儿健康服务

全面推进爱婴医院和爱婴社区建设，促进儿童早期综合发展，打造国家及本市儿童早期综合发展示范基地，完善儿童生长发育、听力、视力、口腔保健等服务转诊、干预网络。加强托幼机构卫生保健管理，建立保健医生培训基地。适龄儿童国家免疫规划疫苗接种率保持在较高水平，适时推动第二类疫苗预防接种。加强儿科和新生儿科建设，针对儿童主要死因制定实施干预策略。加大儿童重点疾病防治力度。建成分级负责、上下联动、应对有序、运转高效的新生儿危急重症转运、救治网络,全面提升危急重症救治能力和水平。到2020年,婴儿死亡率控制在4.0‰以内,5岁以下儿童死亡率低于5.0‰,社区卫生服务中心儿童保健规范化门诊全覆盖。到2030年,婴儿死亡率控制在3.0‰以内,5岁以下儿童死亡率控制在4.0‰以内。

(三)优化青少年健康服务

建立健全青少年健康服务体系,为青少年提供生理、心理、性与生殖、营养运动等方面的咨询指导、健康教育、医疗保健服务。建立教育和卫生联合督导制度。全面开展中小学生健康监测,在实施免费健康体检的基础上,结合慢性病早期预防需要,适当增加相关监测指标。加强学校营养健康工作,实施营养干预,逐步解决青少年营养不足与过剩并存问题。加强学生视力不良、超重(肥胖)等疾病的防治。建立家庭、学校、卫生机构联动的学生疾病预防控制模式,对有心理困扰或心理行为问题的学生,及时给予必要的危机干预。加强口腔卫生,提高适龄儿童窝沟封闭率。关爱青少年生殖健康,预防非意愿妊娠。到2020年,中小学生视力不良检出率控制在60%以内,肥胖检出率控制在21%以内。到2030年,中小学生视力不良检出率控制在58%以内,肥胖检出率控制在19%以内。

(四)优化中青年健康服务

以机关和企事业单位为重点,加强健康工作场所建设,落实定期体检、职业健康检查、职业防护等制度,创造有益于健康的工作环境。依托工会三级服务体系,搭建职工体育活动平台,开展首都职工健步走活动,完善首都职工体质促进中心和体质监测站点建设,定期开展体质监测工作。指导中青年人群对自身的健康危险因素进行评估和管理,降低危险因素影响,鼓励其积极参与各项健康行动,改变不良生活方式,提高自身健康素养和健康生活质量。到2030年,实现机关企事业单位职工定期健康体检全覆盖。

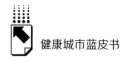
（五）优化老年人健康服务

开展老年心理健康与关怀服务，加强对常见病、慢性病的健康指导和综合干预，强化老年人健康教育和管理。推进老年医疗卫生服务体系建设，推动医疗卫生和养老服务相结合，将医疗卫生服务延伸至社区和家庭，支持养老机构开展医疗服务，为老年人提供预防保健、治疗期住院、康复期护理、稳定期生活照料以及临终关怀一体化的健康和养老服务。建立健全对经济困难的失能和高龄老年人照护服务补贴制度，支持、引导商业保险机构开发长期护理保险，为老年人提供多层次长期护理保障。推动康复辅助器具产业发展。推进公共服务场所和老年人家庭无障碍设施建设，努力将北京建设成老年友好型城市。加强人口老龄化国情市情教育，树立健康老龄化、积极老龄化的理念，提高老年人生活生命质量。到2030年，老年人健康管理率保持70%的水平，每千名户籍老年人养老机构床位数达到40张以上，为失能老人服务的护养型床位达到总床位数的70%以上，养老机构床位使用率达到80%以上。

（六）优化残疾人健康服务

制定实施残疾预防行动计划，开展全人群、全生命周期残疾预防，建立社会化的残疾预防和控制工作体系。健全儿童残疾报告制度，开展儿童残疾的早期监测、发现、转诊和干预。理顺康复医疗价格机制，优化基本医疗保险支付的医疗康复项目，做好重度残疾人就医费用结算服务，加强残疾人医疗救助。规范综合医疗机构、社区卫生服务机构的康复专业科室设置，制定社区卫生服务机构康复服务规范，明确服务内容，完善双向转诊制度，推动社区卫生服务机构优先为残疾人提供基本医疗、公共卫生和健康管理等签约服务。完善医疗机构无障碍设施，为残疾人提供无障碍就医服务。完善残疾儿童少年康复补助办法，建立0到6岁残疾儿童康复个案管理系统，确保每名残疾儿童得到及时、有效的康复服务。制定成年残疾人康复补贴政策。推动经济、实用、环保、智能辅助器具的科技研发和成果转化，有效保障残疾人基本需求。加快京津冀康复护理体系建设，发展医、养、康三位一体的残疾人养护照料服务。到 2020 年，实现有需求的残疾人均享有康复服务。到 2030 年，实现有需求的残疾人均享有优质康复服务。

（七）优化计划生育服务

坚持计划生育基本国策，健全人口与发展的综合决策体制机制，完善有利于人口均衡发展的政策体系。改革计划生育服务管理，构建以生育支持、幼儿养育、青少年发展、老人赡养、病残照料为主题的家庭发展政策框架。全面推行知情选择，普及避孕节育和生殖健康知识，强化再生育技术服务指导。完善计划生育家庭奖励扶助制度和特别扶助制度，着力增进计划生育家庭发展能力。坚持和完善计划生育目标管理责任制，完善宣传引导、依法管理、优质服务、政策推动、综合治理长效机制。建立健全出生人口监测机制。继续开展出生人口性别比治理，促进人口结构优化和素质提升。积极推进流动人口计划生育服务均等化。

五 健全全民健康保障体系

（一）完善医疗卫生服务体系

（1）优化医疗卫生资源配置。统筹考虑人口、空间布局和市民健康需求，建设布局合理、功能完善、层次分明的医疗服务体系。严控城六区医疗机构床位规模，有序推动医疗资源疏解；高水平建设北京城市副中心医疗卫生服务体系；加强生态涵养区及新城医疗服务体系建设，积极推动本市不同区域医疗卫生服务均衡发展。加强对儿科、产科、康复护理、精神卫生等薄弱学科、短板专科的支持引导，发展康复、护理等连续性医疗服务。健全基层医疗卫生服务网络，打造一刻钟基本医疗卫生服务圈。建立覆盖城乡居民的院前急救体系，与 110、119、122 等城市公共服务平台建立联动机制。建立京津冀三地相互融合、协同发展的医疗服务工作机制，带动医疗服务区域

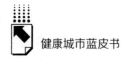
发展和整体水平提升。到2030年，每千常住人口执业（助理）医师数达到5.8人。

（2）创新医疗卫生服务供给模式。加快推进医疗卫生服务供给侧结构性改革，加快结构调整，增加有效供给，为居民提供更高质量、更有效率的健康服务。强化医疗机构与专业公共卫生机构合作，建立互联互通、信息共享机制，实现医防结合。建立不同层级、不同类别、不同举办主体医疗卫生机构间目标明确、权责清晰的分工协作机制，不断完善服务网络、运行机制和激励机制。全面建立分级诊疗制度，完善医保、价格、财政和人事薪酬等政策，引导三级公立医院逐步减少普通门诊，重点发展危急重症、疑难病症诊疗；发挥基层医疗卫生机构作为居民健康"守门人"的作用，推行家庭医生签约服务，形成基层首诊、双向转诊、上下联动、急慢分治的合理就医秩序，健全疾病诊疗—康复—长期护理服务链。激发市场活力，鼓励社会力量提供相关服务，满足群众多样化、差异化、个性化的健康需求。到2030年，基层诊疗人次占全市总诊疗人次比例不低于65%，家庭医生签约服务率达到60%，每万名常住人口全科医生数达到5人。

（3）提升医疗服务水平和质量。坚持高端引领和质量安全，建设一批区域医学中心和国家临床重点专科群；建成全市医疗质量管理与控制信息化平台，实现全行业、全方位、精准、实时管理与控制，持续改进医疗质量，保障医疗安全。率先建成与国际接轨、体现中国特色的医疗质量管理与控制体系，再住院率、抗菌药物使用率等主要医疗服务质量指标达到世界先进水平。全面实施临床路径管理，规范诊疗行为，优化诊疗流程，增强患者就医获得感。保障临床用血安全，实现医疗机构检查、检验结果互认。依法严厉打击涉医违法犯罪行为特别是伤害医务人员的暴力犯罪行为，保护医务人员安全。健全医疗纠纷预防化解制度，加强医疗服务人文关怀，构建和谐医患关系。

（4）提高中医药服务能力。挖掘中医药独特卫生资源，完善服务网络，推进区域中医医疗中心、中医康复中心、区级中医类医院急救站点建设，促进妇幼保健服务中医药全覆盖。增强中医药防病治病能力，设立市级中医医学中心、专科(专病)诊疗中心和会诊中心,加强中医流动医院、"首都中医馆"建设,推广适宜技术。开展重大疑难疾病中西医协同攻关,促进中西医结合。完善社区中医药健康养生公共设施,实施中医药治未病健康工程,推广太极拳、健身气功等民族民俗民间传统运动。探索建立集健康教育、健康管理、健康保险于一体的中医健康保障模式。开展民间特色诊疗技术传承。到2030年,中医类别全科医师占全科医师比重不低于30%,基层中医药服务量占中医服务总量的50%以上,居民中医健康素养达标率达到18%,中医健康乡村、社区数量达到500个,中医药在治未病中的主导作用、在重大疾病治疗中的协同作用、在疾病康复中的核心作用得到充分发挥。

(二)完善医疗保险保障体系

(1)完善全民医保制度。统一城乡居民基本医疗保险制度,健全基本医疗保险稳定可持续筹资和待遇水平调整机制。完善基本医保筹资机制,逐步实现资金来源多元化。完善医保缴费参保政策,合理划分政府与个人的筹资责任,逐步建立缴费标准与居民收入相衔接的动态调整机制。按照保基本、兜底线、可持续的原则,逐步提高保障水平,扩大保障范围,降低个人自付费用。健全重特大疾病医疗保障机制,加强基本医保、城乡居民大病保险、商业健康保险与医疗救助等的有效衔接。到2030年,个人卫生支出占卫生总费用比例低于18%。

(2)提升医保管理服务水平。全面推进医保支付方式改革,加强医保基金预算管理,提高医保基金使用效率,在总额控制管理下,加快推进住院按病种付费,研究实行门诊慢性病按人头付费等付费方式,健全复合式付费制度。完善医保基金管理运行机制,创新经办服务模式,逐步引入社会力量参与医保经办,健全医保经办机构与医疗机构的谈判协商与风险分担机制。发挥医保对医疗机构的激励约束机制并延伸到医务人员,引导定点医疗机构加强管理、控制成本。加强医保对定点医疗机构、定点零售药店等单位医药服务行为和参保人员就医行为的监督管理,遏制不合理费用发生。加快推进

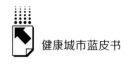

基本医保异地就医结算，按照国家统一部署，逐步实现跨省异地安置退休人员住院医疗费用直接结算和符合转诊规定的异地就医人员住院费用直接结算。结合本市户籍和居住证制度改革，逐步将异地长期居住人员和常驻异地工作人员纳入异地就医住院医疗费用直接结算覆盖范围。

（3）积极发展商业健康保险。优化发展环境，完善相关政策，支持商业健康保险加快发展。鼓励企业、个人参加商业健康保险及多种形式的补充保险，充分发挥商业健康保险在满足多样化健康保障需求方面的作用。丰富健康保险产品，鼓励开发与健康管理服务相关的健康保险产品。促进商业保险公司与医疗、体检、护理等机构合作，发展健康管理组织等新型组织形式。

（三）完善医药供应保障体系

（1）提高药品生产质量。通过市场调节和产业政策引导，推进本市医药产业结构调整和转型升级，提高产业集中度，促进企业做优做强。鼓励药品、医疗器械生产企业加大研发投入，增强创新研发能力，不断提高产品质量。完善药品信息追溯体系，严厉打击制售假冒伪劣药品的违法犯罪行为。

（2）规范药品流通秩序。推动药品、医疗器械流通企业向供应链上下游延伸服务，加快形成现代流通体系，提高基层和医疗卫生资源薄弱地区药品供应保障能力。规范医药电子商务，丰富药品流通渠道，创新流通模式。推广应用现代物流管理与技术，健全中药材现代流通网络与追溯体系。改革采购机制，落实医疗机构药品、耗材采购主体地位，鼓励联合采购。实施药品采购"两票制"，减少中间环节，落实分类采购，鼓励集中带量采购。加强药品配送管理，强化生产企业主体责任，确保药品配送及时到位。对部分专利药品、独家生产药品，建立公开透明、多方参与的价格谈判机制，并与医保等政策做好衔接。强化短缺药品供应保障和预警，完善药品储备和应急供应机制，保障儿童等特殊人群用药。依法打击流通领域违法经营行为，净化流通环境。

（3）加强药品分类管理。强化价格、医保、采购等政策的衔接，提高基本药物的可及性、安全性、有效性、可负担性,扩大基本药物使用范围,全面配备、优先使用基本药物。加强对市场竞争不充分药品和高值医用耗材的价格监管,健全药品价格信息监测和信息公开制度。

六 建设和谐宜居的健康环境

(一)深入开展爱国卫生运动

(1)提升国家卫生区(镇)建设水平。以创建国家卫生区(镇)为抓手,推进城乡环境卫生建设,提升人居环境卫生质量。完善国家卫生区(镇)长效管理机制,在建成区,推进网格化管理,着重对城乡接合部、城中村等薄弱区域实施环境综合整治及绿化美化,实现常态化管理;在农村地区,加强环境和卫生基础设施建设,加快推进无害化卫生厕所改造,建设健康、生态、宜居美丽乡村。已取得国家卫生区(镇)称号的地区继续保持和提高工作水平,尚未取得国家卫生区称号的区加快创建工作,力争尽早通过国家技术评估。到2030年,国家卫生区创建比例达到100%,国家卫生镇创建比例达到60%,实现农村家庭无害化卫生厕所全覆盖。

(2)推动健康城区、健康村镇建设。把健康城区和健康村镇建设作为推进健康北京建设的重要抓手,完善相关公共设施体系、布局和标准,把健康融入规划、建设、治理的全过程。在建成区,推进"健康细胞"工程,开展健康社区、健康单位和健康家庭创建工作;在农村地区,全面启动健康村镇建设,打造城乡一体化健康城市建设格局。建立和完善健康城区和健康村镇指标体系,开展评价工作。到2030年,健康城市理念广泛普及,健康城区建设全面开展,健康社区比例达到80%,机关企事业单位中创建健康单位的比例达到50%,健康村镇建设比例达到50%。

(3)完善病媒生物综合预防控制体系。建立政府主导、单位负责、专业机构支持、全社会参与的病媒生物预防控制工作机制。以街道(乡镇)为基础,建立集咨询、预防控制、宣传于一体的服务平台,及时解决区域内出现的病媒生物问题，实现病媒生物预防控制100％网格化管理。建设病媒生物综合预防控制示范社区，规范基层病媒生物综合预防控制工作。完善病媒生物监测网络，开展监测技术研究，推行绿色环保的综合防治新技术，规范并有序发展病媒生物预防控制市场化服务。到2020年，各区均建有病媒生物综合预防控制示范社区。到2030年，全面建成病媒生物预防控制网络，病媒生物密度控制在国家标准内。

（二）营造绿色宜居生态环境

（1）开展环境污染综合治理。聚焦大气污染防治，全面推进交通运输、能源生产和消费、工业和工艺过程、城市建设和管理、农业及生活服务业等领域综合治理，实现二氧化硫、氮氧化物、细颗粒物（PM2.5）、挥发性有机物、氨（NH3）等5项大气污染物协同减排。实施生活污水、工业废水、农业农村和城市面源污染综合治理，加大再生水等水资源调配、补给力度，因地制宜构建水生态系统，改善水环境质量。全面实施土壤污染防治，保障土壤环境安全。合理规划交通设施布局，开展噪声污染治理，加强固定声源监管，完善施工噪声管理，分类防治噪声污染。加强环境健康长期效应的分析研究，及时发布研究成果。到2020年，大气中PM2.5年均浓度下降到56微克/立方米左右，本市空气质量优良天数比例达到56％。到2030年，空气质量持续改善。

（2）保障供水饮水安全。加强饮用水水源地保护，强化地下水资源管理和污染防控。实施水资源消耗总量和强度双控行动，深入推进节水型社会建设。加快中心城区、北京城市副中心、新城及重要功能区自来水厂及供水管网建设与改造，实施农村饮水安全巩固提升工程，通过"城带村""镇带村""联村"等集约化供水方式，推进城乡供水协调发展，确保供水安全。加快破解小区内部供水管网及二次供水设施管理难题，消除"最后一公里"的供水安全隐患。到2020年，中心城区、北京城市副中心供水安全系数达到1.3，新城达到1.2至1.3。到2030年，本市供水安全系数达到1.3以上，污水处理率达到99％以上。

（3）建设绿色景观休闲空间。扩大森林绿地面积，着力构建青山为屏、森林环城、九楔放射、四带贯通、绿景满城的城市园林绿化生态格局。完善休闲公园体系、第二道绿化隔离地区郊野公园环、平原地区城郊森林公园体系、浅山休闲游憩带、跨区域环首都国家公园体系，进一步拓宽森林游憩和体验空间，增强森林的健康服务功能。着力推进森林公园和森林湿地公园建设。加快实施健康绿道工程，推广绿色慢行健身方式和森林文化理念，推进森林疗养示范区建设，打造京城绿色生态圈、近郊多元休闲圈、绿色和谐发展圈，逐步建成"环带成心、三翼延展"的空间结构。到2020年，建成区公园绿地500米服务半径覆盖率达到85%。到2030年，本市森林覆盖率不低于45%、建成区人均公园绿地面积达到16.8平方米，力争建设1000公里市级绿道，示范带动1000公里区级及社区绿道建设。

（4）提升城乡市容环境质量。加强景观环境、城市照明、架空线、地下通道等综合治理，营造干净整洁的市容环境。对重点老旧小区、大型居住社区、背街小巷、学校、医院、商圈、文体场馆周边进行景观提升，进一步改善市民生活环境。提升清扫保洁精细化管理水平，推进公厕升级改造。逐步建立覆盖城乡的生活垃圾分类收集清运体系，实现生活垃圾分类收集、分类运输、分类处理。到2030年，实现城乡垃圾收集处理一体化，城乡环境卫生建设无差别，生活垃圾无害化处理率达到99.8%。

（三）营造安全和谐社会环境

（1）保障食品药品安全。加强食品安全监管，进一步健全法规标准，依法落实食品安全属地责任。开展食品安全城市建设，强化各级政府对食品安全工作的领导责任。建立符合市民消费需求、布局合理、辐射城乡的食品物流配送网络。加强食品生产加工、流通及餐饮服务全过程监管，稳步推进量化分级管理，提升规范化水平。严格实施药品和医疗器械生产质量管理规范（GMP）、经营质量管理规范（GSP）等制度，对药品和医疗器械研制、生产、经营、使用各环节加强监管。

（2）强化安全生产和职业健康。牢固树立安全发展理念，统筹推进安全生产法制化、标准化、信息化、社会化建设，着力构建安全生产责任体系、安全生产隐患排查治理体系和安全预防控制体系，加快形成与首都经济社会发展相适应的安全生产体制机制，推动企业落实安全生产主体责任，夯实安全生产基础工作，有效遏制生产安全事故。加强职业病防治，建立安全生产和职业健康一体化监管执法体制、统一高效的职业卫生监督执法信息管理机制，加大职业卫生监管执法力度。落实用人单位主体责任，开展职业病危害专项治理。注重发挥行业组织在职业卫生监管中的作用。到2030年，实现安全生产治理能力现代化，单位地区生产总值生产安全事故死亡率保持在0.036人/亿元。

（3）预防和减少交通事故等意外伤害。加快交通基础设施建设，完善道路交通标识，增加道路安全设施，强化交通安全监管和治理，倡导文明出行，降低交通事故发生率。改善步行和自行车出行环境，完善无障碍交通设施，为群众安全、便捷出行提供保障。加强社会急救能力建设，组织开展社会急救技能培训和急救知识宣传。完善意外伤害综合监测体系，加强老年人和儿童意外伤害干预，减少交通伤害、溺水、中毒等事故发生。强化重点领域质量安全监管，减少消费品安全伤害。到2030年，道路交通万车死亡率下降30%。

七 发展多元化健康产业

（一）支持多元化社会办医

（1）优化多元办医格局。支持慈善机构、基金会、企业、投资机构、商业保险机构等社会力量举办非营利性医疗机构，鼓励举办产科、儿科等专科医疗服务机构和社区卫生服务机构。鼓励具备资质条件的个人开办诊所。支持社会办医疗机构开展医学科研和继续教育项目，参与重大疾病科技攻关和成果转化。引导发展专业的医学检验中心、医学影像中心、消毒供应中心、病理诊断中心和血液透析中心等，提高医疗服务效率和社会化水平。

（2）发展康复护理服务体系。加快康复护理服务体系建设，建立综合医院、康复护理专科医院、基层医疗机构分工合作、有序衔接的多元化康复护理体系。鼓励社会力量举办康复护理机构，鼓励社会资本以托管、合作等多种形式参与公立医院整体转型为康复护理机构，探索护理服务社会化。

（二）推动健康产业创新发展

（1）发展健康体检和健康管理服务。引导体检机构提高服务水平，开展连锁经营。支持体检机构向健康管理机构转变，开展慢性病风险评估和生活方式、危险因素的干预。发展第三方社会服务机构，为健康服务业机构提供质量认证、行业评价、人力资源、财税、法律、专利、后勤管理等专业化服务，开展与健康服务业相关的委托管理、管理咨询服务。

（2）加强医药产品技术研发和应用。充分利用国家及市级各类科技专项，推动高端化学制剂、新型疫苗、蛋白质药物和数字医学诊疗设备的自主创新和产业化。支持创新药物、医疗器械、医疗辅具、新型生物医药材料研发和产业化。到2030年，本市药品、医疗器械质量标准全面与国际接轨，本市具有自主知识产权的生物医药、医疗器械的国内市场占有率和国际竞争力明显提升。

（3）促进产业升级和园区发展。坚持创新驱动和高端引领，优化空间布局，促进产业结构调整升级，推动本市生物医药、医疗器械及相关产业向高端化发展，形成全国领先的产业集群。加快中关村生命科学园、大兴生物医药产业基地、亦庄生物医药产业园等园区建设发展，支持医、教、研、养、康五位一体发展，努力打造国际一流的医学园区、具有较强国际竞争力的健康产业和服务业示范区。

（三）加快健康产业融合发展

（1）加快健康产业与健身休闲运动产业融合发展。积极扶持社区体育协会、社区体育健身俱乐部、青少年体育俱乐部等基层体育组织发展，大力发展连锁式体育健身企业。支持和鼓励举办业余体育赛事，在发展马拉松、徒步等群众性体育活动的基础上，培育符合本市特点的击剑、赛车、马术、

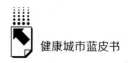

极限、房车露营等具有消费引领特征的时尚休闲运动项目，打造一批具有区域特色的户外健身休闲基地，引导体育健身消费。

（2）加快健康产业与其他产业融合发展。加强健康服务业与旅游产业融合发展，鼓励和扶持医疗健康旅游项目建设，探索建立全产业链的医疗健康旅游服务体系，培育以健康服务为主要内容的旅游项目和产品，发展中医药、特色医疗、疗养康复、美容保健等健康旅游，打造一批健康旅游基地。扩大与境外医疗保险机构合作的范围。支持健康文化类企业发展，鼓励出版健康养生图书，支持创作健康相关影视作品、电视专栏节目，倡导健康生活方式。创新健康文化传播方式，引导健康服务消费需求。

八 推动京津冀健康协同发展

（一）优化京津冀健康资源布局

引导在京医疗机构在津冀地区开办分院、合作办医、专科协作以及异地建设区域性医疗中心，优化资源布局，提升服务效能。开展多种形式的医疗技术、管理和学术交流，促进天津市、河北省加快培育特色优势专科。

（二）加强京津冀公共卫生合作

加强重大疾病联防联控，共建京津冀疾病防控一体化合作平台，完善重大疫情和突发公共卫生事件联防联控工作机制，建立突发事件信息通报、协调联动等机制，实现信息、技术、人员、物资等资源共享，提升区域疾病防控能力。开展爱国卫生区域合作，共同开展无烟环境和健康城市建设宣传。加强妇幼保健合作，搭建区域内妇幼健康服务机构交流合作平台。研究建立京津冀三地卫生发展绩效评价体系并开展分析工作。

（三）推进医疗服务与保障体系衔接

健全京津冀三地转诊制度，统一就诊预约渠道，建立绿色转诊通道。推进执业医师多点执业和医疗人才流动,实现医师、护士电子化注册和资质互认。建立健全区域内检查结果互认制度,建立区域互联互通的医疗卫生信息平台,探索建立区域医学影像和检查检验中心。加强合作共建和对口支援,大力发展远程医疗。在推动京津冀医疗服务联动协作基础上,进一步完善基本医疗保险管理措施,方便群众就医结算,促进区域内分级诊疗体系建设,形成良好的就医秩序。完善医疗保险转移接续信息系统,优化办理流程,促进医疗服务资源共享。推动建立区域联动的药品供应体系,加强药品、医用耗材采购数据中心建设,推进药品、医用耗材部分品种联合采购,积极推动药械信息共享。

(四)完善京津冀健康协同发展保障机制

强化京津冀卫生计生协调工作小组作用,促进京津冀卫生健康领域重大规划、标准规范与重大政策、重大工程、重大项目对接协同。推进京津冀省(市)级人口健康信息平台互联互通。探索三地卫生计生业务应用互联,推进医疗卫生大数据共享共用。促进京津冀医学科研协同创新,探索建立京津冀医学科研与技术创新中心,搭建三地科研协作平台。推进食品药品京津冀一体化监管和标准体系建设。

九 健全支撑与保障

(一)完善体制机制

全面深化医药卫生体制改革,及时研究解决改革中遇到的重大问题,整合资源,统一推进医疗、医保、医药联动改革。建立将健康融入所有政策的实现机制,各级政府及相关部门在制定公共政策、管理公共事务过程中要始终关注健康影响、追求健康目标,加大健康事业投入力度,坚持健康优先发展。鼓励各区因地制宜,大胆探索,锐意创新。完善街道(乡镇)、社区(村)公共卫生工作机制和基层协管员制度,充分发挥卫生计生专干作用,管理和协调卫生与健康事务。

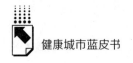

（二）健全法规标准和监管评估体系

健全健康相关法规体系，推动中医药、环保、交通、体育等重点领域地方立法工作。健全健康北京标准体系，促进健康管理标准化。强化政府在医疗卫生、食品、药品、环境、体育等健康领域的监管职责，建立政府监管、行业自律和社会监督相结合的监督管理体制。加强健康领域监督执法体系和能力建设。加强环境对人体健康影响的研究，建立环境监测与健康风险评估有效衔接机制，逐步完善环境健康风险评估体系。

（三）注重人才培养

建立人才培养协调机制，健全院校教育、毕业后教育和继续教育有机衔接的医学人才培养体系，全面实行住院医师规范化培训社会化，完善专科医师规范化培训制度。深入开展以全科医生为主体的基层卫生人员培训，提高岗位胜任能力。加强产科、儿科、康复、精神、护理等急需紧缺专业人才培养，提高岗位待遇保障水平。培养大师级医学拔尖创新人才，引进国际高端人才，建设具有全球视野、跻身国际先进行列的高层次卫生与健康人才队伍。充分调动社会力量，加强公共卫生与临床医学、医学与交叉学科，以及药师、卫生应急、卫生信息化和健康服务等复合型人才培养。鼓励社会资本参与健康职业教育和技能培训。

（四）推动科技创新

围绕全人群、全生命周期的健康需求，统筹卫生与健康研究资源，积极对接国家重大科技计划，深入实施市级重大科技创新工程，全力打造优势和特色学科集群。强化多学科交叉融合，关注具有临床转化潜能的生命科学前沿领域，推动一批国际领先的标志性项目研发和成果产出。加强重大疾病预防、诊疗及康复等各环节的科技创新，制定和研发一批诊疗技术规范、标准和适宜技术。支持生物医药企业创新品种研发、加强共性技术平台建设，打造具有国际影响力的生物医药创新体系。完善卫生与健康科技成果转移转化体系,探索建立卫生与健康技术评估与推广应用长效机制,建设卫生与健康专业技术经纪人等创新创业服务队伍,大力推进重大科技成果向现实生产力转化、前沿技术向卫生与健康应用转化,发挥优势学科辐射带动作用,促进更多创新技术惠及民生。

（五）建设信息化服务体系

围绕健康北京建设和深化医改重要任务,持续推进市、区两级人口健康信息平台建设。规范常住人口电子健康档案及信息共享标识,实现不同健康服务机构间共享信息,为居民全生命周期健康管理提供全方位的信息化支撑。推进卫生防病、基本医疗、基层卫生服务、妇幼保健等领域信息化深度应用,为群众提供更加智能化、便捷化的信息服务。建立"互联网+健康医疗"应用安全防御体系,加强行业网络安全和关键信息基础设施保护,依法保护个人隐私信息。在保障信息安全的前提下,围绕远程医疗、检查检验结果共享、慢性病管理、家庭医生、保健咨询、费用支付等重点领域,创新互联网健康服务模式,积极运用云计算、大数据、人工智能等新技术开展健康管理与惠民服务。推进公共卫生、计划生育、医疗服务、药品供应等数据资源的规范管理与集成共享,建设北京地区人口健康大数据中心。开展健康大数据相关标准体系建设,制定分级分类的数据应用规范。推进健康大数据共享开放和"互联网+健康医疗"大数据应用成果转化,培育人工智能、医药制剂、仪器设备、信息化产品等新业态,促进相关产业发展。

（六）加强对外交流合作

积极承担国家参与全球卫生治理的各项活动,在相关国际标准、规范、指南、协议的研究制定中发挥作用。打造一支能够快速有效应对和参与国际卫生事务的高水平公共卫生防控和医疗救治队伍,更好发挥医疗卫生援助对国家外交战略的支撑作用。加强与国际社会的交流合作,分享健康城市建设经验,为健康北京建设提供借鉴。

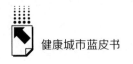

十 强化组织实施

（一）加强组织领导

各级党委和政府要高度重视健康北京建设工作，将其纳入重要议事日程，并将主要健康指标纳入各级党委和政府考核指标，建立常态化、经常化的督查考核机制，强化激励和问责。要研究制定推进健康北京建设的具体方案和措施，坚持问题导向，分阶段、分步骤组织实施。充分发挥首都医药卫生协调委员会、各级爱国卫生运动委员会（健康促进工作委员会）作用，注重发挥工会、共青团、妇联、残联和各民主党派、无党派人士作用，最大限度凝聚全社会共识和力量。

（二）营造良好社会氛围

大力宣传党和国家关于维护促进人民健康的重大战略思想和方针政策，积极宣传推进健康北京建设的重大意义和重要举措。深化群众性精神文明创建活动，加强社会公德和职业道德建设，深入开展"北京榜样"、身边好人、道德模范等宣传教育活动，推进以良好的身体素质、精神风貌、生活环境和社会氛围为主要特征的健康文化建设，推动形成绿色低碳、健康文明的生产生活方式。加强正面宣传、科学引导和典型报道，增强广大群众对健康北京建设的普遍认知，形成全社会关心支持健康北京建设的良好氛围，营造共建共享、全民健康的社会风气。

（三）做好实施监测

建立健全监测评价机制，制定规划纲要任务监测评估方案，并对实施进度和效果进行年度监测和评估，适时对目标任务进行必要调整。充分尊重人民群众的首创精神，对各区、各部门、各单位在实施规划纲要中的好做法和有效经验，要及时总结，积极推广。

B.22
健康城市建设关乎中国未来
——访北京健康城市建设促进会理事长王鸿春[*]

蔡庆悦[**]

个人健康是立身之本，人民健康是立国之基。2017 年初，习近平总书记在访问世界卫生组织时指出："当前，中国正在全面推进健康中国建设，全民健康是中国实现'两个一百年'奋斗目标的基础。"[①] 2017 年是实施健康北京"十三五"规划重要之年，为推进北京健康城市建设，本刊记者专访了北京健康城市建设促进会理事长、中国城市报·中国健康城市研究院院长王鸿春研究员，请他谈谈如何按照健康城市的解决方案树立大卫生、大健康的公共健康理念，以及将健康融入万策、全方位全周期保障人民健康等大家非常关注的问题。

一 健康城市提供了一种解决方案

本刊记者蔡庆悦（以下简称记者）：王院长，您好！伴随健康城市建设

---

[*] 此文是中共北京市委《前线》杂志社对北京健康城市建设促进会理事长王鸿春研究员的专访，刊登于 2017 年第 3 期《前要》杂志。

[**] 蔡庆悦，前线杂志社编辑一部副主任，主任编辑，研究方向为二元经济结构劳动力转移，健康城市。合著有《约翰·梅纳德·凯恩斯：宏观经济学之父》（人民邮电出版社），先后在《人民论坛》《前线》《科学. 经济. 社会》等杂志发表《影响城市化的相关因素比较研究——以山西为例》《家族企业转型的制度供给分析》《浅谈加强党的理论宣传创新》《健康城市建设关乎中国未来——访北京健康城市建设促进会理事长王鸿春》等文章。

[①] 《习近平：加强协作　建设人类命运共同体》，环球网，http://health. huanqiu. com/health_ news/2017 -01/9987638. html，最后访问日期：2017 年 6 月 8 日。

347

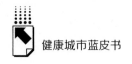

的兴起和发展，健康城市理念得到了广泛认同和重视。请您先谈谈健康城市的核心理念。

王鸿春："健康城市"理念是世界卫生组织在 20 世纪 80 年代提出的，健康城市是由健康人群、健康环境和健康社会等组成并协调发展的整体。世界卫生组织将"健康"定义为"不但是身体没有疾病或虚弱，还要有完整的生理、心理状态和社会适应能力"。中国健康城市模式是依托于世界卫生组织的"健康城市"理念，并结合全国爱国卫生运动委员会办公室发布的一系列健康城市建设的文件精神而逐步形成的。这一理念强调从城市的规划、建设、运行到管理都要以人的健康为中心的城市发展战略，是一种体现中国社会主义核心价值观、具有中国特色的健康城市。

人类必须转变经济发展方式，不能再沿袭传统的攫取和依赖不可再生资源的经济增长方式，不能再沿袭少数国家集聚世界多数资源的发展模式。2015 年，世界各国领导人在联合国开会通过了新的可持续发展计划《改变我们的世界——2030 年可持续发展议程》，替代了 15 年前通过的 8 项千年发展目标。新的行动目标包括让所有人过上"健康的生活"，接受高质量的教育，用上洁净水、卫生设备及可靠的现代能源，并让城市变得更加安全。2016 年 11 月 21 日，在中国上海举办的第九届全球健康促进大会上，来自全球 100 多个城市的市长达成《健康城市上海共识》，充分认识到健康与城市发展相辅相成、密不可分，健康和福祉是联合国"2030 发展议程"和可持续发展目标的核心。

《健康城市上海共识》倡导健康城市治理遵循五个原则。一是将健康作为所有政策的优先考虑：优先实施能够共同实现健康和城市其他发展目标的政策，在制定城市规划的过程中鼓励社会各方的参与。二是改善社会、经济、环境等所有健康决定因素：实施健康城市发展规划和政策，包括减少贫困和不公平，关注每个人的健康权益，加大社会投入，增进社会包容，促进城市资源可持续利用。三是促进社区积极参与：采取综合措施促进学校、工作场所和其他单位的健康；提升人群健康素养；充分利用社会创新和交互技术，使各类人群能够掌握健康知识和技能。四是推动卫生和社会服务公平化：确保公共服务公平可及，促进医疗卫生服务全覆盖。五是开展城市生活、疾病负担和健康决定因素的监测与评估：根据评估结果改善各项政策，提高执行力度。

记者： 健康城市建设基于实现城市可持续发展，为人类的健康福祉而努力。产生这种观念的根本原因是什么？

王鸿春： 一是传统城市化对人类健康造成了巨大挑战。传统的城市化是建立在传统工业化基础上的。它的迅速发展，一方面促进了经济的繁荣和社会的发展，另一方面也给城市的资源环境造成巨大压力，引发了一系列社会问题，并对人类健康产生了巨大威胁。数据表明，20 世纪 70 年代以后，慢性疾病、精神性疾病患病人数大大增加，癌症、心脑血管疾病等慢性非传染性疾病逐渐成为人类死亡的主要原因。从表面上看，慢性病往往由个人生活方式和行为习惯所致，但从根源上看，也是传统城市化模式导致自然环境和社会环境变化的结果。二是健康影响因素从生理因素向社会环境转变。伴随着对健康概念理解的逐步深入和重视，建设健康的自然环境和社会环境成为城市发展的必然要求。三是公共卫生运动实现从重点疾病防治转向健康能力构建。公共卫生策略必须拓展到健康能力的构建。人类应通过改变环境、加强预防和采取适当治疗干预措施相结合的方法，建立起新的健康改善模式。四是可持续发展思想与"新城市主义"要求矫正传统城市发展观念。以矫正城市病为导向的"新城市主义"，要求将城市规划与公共健康理念相结合，这对健康城市的兴起和迅速发展产生了较深刻的影响。

记　者： 健康优先发展战略已经上升为国策。当前，中国加快推进健康城市建设的指导思想是什么？

王鸿春： 2015 年，是距离实现全面建成小康社会的百年奋斗目标还有 5 年的关键节点。党的十八届五中全会通过《中共中央关于制定国民经济和社会发展第十三个五年规划的建议》提出了推进建设健康中国的新目标，并对关系百姓健康切身利益的重大问题做出明确部署。为了贯彻党的十八届五中全会精神，中共中央、国务院印发了《"健康中国 2030"规划纲要》，绘就了推进健康中国建设的宏伟蓝图和行动纲领。2016 年全国卫生与健康

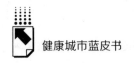

大会提出，以普及健康生活、优化健康服务、完善健康保障、建设健康环境、发展健康产业为重点，加快推进健康中国建设。

党和政府将对健康城市和健康村镇的关注和重视融入了健康中国的国家战略。2016年全国爱国卫生运动委员会办公室（简称"全国爱卫办"）制定发布的《关于开展健康城市健康村镇建设的指导意见》进一步明确，要在国家卫生城市、卫生乡镇的基础上，深入开展健康城市健康村镇建设，以爱国卫生工作的新成效来加快健康中国的建设进程。建设健康城市和健康村镇，是新时期爱国卫生运动的重要载体，也是建设健康中国的重要抓手，要把健康中国的目标转化为健康城市健康村镇的具体指标加以落地。

正如《"健康中国2030"规划纲要》指出，未来15年是推进健康中国建设的重要战略机遇期。经济保持中高速增长将为维护人民健康奠定坚实基础，消费结构升级将为发展健康服务创造广阔空间，科技创新将为提高健康水平提供有力支撑，各方面制度更加成熟、更加定型将为健康领域可持续发展构建强大保障。

二　没有全民健康就没有全面小康

记者：全民健康是实现"两个一百年"奋斗目标的基础。习近平总书记多次强调，没有全民健康，就没有全面小康。对此，您怎么看？

王鸿春：民之所系，政之所向。《"健康中国2030"规划纲要》明确，"共建共享、全民健康"是建设健康中国的战略主题，全民健康是建设健康中国的根本目的。国家卫生计生委组织开展的第五次全国城乡居民健康素养调查结果显示，2015年中国居民健康素养水平为10.25%，较2012年、2013年、2014年分别增长了1.45个、0.77个和0.46个百分点，呈现稳步上升态势，实现了《全民健康素养促进行动规划（2014~2020年）》中提出的"到2015年，全国居民健康素养水平提高到10%"的工作目标。

习近平总书记强调，要把人民健康放在优先发展战略。人民健康是最宝贵的财富，拥有健康的人民意味着拥有更强大的综合国力和可持续发展能力。健康城市建设要求在应对人的健康问题上，从末端被动处理转向以预防为主的源头主动治理，从单纯依靠医疗技术手段转向运用经济、社会、环节等综合手段，从依靠卫生部门的单一力量转向依靠各部门综合力量，从政府的独自治理转向社会的共同参与。

记者：在追求以人的健康为中心的理念下，建设健康城市的目标包含哪些内容？

王鸿春：健康城市建设包含健康环境、健康社会、健康服务、健康人群和健康文化五大版块的内容。营造健康环境延续"十二五"规划中的重点内容，侧重于水体、市容、大气、交通、园林、食药和健康社会支持环境的打造。构建健康社会以居家为基础、社区为依托、机构为补充的多层次养老服务体系，扩大社会保障覆盖范围，促进基本公共服务均等化。优化健康服务以生命全周期为主要思路开展优化行动。培育健康人群以健康素养、慢性病防控、全民健身、心理健康和无烟环境等为重点。发展健康文化倡导正确的健康理念和生活方式，提升大众健康素养；鼓励健康文化产业发展，创作出更多群众喜闻乐见的健康文化作品，不断满足人们多层次的健康文化需求。

记者：在健康城市创建过程中，各地的健康社区培育有很多特色做法和成功经验，能不能为我们介绍一下？

王鸿春：健康社区在某种程度上反映着一个地区的政治、经济、文化和生活水平。中国健康社区的建设工作，经过20多年的摸索和发展，基本上实现了在全国各省份的基本覆盖，健康城镇指标和评估体系也随之逐步完善。全国各地在建设健康社区的过程中，采取政府主导、社区卫生服务机构充分发挥主力军作用，因地制宜、积极探索医养结合的形式。例如，北京市海淀区玉渊潭社区卫生服务中心成立养老院，采取"整合照料模式"，为辖区失能、半失能、空巢、失独老年人群，提供专业的医疗护理服务、生活照料服务，使老年人能够得到健康的、体面的、有尊严的晚年生活。上海市徐汇区康健街道社区卫生服务中心构建"60—80—100为老服务体系"；试点开展高龄老人居家医疗护理计划工作；以全科医老为支撑，特需护老为协助，机构养老为支撑，居家养老为基础，舒缓疗护为补充，开展医老、护

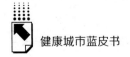

老、养老、居老、终老"五老联动"一体化，开展长期综合照料服务。

在开展基本公共卫生服务、促进健康社区建设的基础上，2016 年国家卫生计生委提出，居民健康档案规范化建档率达到 75% 以上，65 岁以上老年人健康管理率保持在 65% 以上，3 岁以下儿童系统管理率、0~6 岁儿童健康管理率、孕产妇系统管理率均保持在 85% 以上，全国管理高血压患者人数保持在 8500 万人以上，管理糖尿病患者人数达到 3100 万人以上，以县（区、市）为单位的中医药健康管理服务目标人群覆盖率保持在 40% 以上。

记者：健康中国的一项重要内容是建设健康小城，2017 年将主要围绕哪些方面展开？

王鸿春：健康小城的特点是"宜居、美丽、文明、和谐、充满爱意"。目前，全国共有 2700 多个县级城市。哪个城市具有健康的、宜居的、养生的小城品牌，就意味着哪个城市能为人民群众提供新鲜的空气、清洁的水、较高的森林覆盖和负氧离子等健康的环境服务，让优质的生态环境更好地造福国家和人民。动员各界力量，发展和培育健康小城，有助于倡导 15 分钟生活圈，突出宜居特色，实现职住平衡和农民就近城镇化。

健康小城认定标准涵盖文明城市、园林城市、卫生城市、智慧城市、海绵城市和长寿之乡等要素。目的就是把人民健康放在优先发展战略地位的政策加以落实。要建设健康小城，就必须切实改善人们的生活环境，以保护人民群众的健康，促进中国健康细胞工程深入开展。

三 树立大卫生、大健康的公共健康理念

记者：为改善民众健康，提升市民健康素养，北京市推进健康城市建设，首先要解决好什么问题？

王鸿春：转变观念是建设健康城市的基础。据预测，未来 10 年是中国慢性病的快速增长期，40 岁以上人群的患病数将在未来 20 年内增长 2~3 倍。慢性病的进一步增长，必然增大居民对卫生服务的需求，造成医疗费用快速增长，给政府、社会和家庭带来沉重负担。因此，在建设健康城市的过

程中首先要转变观念，树立健康城市理念。

　　北京健康城市建设经历的每个阶段都伴随着观念的不断转变和深化。"大卫生、大部门、大北京、大地域"四个观念的树立是近年来健康城市建设实践在转变观念方面的一大收获。一是大卫生观念。健康是人全面发展的基础，健康既是经济社会发展的目的，又是经济社会发展的动力。公共健康是大卫生、大健康。进行健康教育和健康促进，是一场转变思想观念、破除陈规陋习、改变生活方式的革命，必须有群众的广泛参与，才能提升全民的健康水平。二是大部门观念。现代城市中人的健康是由多种因素决定的，保护健康不只是卫生部门和医院的事，而是政府各个部门的共同任务。三是大北京观念。北京医疗资源丰富，必须整合资源，在京津冀一体化的大背景下互动起来，充分发挥其作用。四是大地域观念。建设健康城市要解决的很多问题，如环境污染问题、人口问题、疾病防控等，应突破区域界限，加强跨区域统筹合作，与周边省市建立联动机制。

　　记者：北京在创新健康理念、持续推进健康城市建设方面有哪些规划和举措？

　　王鸿春：党的十八大以来，中国加快转变经济发展方式，这给城市转变原有发展模式带来了重要机遇。人均国民生产总值超过1万美元，被视为建设健康城市的起点。在实现人均国民生产总值超过1万美元的突破后，北京成为中等富裕城市，但是也面临着传统城市化带来的环境污染、人口拥挤、交通堵塞等一系列社会问题。应对城市化进程中所出现的各种问题，借鉴国内外城市发展规律，北京将建设健康城市纳入城市发展战略是适宜的。

　　健康城市、健康村镇是卫生城镇的升级版。北京健康城市建设经过了卫生城镇的摸索阶段和健康城区的试点阶段，已经进入了健康城市建设的全面发展阶段。2009年，北京市政府发布了《健康北京人——全民健康促进十年行动规划（2009～2018年）》，提出"做健康北京人、创健康北京城"，将北京建设成为拥有一流"健康环境、健康人群、健康服务"的国际化大都市，明确了11项主要指标和9大健康行动。2011年，北京市政府制定实施了《健康北京"十二五"发展建设规划》，正式启动了健康城市建设。以

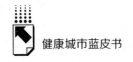

这两个规划为起点，北京进入了全面建设健康城市的新阶段。这两个规划同时提出，北京应制定健康城市专项规划，将建设健康城市理念贯彻于各个政府部门的发展规划之中。在推进健康中国建设的国家战略引领之下，为率先全面建成小康社会的重要任务，落实北京城市战略定位和建设国际一流的和谐宜居之都，2016年北京市制定了《北京市"十三五"时期健康北京发展建设规划》。与此同时，《健康北京2030规划纲要》在广泛征求各方意见基础上，即将出台。

四　全方位、全周期保障人民健康

记者：目前，北京在健康城市的建设过程中还存在哪些问题和挑战？对此，您有何建议？

王鸿春：在"十三五"时期，健康城市建设已成为健康中国的重要组成部分，这给健康北京建设带来了重大发展机遇。特别是全球卫生与健康体系正处于发展的重要时期，健康融入所有政策的理念越来越被广泛认同和接受。随着非首都功能的疏解，社会公共服务在京津冀范围内进一步优化布局，更加有利于京津冀地区健康城市协同发展。这些都将为改善城市健康环境，调整产业结构，有效解决大气污染、交通拥堵、水污染与水资源缺乏等影响健康的"城市病"创造更好的条件。

从"十二五"时期北京健康城市发展来看，还有以下几个方面的问题值得重视：一是健康北京工作网络系统性、整体性较弱，工作统筹协调力度有待加强。二是居民健康指标实现情况不理想等新老问题不断涌现。三是全市疾控工作体制机制创新力不足，在新时期需要进一步转变思路。四是京津冀卫生资源供需矛盾尚未根本缓解，全市医疗服务能力与居民医疗、健康服务需求差距较大。

在今后的工作中要做到以下几点。第一，抓好健康城市规划，制定好健康城市规划，绘好健康城市、健康村镇施工图和进度表。第二，将"健康"融入所有政策。从广泛的健康影响因素入手，以普及健康生活、优化健康服务、完善健康保障、建设健康环境、发展健康产业为重点，融入健康城市建设、管理和全过程。第三，筑牢生态安全保障。把改善空气、水、绿地和食品安全等生态环境质量作为工作重点，守住生态安全防线。第四，抓好"健康细胞"工程建设。广泛开展健康社区、健康学校、健康单位和健康家庭等"健康细胞"工程建设指标标准制定分解和考核。在北京市西城区成为全国38个试点城市之一的基础上，推出示范城区、示范社区、示范单位，构筑健康北京的微观基础。第五，提高人民群众的健康水平。以改变生活方式、"治未病"为突破口，提升人民群众的健康理念和素养。推行健康文明的生活方式，坚持预防为主，减少疾病发生，强化早诊断、早治疗、早康复，坚持强基层、建机制，更好地满足广大居民的健康需求。第六，形成政府主导、多部门合作、全社会参与的工作机制。健康城市建设需要各个部门协同作战，全方位保障人民的健康。

记者：北京市的健康医疗水平在全国处于领先水平，北京市居民的主要健康指标已达到或接近发达国家水平。在这个方面，主要有哪些经验？

王鸿春：到"十二五"时期末，健康北京工作已初见成效，全市居民健康水平稳步提高，全市居民具备健康素养比例达到28.0%，人均期望寿命为81.95岁，婴儿死亡率为2.42‰，孕产妇死亡率为8.69/10万，已接近国际发达国家水平。同时，城市健康环境不断优化，污水处理率达到87.9%；人均体育场地面积达到2.25平方米；人均公共绿地面积达到16平方米；100%的街道、乡镇均建有体育设施。普及健康知识、参与健康行动、提供健康保障的健康北京理念深入人心。

健康北京政策体系不断完善，有力地推动了健康北京工作。"十二五"期间，全市先后颁布了《北京市食品安全条例》《北京市大气污染防治条例》《北京市控制吸烟条例》《北京市居家养老服务条例》等法规，实施了《北京市全民健身实施计划（2011～2015年）》《北京市2013～2017年清洁空气行动计划》《北京市关于促进健康服务业发展的实施意见》《北京市关于进一步加强新时期爱国卫生工作的实施意见》《关于进一步加强首都环境建设的工作措施》等政策，与健康城市建设相关的法规、政策体系日趋完

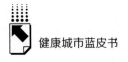

善。

北京市健康城市建设的经验可推广、可复制。一是形成了由政府主导、多部门合作的运行机制；二是充分发挥了社会组织的推动和民间智库的作用；三是能引领市民参与到健康行动中来；四是充分利用大众媒体普及健康知识；五是各区因地制宜，开展不同特色的健康实践；六是在建设健康城市的实践中能积极转变观念。

记者：谢谢您接受我们的采访。

后　记

　　本书由中国医药卫生事业发展基金会、北京市健康促进工作委员会、首都社会经济发展研究所、北京健康城市建设促进会、北京民力健康传播中心、北京健康城市建设研究中心等单位联合组织研创。中国医药卫生事业发展基金会理事长、中国城市报·中国健康城市研究院名誉院长王彦峰，北京市卫生计生委党委书记、北京市医院管理局党委书记方来英，北京市卫生计生委党委副书记、主任雷海潮担任编委会主任，中国城市报·中国健康城市研究院院长、北京健康城市建设促进会理事长、北京健康城市建设研究中心主任王鸿春，北京市卫生计生委副巡视员刘泽军，北京民力健康传播中心理事长李小峰担任编委会副主任；王鸿春、盛继洪任主编。本书的整个研创工作是由王彦峰、方来英、雷海潮、王鸿春、盛继洪和刘泽军集体策划组织实施完成的。

　　北京健康城市建设促进会办公室主任范冬冬和北京健康城市建设促进会宣传部副主任夏吴雪做了大量的组织协调工作。

　　感谢社会科学文献出版社社长谢寿光先生、社会政法分社社长王绯女士、分社总编辑曹义恒先生、分社副社长周琼女士的大力支持、耐心指导和多方帮助。感谢北京市哲学社会科学规划办公室在研究过程中给予的大力支持、具体指导和帮助。

　　《北京健康城市建设研究报告（2017）》编辑委员会谨代表本书全体成员，对为本报告做出贡献、给予支持、提供帮助的各位领导、专家和同仁深表谢忱！

《北京健康城市建设研究报告（2017）》编辑委员会

2017 年 9 月于北京

Abstract

Personal health is the basis on which one person stands, people's health is the foundation of a nation. At the beginning of 2017, general secretary Xi Jinping pointed out when visiting WHO: "At present, China is promoting the construction of a healthy China in an all-round way, and the health of all people is the basis for China to achieve the goals of the two one hundred years." It is an important year for the implementation of the *13th Five-Year Plan "healthy Beijing"*, and Beijing has also welcomed the strategic opportunities for rapid growth of healthy cities.

This book consists of eight parts: general report, reports on healthy environment, reports on healthy society, reports on health service, reports on health culture, reports on health industry, reports on healthy people and appendices. All reports are based on authoritative data from relevant functional departments in Beijing, by means of research and creative personnel, analyze, summarize, and draw conclusions. It has a strong academic value and practical significance, and has the reference function of decision-making.

The general report starts with the exploration, practice and development process of Beijing healthy city for many years, summarizes some basic experiences and practices in the construction of healthy cities in Beijing, analyzes the problems and challenges in the construction of healthy cities in Beijing. From raising awareness, changing ideas, providing strong guarantee, improving working mechanism, adhering to personnel training and launching nationwide participation, etc. , expounds some policies and measures adopted by Beijing in the construction of healthy cities from the actual situation.

The reports on healthy environment analyze the social and economic factors of fog and haze in Beijing, and put forward some policy suggestions, such as strict traffic restriction and restriction measures; analyze and summarize the current situation and existing problems of water ecological environment protection and management in Beijing, and discuss the path of water ecological environment protection and development in Beijing in the new period; Study on the coordinated development of ecological conservation areas that bear the ecological security function of Beijing, Tianjin and Hebei, and analyze the problems existing in the coordinated development of the ecological conservation area of Beijing, Tianjin and Hebei, and put forward the development ideas from many angles.

The reports on healthy society point out that there are still " quality problems" in employment in Beijing, and we should further improve policies to promote decent work and all-round development of workers and staff members; make an analysis of the current situation of the economic development of Chengde, Zhangjiakou and Baoding around the capital, and put forward some countermeasures to solve the lag situation of the coordinated development between the surrounding areas of the capital and Beijing; analyze the advantages and potential of the peasants in the areas of property income, family income and policy promotion objectively, and put forward some suggestions for increasing the income of farmers in mountainous areas.

The reports on healthy service discuss the weakness identification, prevention and intervention measures, aim at increasing the attention of the society to the problem of senile debility and providing reference for healthy urban planning; starting from the specific situation of the development of Chinese medicine in Beijing, Dongcheng District, put forward the problem of solving the problem from three angles, and through the continuous establishment of the platform for the development and innovation of Chinese medicine, the goal of promoting the development of the health service industry in Dongcheng District is realized; put forward the chronic disease intervention strategy combining the two concepts of health management and rehabilitation medicine, and evaluate the intervention effect of this strategy.

The reports on healthy culture analyze the advantages and disadvantages of developing healthy culture in Beijing, and put forward some suggestions to promote the construction of healthy culture in Beijing; take a large health section of " healthy Beijing" in BTV as a case, analyze the characteristic of the column and

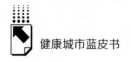

sum up the significance of the column; demonstrate the clinical and social effects of the humanistic spirit of Chinese medicine on the social and psychological factors in patients with clinical symptoms, and explore the appropriate mode of chronic diseases adjustment.

The reports on health industry explore the law and characteristics of the development of Beijing pharmaceutical manufacturing industry in order to provide suggestions for promoting the healthy and sustainable development of the pharmaceutical industry; take BOE Health Park as an example, expound how to build a healthy park with the core of health and sustainable development, and how to lead the green future with wisdom and help the healthy urban construction in China; Take Shun Xin holdings as an example, expounds the existing application of food safety in the enterprise system and the problems in the construction, and put forward some reasonable suggestions for the enterprise to create a brand.

The reports on healthy people describe the population health level in Beijing since the founding of China, and analyze the trend of health development, providing a scientific basis for government health and health decision-making; make clear the current lifestyle and physique status of the elderly in Beijing, explore the law, and put forward corresponding countermeasures and suggestions; it is suggested that we should.make full use of the basic resources of forest, promote the forest recuperation industry, and properly solve the problem of population health and promote healthy urban construction.

Keywords: Healthy City; Healthy Beijing; Urban Disease

Contents

Ⅰ General Report

Abstract: At present, Beijing has welcomed important strategic opportunities for the rapid development of health city construction. This paper starts with the exploration and development process of Beijing healthy city for many years, summarizes and analyzes, Some effective experiences and practices in the construction of healthy cities in Beijing, and analyzes the problems and challenges in the construction of healthy cities in Beijing. . From the aspects of raising awareness, changing ideas, providing security, improving the working mechanism, adhering to the talent training, launching public participation, this paper clarifies some policies and measures for construction of healthy city from the

361

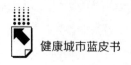

actual situation in Beijing.

Keywords: City Disease; Healthy City; Healthy Beijing; Healthy China

II Reports on Healthy Environment

B. 2 Analysis on the Social & Economic Influencing Factors
of Haze in Beijing   *Huang Xia*, *Li Weidong* / 033

Abstract: In recent years, serious haze phenomenon in Beijing has aroused public concern widely. The frequent occurrence of haze will not only affect the image of the city, but also affect social harmony and the sustainable development of economy. Specially, the haze can cause serious harm to people's health. The governance of haze has become more and more urgent. From the perspective of Beijing administrative regions and using data of 16 administrative regions in Beijing from 2013 to 2014, this article uses the method of the Spearman correlation analysis to obtain the relevant factors that influence the formation of haze in Beijing; and then uses the method of multiple regression analysis to establish multiple regression models to empirically analyze the major social & economic influence factors of haze in Beijing. Research results show that the growing number of motor vehicle, GDP growth, secondary industry ratio and urban greening rate are the dominant factors. According to the article's results, some conclusions and policy recommendations to prevent haze in Beijing, such as strictly implementing the number-limited measures, encouraging and supporting the research and development of clean-new-energy vehicles, strengthening the management of urban greening, advocating green travel and so on, are put forward from the aspects of government, enterprises and individuals.

Keywords: Beijing; Haze; Strategies of Governance

B. 3　Study on Water Ecological Environment Protection
　　　and Development Path in Beijing
Ma Dongchun, Tang Yaoying and Wang Fengchun / 052

Abstract: Based on the data collection and collation of water resources and environment in Beijing, this paper summarizes and analyzes the present situation of water ecology evolution, water resources and environment management in Beijing. These information helps us to realize the problems of water ecology protection. Targeting these problems, the protection and development path of water ecological environment in Beijing during the new period is discussed. First of all, the water environment protection institutions should be set up and improved. Second, the water environment protection mechanismincludinggovern ment, enterprises and the public should also be established. The third suggestion is supporting corresponding the engineering measures, technical measures and economic measures. All of the above will promote the sustainable development of water ecological environment in Beijing.

Keywords: Beijing City; Urban Water Ecology; Water Ecological Environment Protection

B. 4　Research on the Development of Ecological Conservation
　　　Area of Beijing Tianjin Hebei under the Background
　　　of Coordinated Development
Zhang Xiaobing, Zhang Wen / 071

Abstract: On the background of coordinated development of Beijing-Tianjin-Hebei, this article constructs the theoretical framework of Beijing-Tianjin-Hebei ecological conservation area to expound its scope, function and the relationship between function and development. Based on the field research of Beijing-Tianjin-Hebei northwest ecological conservation area, which core areas are

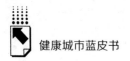
Zhangjiakou and Chengde, this paper studies the situation of coordinated development of ecological conservation area that undertakes the ecological security function in Beijing-Tianjin-Hebei, analyzes the problems, and puts forward the thoughts of development on several aspects, such as improving the system, reaching consensuses and innovating mechanism.

Keywords: Coordinated Development; Beijing-Tianjin-Hebei; Ecological Conservation Area

Ⅲ   Reports on Healthy Society

B. 5   Evaluation on Beijing's Employment Quality
and Improvement in Employment Policies

Wang Yang, Zhao Liu / 084

Abstract: Construct a series of indexes system of Beijing's employment quality and then form an employment quality index (EQI), this paper utilizes entropy method to compute Beijing's EQI from 2006 to 2015. It finds that Beijing's employment quality is been improving largely. Benefit from job security, employment stability and earning security, Beijing's employment quality is comparatively on high level and presents the characteristics of "rigid welfare". Nowadays, Beijing's employment also in poor qualities. Hence, it's vital to improve the employment policies so as to promote the decent work of workers as well as comprehensive development.

Keywords: Higher Quality Employment; Employment Policy; Harmony Degree of Labor Relation

B. 6 Research on the Coordinated Development Between Ring Around the Capital Region and Beijing

Gong Xiaoju, Wang Cheng / 101

Abstract: Beijing, Tianjin and Hebei are regarded as another important economic engine after the Pearl River Delta and Yangtze River Delta. Their strategic position of development is very important. In April 30, 2015, the CPC Central Committee Political Bureau held a meeting to consider and adopt the *Beijing Tianjin Hebei Collaborative Development Planning*, in order to ease Beijing pointed out that non capital function, in the Beijing Tianjin Hebei economic integration, environmental protection, industrial upgrading and transfer and other key areas in the first breakthrough. In this strategic context, it is of great importance to study the coordinated development of the surrounding areas of the capital and Beijing. It is of great significance to take effective development strategies to achieve coordinated development between the surrounding areas of the capital and Beijing. This paper is mainly in Chengde, Zhangjiakou and Baoding economic development situation analysis to make empirical study around the capital, Beijing and the surrounding areas of the coordinated development of maturity, and the industrial gradient coefficient model, taking Zhangjiakou as example and analysis of Beijing area industrial gradient transfer situation, finally to solve the collaborative development of Beijing and the surrounding area the lag of relevant countermeasures are put forward, in order to provide some reference for promoting the integration of Beijing Tianjin Hebei.

Keywords: Around the Capital Area; Coordinated Development; Beijing-Tianjin-Hebei; Zhangjiakou

B. 7 Analysis of Increasing Farmers' Income in Beijing Mountainous Area

Xia Shengyin, Wang Jinghui / 116

Abstract: The mountainous area is the short slab of economic and social

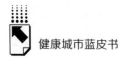
development in Beijing. And it has become the area where it is the most difficult and most arduous task for Beijing to build a moderately prosperous society in an all-round way, so it is of great importance to make up for its shortcomings. The paper compares the income of farmers in the mountainous areas of Beijing in 2001 and 2015 and gives a systematical analysis of the causes of different aspects such as income from wage and salary, household income, property income and transfer income. The advantages and potential of farmers' income in property income, family business income and policy drive are also analyzed objectively. In addition, the suggestions to promote the increase of farmers' income in mountain area were put forward by activating the stock land, idle resources, developing valley and ecological service economy, constructing beautiful new mountain villages, increasing ecological compensation in mountain areas, etc.

Keywords: Mountain Farmers; A Moderately Prosperous Society; Valley Economy

IV   Reports on Healthy Service

B. 8   Understanding Frailty among Elders   *Sun Rui, Guo Guifang* / 129

Abstract: Frailty is a major health problem among elder population, which leads to risks of adverse health outcomes. This paper analyses the concept of frailty and related manifestations, as well as negative outcomes, such as disability, comorbidity, falls, consumption of health care resources, and death. Discussions related to frailty identification, prevention and interventions will contribute to the planning of health city program.

Keywords: Elderly; Frailty; Health Problem

B. 9   Build a Platform for the Development and Innovation

of Chinese Medicine, Promote the Development

of Health Services in Dongcheng District

—*Investigation Report on the Development of Chinese*

Medicine Health Services in Dongcheng District of Beijing

Dongcheng District State Administration Office of comprehensive

reform of Chinese medicine development / 148

Abstract: Starts from the situation of Chinese medicine development in Dongcheng District of Beijing, This paper analysis on Chinese medicine and preventive health service ability, cultural construction of traditional Chinese medicine, and Chinese medicine health tourism industry and other aspects of the achievements in recent years, and then expounds the main experience and promote the development of Chinese medicine health service industry practice, and points out that there are still some problems in the development of Chinese medicine health services, resource planning and direction of balanced development. Finally, it puts forward from adhering to the planning guidance, innovation lead and three angles of the three doctors linkage to solve problems, through setting up the development of Chinese medicine innovation platform, and ultimately promote the development of Dongcheng District health service goals.

Keywords: Chinese Medicine; Health Service; Dongcheng District of Beijing

B. 10   The Combination of Health Management and

Rehabilitation Chronic Disease Intervention Strategies

—*Take High Blood Pressure and Diabetes for Examples*

Zhao Runshuan / 158

Abstract: In this paper, from the high incidence of chronic diseases

367

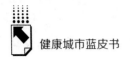
situation and its cause huge social burden, combined with *"much starker choices-and graver consequences"* *in health and health planning* and *the "healthy China 2030" planning outline of chronic diseases prevention and control objectives*, form the perspective of improving health literacy, health management is put forward and the concept of rehabilitation medicine two disciplines and chronic diseases, combining the technical means of intervention strategies, and through the management practices, from chronic disease control rates and lifestyle values, evaluating the deviation between the age and actual age, ect. , to evaluate the intervention effect of this strategy.

Keywords: Health Management; Rehabilitation Medicine; Chronic Disease Prevention and Control

Ⅴ   Reports on Healthy Culture

B. 11   Reflections on the Development of Healthy Culture

in Beijing   *Wu Lingling* / 172

Abstract: Health is the optimum state of human life, and it is also one of the important indicators to measure the progress and development of a city. With the enhancement of integration of health and culture in recent years, it is significant to construct the health culture that accords with the capital characteristic under the guidance healthy China strategy and healthy Beijing work. Starting from the connotation and constitution of health culture, this paper explores the historical developments and changes of health culture, analyzes the advantages and shortcomings to develop health culture in Beijing, and puts forward some thoughts and suggestions on promoting the construction of health culture in Beijing.

Keywords: Health Culture; Health Values; Healthy Life-style; Cultural Influence

B. 12   To Promote the Public Health by Health Education Programs

—*Case Study on* Health Beijing *by Science and Education*

Channel of Beijing Television   *Shi Weiping*, *Shen Jie* / 184

Abstract: In this article, we have a case study of Beijing TV program. The name of the program is "healthy Beijing". This article analyze features of the program: all-sided understanding to the "healthy city" with examples; make a program to lead a healthy lifestyle; become a important window for interpreting the government policy; through various channels to make the program which is most close to the health of the people. Then, summarizes the meaning of this paper: this program plays a positive role to promote the health level of Beijing, and reflects the remarkable achievements of healthy city construction of Beijing in recent years.

Keywords: Healthy City; Way of Life; City Construction

B. 13   Humanistic Chinese Medicine and Recuperation

of Chronic Diseases   *Wang Chunyong* / 196

Abstract: Traditional Chinese medicine is inundated with human feelings since its foundation, so in ancient books and records of past ages, much attention has been paid to patients' social and psychological state, which serves as a non-negligible factor in the treatment of diseases. non-communicable chronic diseases, with complex pathogeneses, seriously threaten the health of residents and influence the development of the society, but their prevention requires active multi-factor intervention. In this paper, the author uses the humanistic care in Chinese medicine culture in combination with the treatment of traditional Chinese medicines, and with actual cases, presents the positive clinical effect brought about by applying humanist spirit and intervening patients' social and psychological factors, with a view to enlightening and exploring the feasible mode of non-

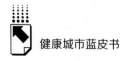

communicable chronic diseases treatment.

Keywords: Humanity; Traditional Chinese Medicine; Non-communicable Chronic Diseases

Ⅵ Reports on Healthy Industry

Abstract: This paper digs deep into the laws and features of the development of Beijing's pharmaceutical manufacturing industry using statistics and the practical enterprise investigation, which aims at creating a sustainable environment of the pharmaceutical manufacturing industry. According to the research, there are a few characteristics of pharmaceutical manufacturing industry: Firstly, drug development has the character of the long period, large funds, high risk. Secondly, there is the great difference in market expectations between traditional and emerging pharmaceutical enterprises. Thirdly, the policies make a huge difference in the development of pharmaceutical enterprises. Fourthly, M&A and R&D are the key points to maintain a leading position in the pharmaceutical market. Meanwhile, there are problems of the roads, for instance, the willingness to create new drugs is low; the mechanism on R&D innovation as well as market linkages is not smooth; both enterprises relocation planning and industry supporting policy are not effective. Therefore, governments should make an effort to make pharmaceutical manufacturing industry sustainable development and build industry leader by innovation and revolution.

Keywords: Pharmaceutical Manufacturing Industry; Drug Development; High-end High-tech

B. 15   Analysis on the Development of BOE Park

Abstract: The growing requirements of health services and the support of our country for the health industry have contributed to the rapid development of health parks. BOE Park's orientation is the provider of the health park's total solution, which provide the total solution services in our country for a number of park projects, through integrating the resources and exporting the brand and management, in order to create sustainable health park which treat healthy as the core, to lead the green future with the power of wisdom, and to help China's healthy urban construction.

Keywords: Health Industry; Health Services; Health Park; BOE

B. 16   The Application of Food Safety Traceability System

in the Production Enterprises

—*Take Shun Xin Holdings as an Example*

Abstract: The files about food safety traceability published a lot this year, the system not only confined to public platform but also to the enterprises, while the requirement has been strengthened. Meanwhile, the "farm to table" food safety guarantee is advancing gradually with the rise of scientific and technological innovation, and with the widespread use of the Internet. This paper shows how the food safety traceability system were applied in our country by analyzing Shun Xin Holdings, to find out the problems existing and put forward reasonable suggestions for the enterprise brand.

Keywords: Food Security; System Constructions; Internet Plus

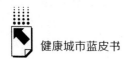
健康城市蓝皮书

Ⅶ   Reports on Healthy People

Abstract：Since the founding of the people's Republic of China，the health level of the people in Beijing has been greatly improved，and the achievements have attracted worldwide attention. But the population health in Beijing is still not optimistic. The main problems and challenges are：The aging of the population，population health literacy is low，and unfavorable factors of social and environmental. The next stage，the population health work in Beijing should focus on prevention and treatment of chronic diseases，and vigorously advocate a healthy lifestyle，mobilize the whole society to integrate health into all policies.

Keywords：Population Health；Aging；Health Policy；Beijing

Abstract：The Objective of this paper is to clarify current life style and physical condition of the elderly in Beijing，and meanwhile discusses the law in order to put forward some corresponding measures or suggestions. Under the concept of "big health"，the paper aims to provide useful data for reference and supported methods for the improvements of their physical fitness. The research shows：Due to relatively developed economic conditions and the higher level of medical treatment in Beijing，also the elderly's better educational degree and corresponding characteristics showed in transportation，work，physical activity and physical exercise, the old age group could remain good body figure, and their physical functions and physical fitness are in better condition. Suggestions: In the era of rapidly aging, effective methods used to concern about the elderly's scientific exercise include strengthening scientific guidance to the elderly's physical exercise, exploring physical activities and projects for them and inventing personalized exercise prescription for preventing different chronic diseases.

Keywords: Aging; Life Style; Physical Fitness

B. 19　Analysis of Forest Therapy Resources and Residents'
　　　　Cognition and Demandsin Beijing

Zhou Caixian, Zhang Jiaqi, Nan Hailong and Zhu Jiangang / 280

Abstract: Forest therapy is an inter-discipline related to forestry, medicine, psychology, etc. , its effect to people's health is gradually recognized in recent years. A few document research, field research and questionnaire survey indicate that there are variable forest therapy resources in Beijing, which can play a role in therapy, recovery, disease prevention and other health care to meet residents' demands. It is important to take full advantage of forest to solve targeted health issue combining forestry development programming in service of Healthy City construction.

Keywords: Forest Therapy Resource; Residents' Cognition; Health Demands; Forest Therapy Industry

Ⅷ　Appendices

B. 20　Opinions of the Beijing Municipal Committee of the CPC
　　　　and the People's Government of Beijing Municipality
　　　　on Promoting the Reform and Development of Health
　　　　and Health Undertakings　　　　　　　　　　　/ 306

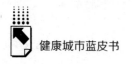

社会科学文献出版社

皮书系列

❖ 皮书起源 ❖

"皮书"起源于十七、十八世纪的英国,主要指官方或社会组织正式发表的重要文件或报告,多以"白皮书"命名。在中国,"皮书"这一概念被社会广泛接受,并被成功运作、发展成为一种全新的出版形态,则源于中国社会科学院社会科学文献出版社。

❖ 皮书定义 ❖

皮书是对中国与世界发展状况和热点问题进行年度监测,以专业的角度、专家的视野和实证研究方法,针对某一领域或区域现状与发展态势展开分析和预测,具备原创性、实证性、专业性、连续性、前沿性、时效性等特点的公开出版物,由一系列权威研究报告组成。

❖ 皮书作者 ❖

皮书系列的作者以中国社会科学院、著名高校、地方社会科学院的研究人员为主,多为国内一流研究机构的权威专家学者,他们的看法和观点代表了学界对中国与世界的现实和未来最高水平的解读与分析。

❖ 皮书荣誉 ❖

皮书系列已成为社会科学文献出版社的著名图书品牌和中国社会科学院的知名学术品牌。2016年,皮书系列正式列入"十三五"国家重点出版规划项目;2012~2016年,重点皮书列入中国社会科学院承担的国家哲学社会科学创新工程项目;2017年,55种院外皮书使用"中国社会科学院创新工程学术出版项目"标识。

中国皮书网

发布皮书研创资讯，传播皮书精彩内容
引领皮书出版潮流，打造皮书服务平台

栏目设置

关于皮书：何谓皮书、皮书分类、皮书大事记、皮书荣誉、
皮书出版第一人、皮书编辑部

最新资讯：通知公告、新闻动态、媒体聚焦、网站专题、视频直播、下载专区

皮书研创：皮书规范、皮书选题、皮书出版、皮书研究、研创团队

皮书评奖评价：指标体系、皮书评价、皮书评奖

互动专区：皮书说、皮书智库、皮书微博、数据库微博

所获荣誉

2008年、2011年，中国皮书网均在全
国新闻出版业网站荣誉评选中获得"最具商
业价值网站"称号；

2012年，获得"出版业网站百强"称号。

网库合一

2014年，中国皮书网与皮书数据库端
口合一，实现资源共享。更多详情请登录
www.pishu.cn。

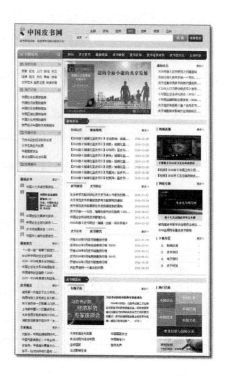

权威报告・热点资讯・特色资源

皮书数据库
ANNUAL REPORT(YEARBOOK)
DATABASE

当代中国与世界发展高端智库平台

所获荣誉

- 2016年，入选"国家'十三五'电子出版物出版规划骨干工程"
- 2015年，荣获"搜索中国正能量 点赞2015""创新中国科技创新奖"
- 2013年，荣获"中国出版政府奖・网络出版物奖"提名奖
- 连续多年荣获中国数字出版博览会"数字出版・优秀品牌"奖

成为会员

通过网址www.pishu.com.cn或使用手机扫描二维码进入皮书数据库网站，进行手机号码验证或邮箱验证即可成为皮书数据库会员（建议通过手机号码快速验证注册）。

会员福利

- 使用手机号码首次注册会员可直接获得100元体验金，不需充值即可购买和查看数据库内容（仅限使用手机号码快速注册）。
- 已注册用户购书后可免费获赠100元皮书数据库充值卡。刮开充值卡涂层获取充值密码，登录并进入"会员中心"—"在线充值"—"充值卡充值"，充值成功后即可购买和查看数据库内容。

数据库服务热线：400-008-6695
数据库服务QQ：2475522410
数据库服务邮箱：database@ssap.cn
图书销售热线：010-59367070/7028
图书服务QQ：1265056568
图书服务邮箱：duzhe@ssap.cn

社会科学文献出版社 皮书系列
SOCIAL SCIENCES ACADEMIC PRESS (CHINA)

卡号：761391952458
密码：

S子库介绍
ub-Database Introduction

中国经济发展数据库

　　涵盖宏观经济、农业经济、工业经济、产业经济、财政金融、交通旅游、商业贸易、劳动经济、企业经济、房地产经济、城市经济、区域经济等领域，为用户实时了解经济运行态势、把握经济发展规律、洞察经济形势、做出经济决策提供参考和依据。

中国社会发展数据库

　　全面整合国内外有关中国社会发展的统计数据、深度分析报告、专家解读和热点资讯构建而成的专业学术数据库。涉及宗教、社会、人口、政治、外交、法律、文化、教育、体育、文学艺术、医药卫生、资源环境等多个领域。

中国行业发展数据库

　　以中国国民经济行业分类为依据，跟踪分析国民经济各行业市场运行状况和政策导向，提供行业发展最前沿的资讯，为用户投资、从业及各种经济决策提供理论基础和实践指导。内容涵盖农业，能源与矿产业，交通运输业，制造业，金融业，房地产业，租赁和商务服务业，科学研究，环境和公共设施管理，居民服务业，教育，卫生和社会保障，文化、体育和娱乐业等100余个行业。

中国区域发展数据库

　　对特定区域内的经济、社会、文化、法治、资源环境等领域的现状与发展情况进行分析和预测。涵盖中部、西部、东北、西北等地区，长三角、珠三角、黄三角、京津冀、环渤海、合肥经济圈、长株潭城市群、关中—天水经济区、海峡经济区等区域经济体和城市圈，北京、上海、浙江、河南、陕西等34个省份及中国台湾地区。

中国文化传媒数据库

　　包括文化事业、文化产业、宗教、群众文化、图书馆事业、博物馆事业、档案事业、语言文字、文学、历史地理、新闻传播、广播电视、出版事业、艺术、电影、娱乐等多个子库。

世界经济与国际关系数据库

　　以皮书系列中涉及世界经济与国际关系的研究成果为基础，全面整合国内外有关世界经济与国际关系的统计数据、深度分析报告、专家解读和热点资讯构建而成的专业学术数据库。包括世界经济、国际政治、世界文化与科技、全球性问题、国际组织与国际法、区域研究等多个子库。

法 律 声 明

　　"皮书系列"（含蓝皮书、绿皮书、黄皮书）之品牌由社会科学文献出版社最早使用并持续至今，现已被中国图书市场所熟知。"皮书系列"的 LOGO（▨）与"经济蓝皮书""社会蓝皮书"均已在中华人民共和国国家工商行政管理总局商标局登记注册。"皮书系列"图书的注册商标专用权及封面设计、版式设计的著作权均为社会科学文献出版社所有。未经社会科学文献出版社书面授权许可，任何使用与"皮书系列"图书注册商标、封面设计、版式设计相同或者近似的文字、图形或其组合的行为均系侵权行为。

　　经作者授权，本书的专有出版权及信息网络传播权为社会科学文献出版社享有。未经社会科学文献出版社书面授权许可，任何就本书内容的复制、发行或以数字形式进行网络传播的行为均系侵权行为。

　　社会科学文献出版社将通过法律途径追究上述侵权行为的法律责任，维护自身合法权益。

　　欢迎社会各界人士对侵犯社会科学文献出版社上述权利的侵权行为进行举报。电话：010 - 59367121，电子邮箱：fawubu@ ssap. cn。

社会科学文献出版社